Fach-
buch
Klett-Cotta

Inge Seiffge-Krenke

Therapieziel Identität

Veränderte Beziehungen, Krankheitsbilder und Therapie

Klett-Cotta

Klett-Cotta
www.klett-cotta.de

Printed in Germany
Umschlag: Roland Sazinger, Stuttgart
Unter Verwendung eines Fotos von © Robert Kneschke/fotolia.com
Gesetzt aus der Minion Pro von Kösel, Krugzell
Herstellung: Büro Beck, Kempten
Die Abbildungen auf den Seiten 45 und 46 wurden uns freundlicherweise von Frau Gabriele Stephan zur Verfügung gestellt.
Trotz sorgfältiger Recherchen konnten nicht alle Rechteinhaber der verwendeten Abbildungen einwandfrei ermittelt werden. Falls eine Abbildung ungewollt widerrechtlich verwendet wurde, bitten wir um Nachricht und honorieren die Nutzung im branchenüblichen Rahmen.
Gedruckt und gebunden von fgb – freiburger graphische betriebe
ISBN 978-3-608-94730-4

Bibliografische Information der Deutschen Nationalbibliothek
Die Deutsche Nationalbibliothek verzeichnet diese Publikation in der Deutschen Nationalbibliografie; detaillierte bibliografische Angaben sind im Internet über <http://dnb.d-nb.de> abrufbar.

Inhalt

1. Kapitel Einleitung

Der Begriff der Identität bezieht sich auf die einzigartige Kombination von persönlichen unverwechselbaren Daten eines Individuums, ganz allgemein gesprochen nämlich der Name, das Geschlecht, Alter und Beruf, so wie es auch in der *carte d'identité,* dem Personalausweis, festgehalten ist. In einem engeren psychologischen und psychoanalytischen Sinn verstehen wir darunter die einzigartige Persönlichkeitsstruktur einer Person, die aus den Beziehungen zu wichtigen anderen im Laufe des Lebens entstanden ist. Dieses Empfinden der Kohärenz und Kontinuität im Kontext der sozialen Bezogenheit prägt das Leben und wird *Identität* genannt (Ermann, 2011). Die Identität enthält viele Komponenten, u. a. die Geschlechtsidentität, die ethnische Identität, die zeitliche Kontinuität des Selbsterlebens, die realistische Wahrnehmung des Selbst im Raum, über die Zeit und in unterschiedlichen sozialen Bezügen. Den meisten Menschen gelingt es trotz des Experimentierens mit verschiedenen Rollen, die Kontinuität des Selbst und die Wahrnehmung von anderen über die Zeit und in verschiedenen Situationen zu integrieren – eine bemerkenswerte Leistung.

Schon in einem der ersten Bücher, die in der wissenschaftlichen Psychologie geschrieben wurden, in William James' 1890 publizierten *Principles of Psychology,* wird vermutet, dass der Mensch das einzige Tier ist, das sich mit sich selbst unterhält. Tagtäglich kommentiert das *Me,* unser Selbst, das *I,* unseren Bewusstseinsstrom, der wesentlicher Bestandteil unserer Identität ist – was wir fühlen, denken, schmecken. Freud (1923/2000) hat später das Ich in das Spannungsfeld zwischen triebhaften Bedürfnissen und gesellschaftlichen Normen und Erwartungen gestellt. Er hat auch die enorme Bedeutung des Eltern-Kind-Verhältnisses für die Entwicklung des Ichs betont. Die Selbstpsychologie und die Objektbeziehungstheorie haben dann unser Wissen über die Erschaffung des Selbst aus frühen sozialen Erfahrungen erweitert. Mit *Selbst* bezeichnet man die Vorstellung von der eigenen Person, also eine psychische Repräsentanz. Erikson (1959/1971, S. 123) führte dann den Begriff der Ich-Identität in die psychoanalytische und sozialwissenschaftliche Betrachtungsweise ein. Damit ist »ein spezifischer Zuwachs an Persönlichkeitsreife ..., den das Individuum am Ende der Adoleszenz der Fülle seiner Kindheitserfahrungen entnommen haben muss, um für die Aufgaben des Erwachsenenlebens gerüstet zu sein«, gemeint. Identität nimmt nach alldem Bezug auf das Selbst in einem bestimmten Kontext. Identität und Selbst sind also miteinander verquickt, aber sie sind nicht dasselbe (Bohleber, 1992).

Das Interesse an der Identitätstheorie von Erikson hält in der Psychoanalyse unvermindert an. 2010 hat Peter Conzen die psychoanalytische Identität für *Forum Psychoanalyse* aufbereitet. Rasch voranschreitende Prozesse der Individualisierung, Pluralisierung und Globalisierung eröffnen den Individuen heute neue Spielräume des Selbsterlebens und der Selbstdarstellung. Allerdings stellt die Veränderung bzw. der Ausfall nahezu aller haltgebenden Strukturen in der gegenwärtigen Gesellschaft für viele heute lebenden Menschen eine Überforderung dar. Immer häufiger haben es Psychotherapeuten mit verwirrten, isolierten und ausgebrannten Menschen zu tun, die sich nach festen Bindungen sehnen und gleichzeitig davor zurückschrecken, die sich von immer neuen Ersatzbefriedigungen treiben lassen und keinen Sinn in ihrem Dasein finden, die sich an so viele Rollen anpassen, dass sie kaum noch wissen, wer sie überhaupt sind. Es ist bedenkenswert, wie Conzen (2010) ausführt, dass die Psychoanalyse sich mit Identität zu beschäftigen begann, nämlich um 1950, als diese in besonderer Weise problematisch geworden war. Er zieht eine Parallele zu der Beschäftigung mit Sexualität, die zu Freuds Zeiten das vordringliche Thema war.

Wir blicken mittlerweile auf 100 Jahre Theorie und Forschung im Bereich der Identität zurück (Goldenberg & Shackelford, 2005), die viel Interessantes erbracht haben. Wir wissen inzwischen ziemlich genau, wie sich Identität entwickelt, welche Rolle der Körper dabei spielt, in welchem Umfang Identität aus sozialen Beziehungen zu wichtigen anderen stammt und wie sich die Identitätsentwürfe von Jungen und Mädchen, von Männern und Frauen unterscheiden. Während die Psychoanalyse vor allem die innere Sicht herausgearbeitet hat, also die Phantasien und die Bildung innerer Objekte und Selbstrepräsentanzen, hat die Entwicklungspsychologie die spezifische Dynamik der frühen identitätsbezogenen Lernprozesse aufgezeigt, den Einfluss des Entwicklungskontexts auf die Möglichkeiten zur Selbstexploration nachgewiesen und die kulturellen Determinanten von Identität dargelegt. Beide Perspektiven ergänzen einander gut und entsprechen unserer heutigen Sicht, wonach innere und äußere Bedingungen im therapeutischen Kontext gleichermaßen zu beachten sind. Wenn Identität das Empfinden von Kohärenz und Kontinuität im Kontext der sozialen Bezogenheit bedeutet, dann ist es plausibel, dass Brüche in der Beziehung zum sozialen Umfeld Labilisierungen des Identitätserlebens bewirken.

Da Identitätsentwicklung ein lebenslanger Prozess ist und wir zunehmend zu einer multikulturellen Gesellschaft geworden sind, müssen auch diese Veränderungen ihren Niederschlag in der Behandlungstechnik finden. Im therapeutischen Kontext ist es darüber hinaus wichtig, Rahmendaten für die Identitätsentwicklung zu haben, um eine Entscheidung treffen zu können, ob eine Entwicklung als normal oder pathologisch gelten soll. Handelt es sich im Falle eines Patienten oder einer Patientin um eine krankheitswertige Störung oder vielmehr um eine allgemeine Gesetzmäßigkeit, von der viele Menschen in einem deutlich veränderten Lebenskontext betroffen sind? Die Beantwortung dieser Frage ist in den letzten zehn Jahren deutlich schwieriger geworden. Es gibt zwar schon seit einigen Jahrzehnten Beobachtungen über einen Krankheitswandel, aber erst in jüngster Zeit ist das ganze Ausmaß deutlich geworden, hat man den gesellschaftlichen Kontext als eine Ursache für veränderte psychische Befindlichkeit anerkannt. Die veränderten Lebensbedingungen und, damit im Zusammenhang stehend, die veränderte Identitätsentwicklung der heute lebenden Menschen in ihrem multikulturellen Kontext machen auch neue therapeutische Antworten notwendig.

Dieses Buch basiert auf der in Lindau 2010 gehaltenen Vorlesung »Identität im Wandel – therapeutische Herausforderungen« und hat sich zum Ziel gesetzt, einen Beitrag zur Lösung der geschilderten Probleme zu leisten. Es arbeitet die Ursachen für die veränderte Identitätsentwicklung auf, die letztendlich auch zu veränderten Beziehungen geführt haben, und reflektiert die Konsequenzen für die therapeutische Arbeit. Die psychoanalytische Identität ist schon immer Gegenstand von Diskussionen gewesen, was zum einen Teil mit der Geschichte der Psychoanalyse und ihrer starken Anfeindung von außen, zum anderen Teil aber mit den Abgrenzungen innerhalb der psychoanalytischen Bewegung zu tun hat. Die Entwicklung der professionellen Identität erfolgt über einen langen Zeitraum, von frühen Identifizierungen und Rollenvorbildern über die langjährige therapeutische Ausbildung bis zur Zugehörigkeit zu einer bestimmten Schule oder Richtung. Hier müssen wir uns der Frage stellen, wie es um unsere analytische Identität heute bestellt ist.

2. Kapitel Lebensphasen in Bewegung: Identität früher und heute

»Identität, das ist der Schnittpunkt zwischen dem, was eine Person sein will, und dem, was die Umwelt ihr gestattet.«
(Erikson, Identität und Lebenszyklus, 1959/1971)

Ich hatte vor einiger Zeit ein Zulassungsinterview für die Ausbildung zum Kinder- und Jugendlichentherapeuten mit einem älteren Iraner (46 Jahre), der mehrere Berufsausbildungen, Studiengänge und berufliche Tätigkeiten angefangen und nicht abgeschlossen hatte (u. a. Elektriker, Wirtschaftswissenschaften, Pflegehelfer für Behinderte, dann Studium der Pädagogik mit Abschluss Magister, Arbeit an der Tankstelle). Er bekannte, dass er schlecht unter Autoritäten arbeiten könne, an allem etwas zu kritisieren habe, sich leicht verfolgt fühle und deswegen am liebsten selbständig arbeiten würde. Das war vermutlich richtig. Auf meine Frage hin, was er sich denn – außer als Kinder- und Jugendlichentherapeut zu arbeiten – noch für eine selbständige Arbeit vorstellen könnte, schwebte ihm das Eröffnen eines Lebensmittelgeschäftes oder Ähnliches vor. Daraufhin konnte ich nur trocken konstatieren: »Und warum machen Sie das nicht?«

Dieser Mann ist ein Extrembeispiel von, wie er sich charmant ausdrückte, »sehr breiten Interessen«. Es fällt schwer, eine kohärente berufliche Identität und stabile, emotional verbindliche Beziehungen in seinem Lebenslauf zu erkennen, in dem er, in der zweiten Generation in Deutschland aufgewachsen, möglicherweise noch durch Kriegserfahrungen seiner Eltern geprägt war. Aber wir finden auch bei jungen Erwachsenen mit weniger belasteten Biographien ähnliche Verläufe: Sie arbeiten in ganz unterschiedlichen Bereichen, und das zum Teil mit großer Flexibilität; dabei ist es schwierig, eine kohärente, sich auf ein bestimmtes Interesse verpflichtende Identität auszumachen, und häufig existieren keine verbindlichen langfristigen Beziehungen. Die Frage, was Identität eigentlich ist, wird uns im Laufe dieses Kapitels im Detail beschäftigen. Nun geht es zunächst um die Fragen, wie typisch dieses Verhalten ist und welche Hinweise wir für unsere heutige Zeit auf gravierende Veränderungen in der Identitätsentwicklung haben.

Nie erwachsen: Was sind die Indikatoren?

Klare Strukturen und Altersmarkierungen für die kindliche Entwicklung sind im therapeutischen Kontext hilfreich, jedoch ist der Verlauf der kindlichen Entwicklung, der Anfang und das Ende bestimmter Entwicklungsphasen, die für frühere Generationen so vertraut waren, inzwischen alles andere als klar zu bestimmen. Mehr noch, die gesamten Lebensphasen haben sich ineinander verschoben und die Generationsgrenzen sind stark verwischt. Diese Entwicklung betrifft alle Altersphasen, aber besonders die jüngeren Altersgruppen. Geschichtlich gesehen ist es schon immer so gewesen, dass die starken gesellschaftlichen Veränderungen bei Kindern, Jugendlichen und jungen Erwachsenen am ehesten zu beobachten waren bzw. von diesen auch verstärkt aufgegriffen und zu Anstößen für weitere gesellschaftliche Umwälzungen wurden. Das sieht die Psychoanalyse positiv: »Unreife ist eine Kostbarkeit des Jugendalters. Sie bringt die aufregendsten Formen geistiger Kreativität, neue und unverbrauchte Gefühle und Lebenspläne mit sich. Die Gesellschaft muss von den Wünschen und Hoffnungen der Nicht-Verantwortlichen aufgerüttelt werden« (Winnicott, 1971/2010, S. 165). Es bleibt allerdings die Frage, ab wann das Erwachsenenalter mit Selbstverantwortlichkeit zeitlich zu verorten ist.

Entdecken einer neuen Lebensphase

Vor einigen Jahren wurde eine neue Entwicklungsphase entdeckt, die zwischen Jugendalter und Erwachsenenalter steht: das sogenannte »emerging adulthood«, die Periode zwischen 18 und 25 bzw., bei akademischer Ausbildung, 30 Jahren (Arnett, 2004). Der Ansatz schließt an ältere Konzepte wie Postadoleszenz oder pathologisch prolongierte Adoleszenz (Blos, 1954) an. Charakteristisch ist, dass es zum einen Verschiebungen in objektiven Markern des Erwachsenenalters wie Heirat, Berufseintritt und Familiengründung gibt, aber auch die psychologischen Kriterien des Übergangs zeigen, dass sich junge Menschen heute oftmals noch nicht wirklich erwachsen fühlen. Besonders deutlich ist seit etwa zehn Jahren, dass junge Menschen länger zu Hause wohnen, seltener und später heiraten und vor dem 30. Lebensjahr oftmals noch keinen festen Vollzeitjob haben. Diese Veränderungen sind auf der Folie von gesellschaftlichen Veränderungen wie verlängerte Schul- und Ausbildungszeiten und höherer Arbeitslosigkeit zu sehen, jedoch gibt es auch Hinweise darauf, dass unsichere Bindungsmuster und eine zu lange elterliche Unterstützung Kinder zu Nesthockern oder Spätausziehern machen (von Irmer & Seiffge-Krenke, 2008).

Für diese Entwicklungsphase, das »emerging adulthood«, ist eine große Lernfähigkeit und ein sehr starker Selbstbezug charakteristisch. Diejenigen, die sich eher als Erwachsene fühlen, sind weniger selbstfokussiert und in ihren Partnerbeziehungen schon fester gebunden (McNamara Barry et al., 2009). Zugleich kann man eine große Diversität bemerken: Ein sehr breites Spektrum gilt als »normal« – von der berufstätigen Mutter zweier Kinder bis zum »ewigen Studenten«. Diese Diversität und das Ausprobieren neuer Identitätsentwürfe in Bezug auf Beruf und Partnerschaft werden auch gesellschaftlich anerkannt.

»Generation vielleicht«: Lieber Kind bleiben als Kinder kriegen

Auffällig ist, dass nur etwa 25 % der jungen Leute zwischen 18 und Ende 20 sich als erwachsen betrachten (Papastefanou et al., 2004; Arnett, 2004). Ihre Eltern sind übrigens derselben Meinung (Seiffge-Krenke, 2010a). Arnett (2006) fand heraus, dass die Identitätskrise, die für Erikson noch zentral für die Adoleszenz war, sich in den letzten Jahren zeitlich nach hinten verlagert hat und in der neuen Entwicklungsphase des »emerging adulthood« stattfindet. Wer sie sind und wer sie sein wollen, ist also vielen jungen Leuten noch sehr unklar, und das sehen ihre Eltern genauso.

Vor einigen Jahrzehnten wurden von Havighurst (1953) drei wichtige Entwicklungsaufgaben als für das junge Erwachsenenalter relevant erachtet, nämlich die Etablierung eines eigenen Haushalts, die Entwicklung fester Partnerschaften und der Einstieg in den Beruf. Das streben junge Leute auch heute noch an (Seiffge-Krenke & Gelhaar, 2006), aber die Zeiten bis zur Erreichung dieser Ziele haben sich stark ausgedehnt. In unserer eigenen Längsschnittstudie, in der wir Familien jährlich untersuchten, und zwar vom 14. bis zum 30. Lebensjahr der Kinder, wurde sehr deutlich, dass die Zahl der Kinder, die aus dem Elternhaus ausziehen, in der Altersstufe 21 bis 25 Jahre stark ansteigt (von 54 auf 81 %), aber auch, dass ein relativ großer Prozentsatz spät oder gar nicht auszieht. Während des gleichen Zeitraums waren die jungen Leute sehr engagiert in Partnerschaften. Zwischen 54 % und 62 % waren im Alter von 20 bis 25 Jahren in Partnerschaften. Im Alter von

25 Jahren haben erst 17 % gearbeitet, 40 % waren noch in der Lehre und 43 % studierten.

Diese Ergebnisse entsprechen recht gut dem Mikrozensus, beispielsweise von 2009, dem zufolge noch jeder dritte Deutsche nach dem 25. Lebensjahr bei den Eltern wohnt. Eindrucksvoll ist auch die Ausdehnung der Ausbildungs- und Studienzeiten. Das durchschnittliche Alter eines Auszubildenden liegt heute bei 20 Jahren, im Jahr 1970 lag es bei 16,5 Jahren. Die durchschnittliche Semesterzahl beträgt gegenwärtig 14 Semester, 1993 betrug sie 12 Semester, 1960 nur 10 Semester. Im Alter zwischen 21 und 27 Jahren sind – auf der Basis von Mikrozensusdaten – jeweils etwa 40 % der Alterskohorte berufstätig.

Auch das Heiratsalter hat sich deutlich nach oben verlagert. Während in der Kohorte von 1950 noch 50 % mit 24 Jahren verheiratet waren, waren im Jahre 2009 in diesem Alter erst 8 % verheiratet. Die Elternschaft, wenn überhaupt, findet um das 30. Lebensjahr statt. Chisholm & Hurrelmann (1995) sprechen, was Heirat und den Übergang zur Elternschaft angeht, von einer sozialen Retardierung. Einige Familiensoziologen setzen das Ereignis der Geburt des ersten Kindes generell mit dem Beginn des Erwachsenenlebens gleich, was letztlich zur Konsolidierung und Gewöhnung an die neue Rolle und deren Integration in die Identität führt. Elternschaft gilt auch aus der Sicht der jungen Leute als *der* Marker für das Erwachsensein. In unserer Längsschnittstudie waren im Alter von 27 Jahren nur 5 % verheiratet und 4 % hatten Kinder. Fast alle in dieser Altersgruppe waren schon länger berufstätig. Die Phase, in der man Geld verdient, mit einem Partner zusammenzieht und Kinder bekommt, verschiebt sich also immer mehr nach hinten. Viele junge Leute fürchten sich vor dem, was die Zukunft bringt. Sie wird, im Gegensatz zum Elternhaus und der eigenen Kindheit, als unsicher empfunden.

Nur »fun and flexibility«? Oder doch »prolongierte Adoleszenz«?

Im jungen Erwachsenenalter ist ein Ausprobieren und Durchspielen verschiedener Alternativen im beruflichen und partnerschaftlichen Bereich möglich und gesellschaftlich akzeptiert. Menschen in dieser Lebensphase stehen, so Arnett, mehr Freiheiten und Möglichkeiten offen als zu jedem anderen Zeitpunkt im Leben – diese Lebensphase sei durch »fun and flexibility« gekennzeichnet.

Aber ist dies wirklich der Fall? Natürlich ist es ein Zugewinn an Freiheit, wenn man die Möglichkeit hat, durch eine längere Schulausbildung, eine entsprechende Berufsausbildung, ein Studium, ein Aufbaustudium usw. möglichst unterschiedliche berufliche Bereiche zu explorieren, aber dies tut man auch nicht ganz freiwillig, sondern es ist u.a. aus dem Wunsch geboren, sich möglichst hoch und umfassend zu qualifizieren, um in jedem Falle vor Arbeitslosigkeit geschützt zu sein – eine Sorge, die insbesondere junge Menschen in südeuropäischen Ländern mit hoher Arbeitslosigkeit haben. Die Proteste der jungen Erwachsenen in Spanien, Griechenland und England (in Ländern mit einer Arbeitslosenquote von 30 bis 40 %) gingen mehrfach im Sommer 2011 durch die Presse. Es gibt inzwischen junge Menschen, die es trotz ernsthafter Bemühungen nicht schaffen, eine berufliche Identität zu finden, weil die gesellschaftlichen Verhältnisse es einfach nicht zulassen (»Generation Praktikum«, Süddeutsche Zeitung, 16.8.2011). Erikson hat schon vor 50 Jahren erkannt, dass die berufliche Identität zentral ist: »In general, it is primarily the inability to settle upon an occupational identity which disturb young people« (Erikson, 1964, S. 252).

Fassen wir zusammen, was wir bisher erörtert haben, so ist hervorzuheben, dass die zentralen Entwicklungsaufgaben des jungen Erwachsenenalters zwar nach wie vor den meisten jungen Leuten als erstrebenswert erscheinen, aber eine »Retardierung« in einigen Bereichen auffällig ist. Mehr noch, die Realisierung von bestimmten Entwicklungsaufgaben wie Elternschaft scheint blockiert, weil die notwendigen Voraussetzungen, etwa die sichere finanzielle Basis, fehlt. Man muss zugleich sehen, dass junge Menschen heute vor einer Vielzahl neuer Situationen stehen und viel lernen, dass ihnen gleichzeitig aber seitens der Gesellschaft wenig Lern- und Entscheidungshilfen angeboten werden.

Die in diesem Kapitel vorgestellten Zahlen, die verdeutlichen, dass sich für einen erheblichen Prozentsatz der jungen Leute die Schul- und Ausbildungszeiten verlängern und der Eintritt in Beruf und Elternschaft später erfolgt, zeigen insgesamt, dass wir umdenken müssen – auch therapeutisch. Es ist nicht länger sinnvoll, von einer pathologisch prolongierten Adoleszenz zu sprechen, wie sie Peter Blos (1967) für junge Leute in den 1960er und 1970er Jahren beschrieben hat, als es kürzere Ausbildungszeiten und Vollbeschäftigung gab und Möglichkeiten des vorehelichen Zusammenlebens tabuisiert waren. Die in den letzten Jahren eingetretenen gesellschaftlichen Veränderungen haben gegenwärtig zu einer normativen Phase des »emerging adulthood« (Arnett, 2004) geführt, in der sich der Zustand zwischen ›noch nicht erwachsen sein‹ und ›Privilegien und Kindheitsvorrechte genießen‹ bis in die Endzwanziger hinein verschiebt. Damit ist auch die therapeutisch bedeutsame Frage verbunden: Welche Zeitgrenzen sind noch als normativ anzusehen, und ab wann wird es pathologisch?

Ein Blick zurück: Historische Belege für eine verlängerte Identitätsexploration

Für die Generation der heute lebenden älteren Erwachsenen, die unter historisch ganz anderen Bedingungen aufgewachsen sind, scheint kein Ende des Entwicklungsprozesses der jungen Erwachsenen in Sicht. So scheint die Frage angebracht: »Wie ging es eigentlich jungen Leuten früher? Wie klar und gefestigt war deren Identität?« Wenn wir heute beispielsweise die eindrucksvollen Berichte von Radebold (2000) über die Nachkriegsgeneration lesen, wird sehr deutlich, dass diese Generation eine kurze Kindheit hatte, schnell erwachsen werden musste und früh Verantwortung übernahm – teilweise auch für die Elterngeneration, denn die Väter kamen oftmals zerstört und gebrochen aus dem Krieg zurück oder fehlten gänzlich. Immerhin ein Drittel der Väter starb im Krieg oder an den Folgen des Krieges, und die Mütter waren mit dem Aufbau beschäftigt. Der Entwicklungskontext scheint also sehr stark mitzubestimmen, wie viel Zeit und welche Möglichkeiten einem Individuum für die Entwicklung seiner Identität bleiben.

Die Frage der Identitätsentwicklung und ihrer gesellschaftlichen Verankerung ist bis heute mit dem Namen von E. H. Erikson verbunden, der von Rattner (1995) den Psychoanalytikern der dritten Generation zugeordnet wird.

> Erikson wurde 1902 in Frankfurt geboren. Seine Mutter trennte sich von seinem Vater und heiratete später einen Kinderarzt. Nach seinen Schuljahren in Karlsruhe geriet Erikson in eine psychische Krise, konnte sich für keinen Beruf entscheiden und unternahm eine Wanderung durch Europa. Er begann eine Bildhauerausbildung, die ihm nach zwei Studienjahren in Florenz einige Erfolge einbrachte. 1927 wurde er Privatlehrer an jener Schule in Wien, die Dorothy Burlingham für Kinder amerikanischer Eltern gegründet hatte, und kam so mit der Psychoanalyse in Berührung. Er begann 1928 eine Therapie bei Anna Freud und nahm auch an ihrem Kinderseminar teil. 1933 emigrierte er über Dänemark in die USA, wo er sich in Boston niederließ. Er hatte zuvor Forschungsaufträge an der Harvard University; einen regulären Doktortitel erwarb er jedoch nicht – künstlerische und philosophische Interessen bedeuteten ihm mehr. Durch seine Feldforschung an Indianern wurde ihm deutlich, wie sehr man Gefahr läuft, die eigene Kultur zu verabsolutieren. Als Ergebnis dieser Überlegungen entstand 1950 sein Buch *Kindheit und Gesellschaft,* durch das

Erikson weit über Fachkreise hinaus bekannt und berühmt wurde. Er erhielt einen Ehrendoktor der Universität Berkeley und wurde 1956 nach Frankfurt eingeladen, um den Festvortrag zur 100. Wiederkehr von Freuds Geburtstag zu halten. 1960 gab Erikson seine therapeutische Arbeit auf und befasste sich im Rahmen seiner erneuten Professur an der Harvard University mit der Ausarbeitung psychoanalytischer Biographien bedeutender Persönlichkeiten, in denen er deren Identitätsentwicklung nachzeichnete (*Der junge Mann Luther*, 1958; *Ghandis Wahrheit*, 1969).

Erikson kam also nach einer Zeit der Wanderung und des persönlichen Suchens zur Psychoanalyse und zu seiner Theorie der Identität. Er hat die Identitätsfrage sehr breit gestellt: »Wer bin ich? Was werde ich in meinem Leben tun? In welcher Weise bin ich anders als andere? Wie kann ich etwas selbständig machen?« (Santrock, 2007) Von herausragender Bedeutung war jedoch – und damit ging er über die zum damaligen Zeitpunkt noch sehr stark vertretene Ein-Personen-Psychologie hinaus – seine Sicht der gesellschaftlichen Determiniertheit von Entwicklung. Folgerichtig ist auch die Identitätsentwicklung gesellschaftlich bestimmt. Von Erikson stammt das Zitat: »Identität, das ist der Schnittpunkt zwischen dem, was eine Person sein will, und dem, was die Umwelt ihr gestattet«. Sein eigenes Leben verdeutlicht übrigens ebenfalls den starken Einfluss des Entwicklungskontexts auf die Identitätsbildung.

»Fun and exploration« früher: Ein Privileg für wenige

Zwei eindrucksvolle Beispiele dafür, dass es schon immer Personen gegeben hat, die ihre Identitätsentwicklung vorangetrieben und ihre Umwelt zur Stützung ihrer Identitätsentwürfe herangezogen haben, sind Aby Warburg und Marcel Proust.

Von Aby Warburg, geboren am 13.06.1873, stammt der Satz: »Wir leben nicht, wie wir wollen, sondern wie wir sollen« (Michels, 2007, S. 43). Aby Warburg verstand es allerdings, sein Leben so zu leben, wie er wollte. Als Ältester von fünf Brüdern eines reichen jüdischen Bankhauses in Hamburg verzichtete er auf sein Erstgeburtsrecht unter der Bedingung, dass ihn seine Brüder in seinem weiteren Leben bezüglich seiner Studien alimentierten. Aby Warburg gilt als der Begründer der Kulturgeschichte und Ikonologie und war einer der Ersten, der es verstanden hat, interdisziplinäre Ansätze auf einem hohen wissenschaftlichen Niveau zu integrieren. Er hat über Botticellis *Primavera* promoviert und Rufe an verschiedene Universitäten erhalten, z.B. nach Halle, die er jedoch nie angenommen hat. Stattdessen widmete er sich seiner Bibliothek und seinen Studien, die so umfangreiche und verschiedenartige Dinge umfassen wie die Analyse der mittelalterlichen Teppiche in Burgund, die Kultur der Hopi in New Mexico und eben Botticelli. Er beschäftigte sich mit der antiken Götterwelt und mit der Götterwelt von Indianerkulturen. Dabei fand er, dass Menschen Mythen als Reaktion auf Phänomene entwickeln, die sie nicht verstehen und bei ihnen starke Affekte erzeugen. Schon in seiner Dissertation hat er den Grundstein für die fundamental neue Methode gelegt – die Ikonologie, in der alle Kulturformen auf Gemeinsamkeiten hin zu befragen sind. Dazu brauchte er eine Handbibliothek, und das war der Beginn seiner umfangreichen Sammlung von Büchern. Seine Brüder haben ihn großzügig gefördert. Schon als Student hat er enorme Geldsummen für den Kauf von Büchern verbraucht. Die riesige Bibliothek umfasste 18000 Bücher. Er ließ den Lesesaal in einer elliptischen Form bauen, weil er der Überzeugung war, dass nur in der Ellipse die Spannung aufrechterhalten wird (»In kreisförmigen Lesesälen schlafe ich regelmäßig ein«). Die Bibliothek und sein Lebenswerk wurden 1933 nach London transferiert.

Die Brüder zahlten für den Lebensunterhalt seiner 5-köpfigen Familie und natürlich auch für seine Studienreisen etwa nach Florenz oder New Mexico. Allein in New Mexico blieb er 1885 insgesamt vier Monate und stellte fest, dass die Hopi auf einer Kulturstufe standen, die der der heidnischen Antike entsprach. Warburg arbeitete sich zwar mit anhaltender Begeisterung durch die Florentiner Bibliotheken und Archive – hier leistete er »beim Herausbuddeln der bisher unbekannten Einzeltatsachen Trüffelschweindienste« (Michels, 2007, S. 56) –, er hat aber kaum umfangreiche Werke verfasst. Auch die schriftliche Ausarbeitung vieler Vorträge erfolgte leider nicht. Er litt unter einer Schreibhemmung, die sich mit der Zeit noch verstärkte. Er hat immer wieder auf Vorträgen deutlich gemacht, dass man ein Kunstwerk nur auf der Folie seiner Zeit verstehen kann, dass es aber zugleich in der Ikonologie Ideen aufnimmt, die schon wesentlich älter sind und die sich bis in die archaischen Kulturen zurückverfolgen lassen.

Von »Fun and Exploration« kann man bei Warburgs Identitätsentwicklung nur in Grenzen sprechen. Es ist richtig, dass er bezüglich seiner beruflichen Interessen alle Möglichkeiten der Exploration in die Breite, bei dennoch erheblicher Tiefe in sehr verschiedenen Bereichen, wahrnahm und dabei konsequent die Unterstützung seiner Familie einforderte. Seine Bindung an seine Frau und drei Kinder blieb stabil und schaffte den emotionalen und materiellen Rahmen für eine sorglose Exploration. Die Katalogisierung seiner Bibliothek nach unterschiedlichen Gesichtspunkten (Fach, Originalschrift etc.) war im wahrsten Sinne des Wortes eine irrsinnige Leistung, denn damals standen die technischen Möglichkeiten wie heute noch nicht zur Verfügung. Er musste es sozusagen alles »im Kopf behalten«. Dies hatte auch schwerwiegende gesundheitliche Konsequenzen. Warburg, der Zeit seines Lebens unter Depressionen litt, verbrachte insgesamt sechs Jahre in Sanatorien in Hamburg, Jena und schließlich in der Schweizer Privatklinik von Ludwig Binswanger, wo man eine manisch-depressive Psychose diagnostizierte. In der vor einigen Jahren publizierten Krankengeschichte wurde deutlich, dass Binswanger, wie er Freud gegenüber äußerte, wenig Hoffnung auf Heilung für Warburg hatte: »Es ist jammerschade, dass er aus seinem riesigen Schatz an Kenntnissen und seiner immensen Bibliothek voraussichtlich nicht mehr wird schöpfen können« (Binswanger, 2007, S. 7).

Ein anderes Beispiel für jemand, der lebte, wie er wollte, und der sich die Freiheit nahm, seine Interessen zu verfolgen und dabei auf die familiäre Unterstützung setzte, war Marcel Proust.

> Marcel Proust, geboren am 10. Juli 1871, starb am 18. November 1922. Er hat also fast zeitgleich mit Aby Warburg gelebt; er stammte mütterlicherseits aus einer Familie, die aus dem Elsass kam, aus der Familie Weil. Die Weils waren kulturell und musisch außerordentlich interessiert und mit den Marx in Trier verwandt. Sein Vater, Adrien Proust, war ein berühmter Medizinprofessor (Hygieniker), der zwei Jahre nach Marcel geborene Bruder Robert wurde ebenfalls ein berühmter Mediziner, ein Chirurg. Die knapp zwei Jahre auseinanderliegenden Brüder haben sich vollständig unterschiedlich entwickelt. Der zarte Marcel entwickelte schon früh Asthma, lebte in einer sehr engen Beziehung zu seiner Mutter. In seinem Werk *Auf der Suche nach der verlorenen Zeit* wird mehrfach geschildert, wie er auf den Gutenachtkuss seiner Mutter wartete, die unten noch mit Abendgesellschaften beschäftigt war. Der Beginn dieses berühmten Werkes, das sieben Bände umfasst, steht in unmittelbarem Zusammenhang mit dem Tod seiner geliebten Mutter. Einige Biographen vermuten, dass erst dies ihm den Raum zum Schreiben und zur Realisierung seines ungewöhnlichen Lebensstils gab.

Marcel Proust hat keine Berufsausbildung absolviert, sondern sich ganz dem Beobachten und Schreiben gewidmet. Dies war durch das enorme Vermögen möglich, welches Jeanne Weil in die Familie brachte. Aber auch sein Vater, der viel im Ausland war und Vorträge über Hygiene hielt, hat nicht unwesentlich zur Absicherung eines sehr hohen finanziellen Standards und Marcels Lebensunterhalts beigetragen. Die letzten 15 Jahre seines Lebens lebte Marcel Proust vollständig von der Umwelt zurückgezogen in einer großen Wohnung am Boulevard Haussmann in Paris, betreut von seiner Zugehfrau Celeste Albaret. Er widmete sich ausschließlich dem Schreiben, was er in den frühen Morgenstunden erledigte, wenn er gegen ein oder zwei Uhr von Abendgesellschaften nach Hause kam. Grundsätzlich ging er erst gegen Abend aus und verbrachte den Tag schlafend in seinem Zimmer, das ganz mit Kork ausgeschlagen war, um weitere Asthmaanfälle zu verhindern. Das, was er auf diesen Abendgesellschaften erlebt hat – die Toilette der Damen, die Gespräche, das, was es zu essen gab –, hat er dann in seinen Büchern verarbeitet. Seine Werke verdeutlichen sein psychisches Einfühlungsvermögen und seine enorme Beobachtungsgabe.

Marcel Proust hat sich nachhaltig geweigert, sich an die moderne Zeit anzupassen: Er besaß kein Telefon, er trug bis zum Lebensende die steifen Kragen und offiziellen Sakkos und Smokings, die Jahrzehnte zuvor Mode gewesen waren, und er setzte durch viele Initiativen und unter Zuhilfenahme von vielen Helfern (Celeste Albaret, ihrem Mann Odilon, der Fahrer bei Proust war, und anderen »hilfreichen Geistern«) alles daran, die frühere Zeit wiederzufinden – die Zeit, die vergangen war. Die Gegenwart erschien ihm nicht sehr lebenswert. Er wurde von Zeitgenossen als hoffnungslos altmodisch, lebensuntüchtig und noch mit 52 Jahren »als eingefroren in der Phase des Jünglings« beschrieben, mit altmodischer Frisur, altmodischer Kleidung, mit Gebärden und Zitaten, die aus einer vergangenen Zeit herrührten.

Die Haushälterin Prousts, Mme. Albaret, war noch sehr jung, als er im Jahre 1922 starb. Sie berichtete erst mit 82 Jahren, kurz vor ihrem eigenen Tod, über ihr Leben mit Proust (Albaret, 1974). Das Buch ist voller Idealisierungen. Es ist ein Altar für Proust, aber auch sehr aufschlussreich im Hinblick auf den Versuch Prousts, sein Leben so zu leben, wie er wollte. Mme. Albaret sah bei Proust eine enge Verbindung zwischen Krankheit und der Realisierung seines ganz persönlichen Identitätsentwurfs: »In Wirklichkeit hat er sich, glaube ich, der Außenwelt gegenüber sogar seiner Krankheit bedient, um sich noch mehr in seinem Einsiedlerleben und seiner Arbeit zu vergraben. Ich bin sicher, dass er sich bei Anderen für kränker ausgab als mir gegenüber: Das war sozusagen ein Mittel, in Frieden gelassen zu werden, wenn er es wünschte; nur auszugehen, wenn ihm der Sinn danach stand, und zwar immer aus demselben Bedürfnis heraus – etwas nachzuprüfen, eines der Vorbilder für eine Person in seinen Büchern wieder zu sehen –, oder nur diejenigen zu empfangen, die er sehen wollte« (Albaret, 1974, S. 75).

Kein Zufall: Männerschicksale!

Es ist natürlich kein Zufall, dass diese Biographien der beiden fast gleich alten Männer sich auch in den äußeren Rahmenbedingungen für den jeweiligen Identitätsentwurf sehr gleichen, nämlich in Bezug auf ein reiches Elternhaus und das Privileg, die eigenen Interessen zu verfolgen. Bei Proust kam noch hinzu, dass der sekundäre Krankheitsgewinn sehr stark war und er verstanden hatte, dass die Krankheit ihm ein Leben ermöglichte, das ohne sie so nicht möglich gewesen wäre, sich nämlich ganz seinem Werk, dem Schreiben und Beobachten zu widmen.

Die Freiheit zur Realisierung des eigenen Identitätsentwurfs war also an einen ganz bestimmten großbürgerlichen finanziellen Hintergrund geknüpft und an die Toleranz der Familie, diese Ideen und Lebensplanung zu unterstützen – besonders deutlich in dem selbstlosen Angebot der übrigen vier Brüder von Aby Warburg zu erkennen, ihren ältesten Bruder bei seinen Studien und später beim Aufbau seiner Bibliothek zu unterstützen sowie Warburg, seine Frau und seine drei Kinder während der gesamten Lebenszeit zu finanzieren. Aby Warburg hat, wie auch Proust, selbst nie Geld verdient.

Zwar zeigt das Beispiel von Jane Austen, dass dies auch für Frauen der gehobenen Bürgerschicht in seltenen Fällen möglich war, bei ihr war es jedoch mit dem Verzicht auf Kinder und Familie und teilweise auch gesellschaftlicher Ächtung verbunden, während sowohl Proust als auch Warburg gesellschaftlich anerkannt waren. Man kann aus heutiger Sicht eigentlich nur staunen, in welchem Umfang Männern Freiheit für ihre Selbstverwirklichung zugestanden wurde, obwohl sich noch gar nicht abzeichnete, dass sich daraus ein Genie entwickeln könnte.

Man mag die Frage aufwerfen, ob die Entstehung der Phase »emerging adulthood«, die sich zwischen die Phase des Jugendalters und das Erwachsenenalter geschoben hat – ein Phänomen, das inzwischen in vielen westlichen Industrieländern gefunden wurde –, tatsächlich etwas Neues ist oder ob sie nicht schon immer existierte, und zwar für die privilegierte Oberschicht. Auch heute noch müssen junge Leute der Unterschicht die Entwicklungsphasen in einem kürzeren Zeitraum durchlaufen. Sie müssen früher Verantwortung übernehmen, es bleibt weniger Zeit für die Exploration verschiedener Identitätsentwürfe – das müssen wir auch therapeutisch beim Umgang mit Patienten bedenken. Dennoch gilt, dass – aufgrund von höherer wirtschaftlicher Stabilität und finanzieller Unterstützung durch Eltern oder Staat – heute insgesamt mehr junge Leute die Möglichkeit zu »fun and exploration« haben. Die Shell-Studie (2006) zeigt eindeutig an einer sehr großen Gruppe von deutschen Befragten der Altersstufen bis 24 Jahre, dass ihnen Spaß einerseits sehr wichtig ist, andererseits aber viel zur Abwendung der potentiell drohenden Arbeitslosigkeit getan wird. Auch die beruflichen und partnerschaftlichen Ziele werden mit gleicher Ernsthaftigkeit angestrebt und haben eine hohe Wertigkeit.

Eriksons Theorie und Identitätsentwicklung heute: Was hat sich wirklich geändert?

Wie bereits geschildert, begann Erikson nach einer Zeit der Wanderung und des persönlichen Suchens 1928 eine psychoanalytische Therapie bei Anna Freud; nach Abschluss seiner Ausbildung als Erwachsenen- und Kinderanalytiker und emigrierte er 1934 in die USA. Bereits in seinem ersten Werk, das insgesamt in zwölf Sprachen übersetzt wurde, stellte er sein Modell der acht Phasen der psychosozialen Entwicklung vor, das über Jahrzehnte hinweg bis heute einflussreich ist und zahlreiche Forscher zur Überprüfung der Annahmen Eriksons angeregt hat. Für Erikson fand die Identitätskrise im Jugendalter statt ‚sieht sich der Jugendliche zwischen den Polen *Identitätssynthese* (Integration von früheren Identitätsaspekten und Identifikationen aus der Kindheit) und *Identitätskonfusion* (Unfähigkeit, das Ganze zu einer kohärenten Identität zu integrieren). Allerdings hat Erikson auch darauf hingewiesen, dass die Identitätsentwicklung sich über das ganze Leben erstreckt und immer Veränderungen unterliegt, d. h. eine Weiterentwicklung erfolgt. Dies ist auch der Grund, weshalb im Folgenden Eriksons Konzeption der psychosozialen Entwicklung über die gesamte Lebenspanne dargestellt wird.

Eriksons Konzeption der psychosozialen Entwicklung

In *Kindheit und Gesellschaft* (1965) legte Erikson eine Einteilung des menschlichen Lebenslaufs vor, die sich an psychosozialen Krisen orientiert. In jeder der acht Entwicklungsphasen muss das Individuum eine solche Reifungskrise bewältigen. Sie ergibt sich, weil das Individuum durch neue Beziehungen, Aufgaben oder gesellschaftliche Anforderungen gezwungen wird, seine Wahrnehmung der Realität zu verändern und sich dieser anzupassen. Diese Krisen oder Dilemmata geben der jeweiligen Phase ihren Namen, und davon, ob es gelingt, sie zu bewältigen, hängt der erfolgreiche Ausgang aller nachfolgenden Phasen ab. Bei der Auseinandersetzung mit der psychosozialen Krise jedes einzelnen Stadiums kommt Ich-Funktionen der Person eine besondere, aktive, adaptive Funktion zu. Hier merkt man deutlich, dass Erikson ein Schüler Anna Freuds war.

Die ersten Stufen, die Erikson in diesem Schema beschreibt, beziehen sich auf die Baby- bzw. Kleinkindzeit. So beschreibt er etwa auf Stufe 1 den Konflikt zwischen *Urvertrauen und Misstrauen*, d. h. die Tatsache, dass der Säugling erst einmal eine liebevolle und vertrauensvolle Beziehung zu einer primären Bezugsperson entwickeln muss. Andererseits besteht, wenn dies nicht gelingt, ein hohes Risiko für ein andauerndes Misstrauen in Beziehungen. Diese These wurde durch die Bindungsforschung später umfangreich belegt und zeigte die langfristigen Auswirkungen von Arbeitsmodellen unsicher gebundener Kinder auf die weitere Beziehungsentwicklung.

Die darauf folgenden Stufen beschreiben relativ ähnliche Themen, bei denen es um Kompetenzen in alltäglichen Anforderungen geht, wobei die Entwicklungsdynamik durch die Entstehung des Über-Ichs und damit der Fähigkeit zu Schuldgefühlen befördert wird, während zugleich immer stärker der soziale Vergleich mit anderen hervortritt. Auf Stufe 2, *Autonomie vs. Scham und Zweifel*, wird die typische Reifungskrise der Altersstufe von 2 bis 3 Jahren beschrieben. Das Kind entwickelt physische Kompetenzen. Es lernt Kontrolle über körperliche Funktionen auszuüben, kann aber auch Schamgefühle entwickeln, wenn es nicht adäquat in seiner Entwicklung unterstützt wird oder in seinem eigenen Erleben inkompetent ist. Auf Stufe 3 betrifft die Reifungskrise das Thema *Initiative vs. Schuldgefühl*. Es wird deutlich, dass das Kind im 4. bis 5. Lebensjahr immer kompetenter im Umgang mit seiner Umwelt wird und immer mehr Initiative entwickelt. Gleichzeitig hat es auf der Grundlage eines Über-Ichs auch schon ein Gespür dafür, dass es manchmal andere verletzt, was Schuldgefühle mit sich bringt. Auf Stufe 4 (6. bis 12. Lebensjahr), *Leistung vs. Minderwertigkeit*, geht es wiederum um Anforderungen, und zwar dieses Mal um die neuen Anforderungen an ein Schulkind (Lesen, Schreiben etc.) oder aber, wenn es diesen nicht entsprechen kann, um ein basales Gefühl der Minderwertigkeit.

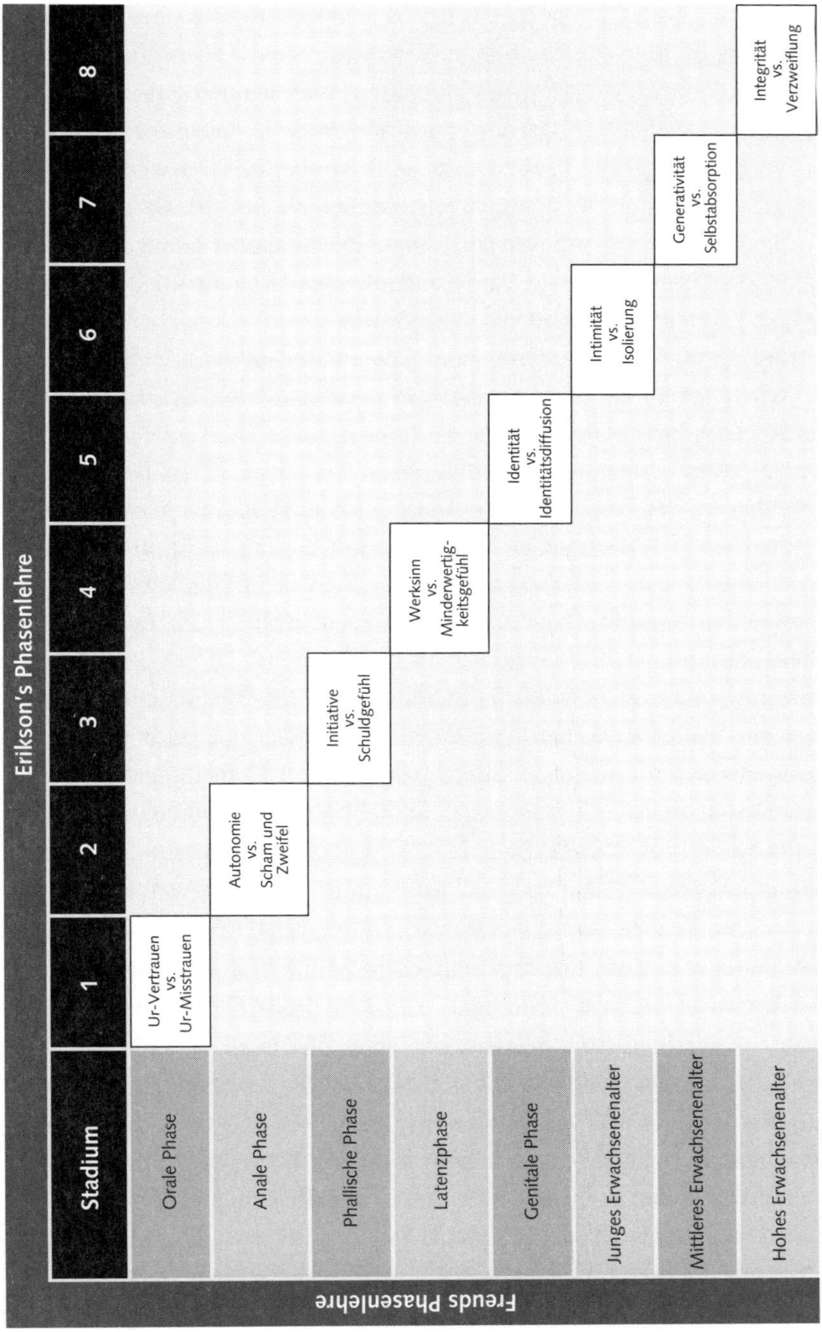

Abbildung 1: Phasen der psychosozialen Entwicklung nach Erikson

Die Stufen 5 und 6 sind besonders eng in ihrer Entwicklungsdynamik verbunden und werden uns in ihrer von Erikson gedachten Konsequenz bezüglich der partnerschaftlichen Intimität auf der Basis einer reifen Identität noch verstärkt in Kapitel 5 beschäftigen. Auf Stufe 5, *Identität vs. Rollendiffusion*, muss der Jugendliche im Alter zwischen 13 und 18 in verschiedenen Bereichen ein Gefühl der Identität für sich erarbeiten, sowohl in Bezug darauf, wer er (oder sie) ist, als auch darauf, was er (oder sie) in der Zukunft sein wird. Dies schließt auch die Aufgabe ein, eine persönliche Ideologie, bestimmte Werte und Ziele zu erarbeiten. Hinzu kommt, dass gesellschaftlich erwartet wird, dass Jugendliche sich von der »Hier-und-jetzt«-Orientierung des Kindes distanzieren und eine zukunftsorientierte Haltung entwickeln. Neben der Frage »Wer bin ich?« wird zusätzlich die Frage bedeutsam: »Wer werde ich und wer will ich sein?«

Auf der 6. Stufe, *Intimität vs. Isolation*, kann der junge Erwachsene (19. bis 25. Lebensjahr) auf der Basis einer entwickelten Identität beginnen, intime Beziehungen aufzubauen. Wenn dies nicht gelingt, besteht die Gefahr einer relativen Isolation. Stufe 6 baut also auf dem zuvor entwickelten Gefühl der Ich-Identität des jungen Erwachsenen unmittelbar auf. Die letzten beiden Stufen sind dem mittleren und hohen Erwachsenenalter gewidmet. In der Altersstufe 25 bis 65, also einer recht breiten Alterspanne, siedelt Erikson Stufe 7 mit dem Thema *Generativität vs. Stagnation* an. Der Erwachsene muss einen Weg finden, generative Motive zu befriedigen, aus sich selbst herauszutreten und sich der Gemeinschaft zuzuwenden. Generativität ist nach Erikson »v. a. das Bemühen, die neue Generation zu fördern und zu führen« (1959/1971, S. 267), und umfasst Zeugungsfähigkeit, Produktivität und Kreativität. Die Sorge für Kinder und deren Aufzucht stellt sicherlich eine zentrale Aufgabe dar, in der viele Menschen generativ aktiv werden, dies ist jedoch nicht der einzige Weg. Andere Möglichkeiten sind die Übernahme von Mentoren-Diensten für jüngere Kollegen, von karitativen Arbeiten und ein vergleichbares soziales Engagement. Gelingt Generativität nicht, so führt dies nach Erikson oft zu Selbstbezogenheit und Gefühlen der persönlichen Stagnation. So wies er in einem seiner letzten Interviews auf eine besonders tragische Form der Stagnation hin, als er beschrieb, dass Menschen, die kinderlos blieben, in ihren mittleren Jahren oft eine Krankheit entwickeln, die mehr und mehr zum zentralen Lebensinhalt wird und einen Großteil der vitalen Kräfte bindet (Erikson, 1983).

Im Alter von 65 Jahren und danach, auf Stufe 8, siedelt Erikson schließlich *Ich-Integrität vs. Verzweiflung* an, was bedeutet, dass sich ein Gefühl der Akzeptanz entwickelt, wenn alle vorangegangenen Entwicklungsschritte hinreichend gut bewältigt wurden. Der Mensch akzeptiert sich als der, der er geworden ist, bzw. ist verzweifelt aufgrund von verpassten Entwicklungschancen und nicht gelebten Identitätsentwürfen. Sehr eindrucksvoll ist mir noch die Mutter eines israelischen Kollegen, Shmuel Shulmans, in Erinnerung, die nach einem entsagungsreichen und sehr belasteten Leben kurz vor ihrem Tod resümierte: »Ich hatte ein gutes Leben.«

Aus heutiger Sicht war Eriksons Bemühen wegweisend, das analytische Paradigma der frühkindlichen Determiniertheit des Menschen hinter sich zu lassen und explizit post-ödipale Entwicklungsphasen (Rattner, 1995) in seiner Theoriebildung mit einzubeziehen. Er stellte darüber hinaus – trotz seiner Bewunderung für Freuds Person und Werk – dem Freudschen Libidobegriff eine neue kontextuelle Terminologie entgegen und beschrieb das, was sich zwischen Eltern und Kindern abspielt, in Begriffen sozialer Interaktionen. Insofern greift er Ideen auf, die für Objektbeziehungstheoretiker eine große Rolle spielen. Man kann in seinem Schema zwar noch die anale, orale, phallische und ödipale Phase der Entwicklung erkennen, doch sie wurden zu kontextabhängigen menschlichen Reifungsschritten umformuliert. Auffällig ist, dass Erikson die Kindheit und Jugend stark differenziert (in 5 Stufen), das Erwachsenenalter aber weniger beachtet hat (3 Stufen) und dort relativ breite Alterspannen angibt.

Überprüfung von Eriksons Identitätskonzept: Entpathologisierung des verlängerten Übergangs zum Erwachsenenalter

Für Erikson (1959, 1968) erfolgte zwar die Identitätsentwicklung das ganze Leben lang, er hat sie aber schwerpunktmäßig in der Adoleszenz verankert. Gegenwärtig arbeiten – in Europa und Nordamerika – von Eriksons Ideen ausgehend verschiedene Gruppen an der Erforschung der Identität, etwa Wim Meeus in den Niederlanden, Luc Goossens und Koen Luyckx in Belgien, Jane Kroger in Norwegen und James Marcia in Kanada. Sie haben eindrucksvolle Forschungsbefunde zusammengestellt, die teilweise Eriksons Theorie bestätigen, aber auch zu einer Erweiterung und einer Adaptierung an die gegenwärtigen Lebensumstände geführt haben. Auffällig ist, dass alle heutigen Identitätskonzeptionen zwischen den beiden Dimensionen *Exploration* und *Commitment* unterscheiden – eine Unterscheidung, die im Grunde das empirisch umsetzt, was Erikson zunächst nur andeutete: dass auf eine Phase der Exploration und Erkundung letztlich auch eine Verpflichtung auf einen bestimmten Identitätsentwurf, ein Commitment, folgen muss. Beide

Dimensionen, die Exploration und das Commitment, gelten für den beruflichen und den partnerschaftlichen Bereich der Identität. Ein weiteres wichtiges Ergebnis dieser zahlreichen Forschungsaktivitäten ist die Entpathologisierung eines zeitlich verlängerten Übergangs zum Erwachsenenalter.

James Marcia (1966; Marcia et al., 1993) setzte als Erster Eriksons Idee empirisch um. Am Beginn seiner Forschungsarbeiten zum Identitätsstatus standen unstrukturierte Interviews mit männlichen Collegestudenten zur Identität in den Bereichen Arbeit, Karriere und Ideologie. Dabei stieß er bereits in den ersten Interviews auf das Merkmal *Commitment,* ein Begriff, der schlecht ins Deutsche zu übersetzen ist und am ehesten Bedeutungen wie »Überzeugung«, »Verpflichtung« oder »sich einsetzen für eine bestimmte Sache« abdeckt. Commitment wurde schon früh durch eine weitere Dimension erweitert, nämlich Exploration, d. h. die Suche nach Alternativen.

Die Statusdiagnostik nach Marcia (1966) unterscheidet vier verschiedene Identitätsstatus, die sich aus verschiedenen Mischungsverhältnissen von Exploration und Commitment ergeben. Jungen Menschen, die eine Phase des Ausprobierens durchlaufen und sich dann hinterher beispielsweise zum beruflichen Engagement in einem bestimmten Bereich entschließen, wurde von ihm eine *achieved identity* (erarbeitete Identität) zugeschrieben. Eine andere Gruppe, die sehr stark exploriert, sich aber nicht festlegen möchte, befindet sich seiner Meinung nach im »Moratorium«. Eine dritte Gruppe exploriert kaum, sondern legt sich häufig relativ schnell und ohne nach Alternativen zu suchen auf einen Beruf fest, der schon im Elternhaus vertreten war *(foreclosure).* Eine vierte Gruppe schließlich, der eine »diffuse Identität« zugesprochen wird, exploriert nicht und kann sich auch auf nichts festlegen.

Wie bereits dargestellt ist ein wichtiger Aspekt in Marcias Taxonomie die große Bedeutung explorativer Prozesse für eine gelingende psychosoziale Entwicklung. In seinen ersten Arbeiten sprach Marcia davon, dass zum Erreichen einer erarbeiteten Identität erst eine Moratoriumssequenz durchlaufen werden muss, und verwies damit – ähnlich wie Erikson, Blos und andere analytische Autoren – auf die große Bedeutung regressiver Phänomene für eine gelingende Persönlichkeitsentwicklung. Wichtig ist, dass die regressiven Prozesse nur dann wachstumsfördernd und adaptiv sein können, wenn sie nicht zu viel Angst hervorrufen und sich auf der Basis einer ausreichenden Ich-Stärke abspielen.

Tatsächlich wissen wir in der Ich-Psychologie schon seit langem, dass kurzzeitige regressive Phänomene für eine gelingende psychosoziale Entwicklung wichtig sein können. Das Fehlen einer gewissen Krise oder Exploration deutet möglicherweise darauf hin, dass relativ schnell eine vorgefundene Weltsicht übernommen wird, ohne sie zu hinterfragen. Dies könnte sich langfristig als maladaptiv herausstellen, insbesondere unter heutigen Bedingungen. Es stellt sich also die Frage, ob unter heutigen Bedingungen eine übernommene Identität *(foreclosure)* noch angemessen ist und ob nicht in jedem Fall eine längere Phase der Exploration wichtig und sinnvoll ist. Interessant an dem Ansatz von Marcia ist auch, dass er Lebensbereiche und Identitätsthemen herausgearbeitet hat, so z. B. Beruf, Beziehungen und persönliche Ideologie. Untersuchungen im Kulturvergleich zeigten dann später, dass in einzelnen Bereichen doch sehr große Unterschiede auftreten können (vgl. Kap. 6, S. 152) und dass es nicht sinnvoll ist, einen globalen Identitätsindex zu verwenden.

Marcia fand in seinen späteren Forschungsarbeiten (Marcia et al., 1993) bei Studenten eine Zunahme an diffuser Identität von 10 auf 26 % seit den 1970er Jahren. Dies könnte ein Hinweis auf veränderte Lebensbedingungen bereits für die 1990er Jahre sein, ein Wandel, der insgesamt zu einer Verunsicherung beigetragen hat. Noch deutlicher wird der Einfluss der veränderten Lebensbedingungen auf die Identitätsentwicklung in einer Metaanalyse, die Jane Kroger 2010 publizierte und worin sie 124 Studien zum Identitätsstatus nach Marcia einschloss, die in den Folgejahrzehnten durchgeführt und aufgrund ihrer hohen Qualität aus gegenwärtig über 500 existierenden Studien über das Marcia-Paradigma ausgewählt wurden. Bemerkenswert ist zunächst, dass sich das Stadium des Moratoriums über alle Studien hinweg noch bei 42 % aller untersuchten jungen Leute im Alter von 20 Jahren fand. Der Vergleich der Altersgruppen um die 20 und Mitte 30 zeigte aber dann eine deutliche Weiterentwicklung, und zwar in Richtung auf eine Zunahme an *achieved identity* und eine Abnahme an *foreclosure* und *diffusion*. In Bezug auf die erarbeitete Identität *(achieved identity)* fand sich eine Zunahme von 34 % im Alter von 22 Jahren auf 47 % im Alter von 36 Jahren. Dies bedeutet zwar, dass bis zum Alter von 36 Jahren erst knapp die Hälfte einen Status *achieved identity* hatte, man muss sich jedoch vergegenwärtigen, dass die erarbeitete Identität ein sehr anspruchsvolles Kriterium ist, das beispielsweise von Jugendlichen deutlich seltener erreicht wurde (14 % im Alter von 17 Jahren), und dass über alle Studien hinweg Progression mehr als zweimal so wahrscheinlich war wie Regression. Die meisten jungen Leute veränderten sich vom Moratoriumsstadium um die 20 zu einer reifen, erarbeiteten Identität mit Mitte 30. Diese Befunde tragen wesentlich zu einer Entpathologisierung des verlängerten Übergangs zum Erwachsenenalter bei und verdeutlichen insgesamt eine sehr positive Entwicklung.

Exploration in die Tiefe und Breite, fehlendes Commitment und ruminative Exploration

In weiteren Forschungen wurde offenkundig, dass die Konstrukte der Exploration und des Commitment weiter zu differenzieren sind, wenn man die Identitätsentwicklung der heute lebenden jungen Leute angemessen beschreiben will, und dass diese Differenzierungen auch therapeutisch relevant sind. Luyckx, Schwartz, Goossens, Soenens und Beyers (2008) haben auf den Unterschied zwischen einer Exploration in die Tiefe und einer Exploration in die Breite hingewiesen. Während früher eher berufliche Spezialisierungen (Explorationen in die Tiefe) charakteristisch waren, versuchen junge Leute heute, möglichst breit und universell einsetzbar zu sein. Diese Entwicklung in die Breite ist nicht unproblematisch, wie wir an dem zu Beginn dieses 2. Kapitels abgedruckten Interview verdeutlicht haben.

Auch die für eine reife Identität so wichtige Verpflichtung, das Commitment, ist ein Prozess mit mehreren Komponenten (Luyckx et al., 2011). Nach einer Entscheidung und der Identifikation mit ihr sucht man Bestätigung durch signifikante andere (Kerpelman et al., 2008) und modifiziert seine Identität auch in Abhängigkeit von Urteilen anderer. Luyckx und Mitarbeiter unterschieden zwischen *commitment making* (eine Entscheidung treffen) und *identification with commitment* (Identifizierung mit der getroffenen Wahl). Das bedeutet, dass der Identitätsprozess für jemanden noch nicht ganz beendet ist, auch wenn er bereits eine Wahl getroffen hat. Man wird wahrscheinlich weiter nach Informationen suchen, die diese Entscheidung bestätigen, möglicherweise in die Tiefe explorieren, ob die Wahl die richtige war, und sich schließlich mit der Entscheidung identifizieren. Ist sie nicht »passend«, wird nochmals eine Exploration in die Breite eingesetzt, um nach Alternativen zu suchen – es handelt sich also um einen sehr komplexen Prozess.

Diese Differenzierungen sind wichtig, wenn wir als Therapeuten Patienten begleiten, die sich mit Identitätsfragen beschäftigen bzw. regelrecht quälen. Wie deutlich geworden ist, ist das Prozesshafte, sind die Suchbewegungen ein Stück weit Teil einer gesunden und adaptiven Identitätsentwicklung. Problematisch sind nach diesen Forschungen nicht adaptive Explorationen, sondern die ruminative Exploration, bei der Patienten beispielsweise Schwierigkeiten haben, zufriedenstellende Antworten auf die Identitätsfrage zu finden: Sie fragen sich immer dasselbe, ohne mit der Antwort zufrieden zu sein; sie treten, ähnlich wie man dies von depressiven Krankheitsbildern kennt, auf der Stelle. Dies führt zu psychischen und psychosomatischen Symptomen. Schon in den frühen Studien wurden übrigens gesundheitliche Folgen deutlich (Marcia, 1966). Alle Personen, die Identitätstypen mit mehr Commitment zugerechnet wurden, verfügten über eine bessere Gesundheit, während junge Leute im Moratoriums- oder diffusen Stadium viel Depressivität, Ängstlichkeit und psychosomatische Beschwerden zeigten (Cramer, 2000). Diese Befunde sind auch für die therapeutische Arbeit unmittelbar relevant.

Lebensphasen in Bewegung und »Vermischung« der Generationen

Das Auftauchen einer neuen Lebensphase bzw. die Verlängerung der Adoleszenz ist auch deshalb etwas Besonderes, weil uns dies zum Nachdenken über den Lebenszyklus generell bringt, denn alle Lebensphasen haben sich leicht verschoben und die Generationen sind im Vergleich zu früher stärker vermischt und weniger abgegrenzt. Was also ist passiert? Wie wir im Folgenden zeigen werden, sind kulturelle Normen über den Lebenszyklus, die früher galten, heute außer Kraft gesetzt. Aus dem therapeutischen Kontext ist uns klar, dass Zeitbegrenzungen wichtig sind und Generationenunterschiede klar sein müssen, wie auch die einzelnen Lebensphasen klarer voneinander abgegrenzt und in ihrem Bezug zueinander gesehen werden müssen.

Die Bedeutung klarer Altersgrenzen: Lebenszyklus früher

In jeder Kultur und zu allen Zeiten gab es den Versuch, den Ablauf des menschlichen Lebens in verschiedene Etappen zu zergliedern, deren Dauer, Grenzen und Charakteristika klar definiert waren. Schon in der Antike hatte man bestimmte Annahmen darüber, wobei man sich an der Zahl als einem ordnenden Prinzip orientierte. Besonders häufig finden wir Siebener-Einteilungen. Eine der ersten bekannten Siebener-Einteilungen stammt von Solon, geboren etwa um 640 v. Chr. in Athen. In seiner Elegie von den Heptomaden des Menschenlebens schrieb er:

> »Noch als unmündiges Kind verliert man zuerst die Zähne. Sieben Jahre vergehen, bis man gewechselt sie ganz.
> Hat man vollendet mit Gott aber zweimal so viel Jahre, kündigt beim Jüngling schon kommende Mannheit sich an.
> Folgen noch weitere sieben, beginnt schon der Bart ihm zu wachsen, zarter Flaum um das Kinn, noch größer wird die Gestalt.

Viermal sieben und ganz zu der vollen Größe des Helden wächst der Jüngling heran, tut es gleich schon dem Manne.
Fünfmal sieben der Jahre machen den Jüngling zum Freier, wecken nach Kinderschar Wunsch und Sehnsucht in ihm.
Sechsmal sieben der Jahre entwickeln die Denkkraft im Manne, nicht verlockt ihn mehr, Unzucht zu treiben zum Scherz.
Sind es sieben mal sieben, erreicht sein Geist erst die Höhe, ebenso zeigt er sich auch, wenn noch vierzehn vergehen. Neunmal sieben an Jahren lassen immerhin tauglich ihn scheinen, während Sprache und Geist matter und träger schon wird.
Hat dann schließlich der Tod mit siebzig ihn erst erreicht, wahrlich, zu Unrecht wär's, meint er, es sei noch zu früh.«

Vorwissenschaftliche Gliederungsversuche finden wir in den Lehrgesprächen von Konfuzius, der neben Laotse der bedeutendste Philosoph Chinas war (geboren 551 v. Chr.): »Ich war erst fünfzehn, und mein Wille stand aufs Lernen, mit dreißig stand ich fest, mit vierzig hatte ich keine Zweifel mehr, mit fünfzig war mir das Gesetz des Himmels kund, mit sechzig war mein Ohr aufgetan, mit siebzig konnte ich meines Herzens Wünschen folgen, ohne das Maß zu übertreten.« (Gespräche/ Lun Yu II/4)

Auch Ptolemäus (geboren um 100, vermutlich in Ägypten) hat eine Siebener-Einteilung vorgenommen; er setzte die sieben Lebensjahre in Beziehung zu den sieben Planeten. Schließlich bleibt zu erwähnen, dass auch Shakespeare (geboren 1564 in Stratford-upon-Avon) das menschliche Leben in sieben Stadien einteilt. Diesen vorwissenschaftlichen Gliederungsversuchen mit einer Siebener-Einteilung folgten wissenschaftliche Gliederungsversuche, die sich bis in die 1970er Jahre erhalten haben. Noch im Jahre 1973 erschien von Robert Sears ein entwicklungspsychologisches Standardwerk mit dem Titel *The seven ages of man*. Es gab also offenkundig zu allen Zeiten ein starkes Bedürfnis, den Lebenslauf zu gliedern. Wir sehen aber inzwischen, dass kulturelle Normen, die früher galten und eine klare Gliederung in Altersphasen mit jeweils verschiedenen qualitativen Charakteristiken enthielten, inzwischen außer Kraft gesetzt sind (Côté & Schwartz, 2002).

Werden Kinder nie erwachsen und bleiben Erwachsene »ewig jung«?

Im Folgenden geht es um die Exploration in allen Phasen des menschlichen Lebenslaufs und um die Überlegung, ob Erwachsenwerden ein endloser Prozess ist. Dabei wollen wir die Statusdiagnostik der Identitätsentwicklung mit dem therapeutisch besonders bedeutsamen Ansatz der Verwendung von Erzählungen, von Narrativa, kombinieren.

Grundsätzlich kann man sagen: Das Lebensspannenkonzept – bzw. die zeitliche Einteilung und Bestimmung von Lebensspannen – ist in Bewegung gekommen. Die Kindheit hat sich verkürzt, die Jugendzeit hat sich durch die säkulare Akzeleration und die verlängerten Ausbildungszeiten verlängert, und es ist eine neue Phase zwischen Adoleszenz und Erwachsenenalter getreten (»emerging adulthood«, Arnett, 2004), die schon eingangs beschrieben wurde. Wir fanden in unserer eigenen Studie, dass die meisten von Havighurst (1953) als jugendspezifisch beschriebenen Entwicklungsaufgaben – wie die Entwicklung eines reifen Körperkonzepts, der Aufbau von engen Freundschaftsbeziehungen und von romantischen Beziehungen und das Gewinnen einer Autonomie von den Eltern – bereits im Alter von 14 Jahren bewältigt sind. Im Entwicklungsstand von Jugendlichen sind dann signifikante Anstiege bis zum Alter von 17 Jahren zu verzeichnen, allerdings ist das Ausgangsniveau schon im Alter von 14 Jahren sehr hoch. Demgegenüber zeigt Abbildung 2 insofern einen rasanten Bruch, als Entwicklungsaufgaben des jungen Erwachsenenalters, wie die Etablierung eines eigenen Haushalts, die Entwicklung fester Partnerschaften und der Einstieg in den Beruf, auf einem sehr niedrigen Niveau im Alter von 21 Jahren beginnen, d.h. praktisch noch nicht realisiert sind und erst allmählich über die Zeit bis zum Alter von Mitte zwanzig ansteigen (Skaletz & Seiffge-Krenke, 2010).

Es ist offenkundig, dass jugendspezifische Entwicklungsaufgaben sehr viel früher bearbeitet werden als etwa noch zu Havighursts (1953) Zeiten, erwachsenenspezifische aber noch lange nicht. Welche Motive sind nun für das Aufschieben und Hinauszögern verantwortlich? Wir haben bereits darauf hingewiesen, dass die verlängerten Ausbildungszeiten und höhere Qualifikationen in diversen beruflichen Feldern ein guter Schutz vor Arbeitslosigkeit sind, und insofern ist die Exploration »in die Breite« ein gewisses gesellschaftliches Erfordernis. Allerdings hat schon Karl Jaspers in seinem Wort von der »Flucht vor der Freiheit« im 2. Band seiner *Philosophie* angedeutet, dass es Motive dafür gibt, das endgültige Commitment aufzuschieben und hinauszuzögern. Bei der Entscheidung für ein Lebens-

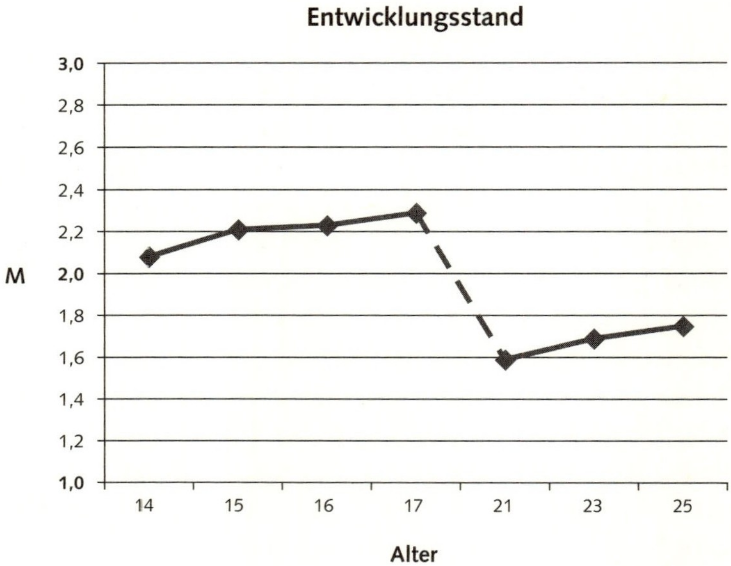

Abbildung 2: Mittelwert (M) der Lösung jugendspezifischer und erwachsenenspezifischer Entwicklungsaufgaben

konzept heißt es nämlich immer auch, sich von vielen anderen Möglichkeiten zu verabschieden.

In ihren Zeichnungen drücken Jugendliche die Furcht vor dem Erwachsenwerden deutlich aus, indem beispielsweise die Einengung auf dem Weg ins Erwachsenenalter in Form eines Weges gezeichnet wird, der sich nach hinten in der Ferne verliert und immer gerader und enger auf ein Ziel hin fortschreitet (Bachmann, 2009). Es ist also durchaus möglich, dass es neben den gesellschaftlichen Bedingungen, die eine solche erweiterte Exploration und erhöhtes Commitment notwendig machen, auch individuelle Bedingungen gibt, die zu einer nur zögerlichen Übernahme von Erwachsenenrollen führen können. In Kapitel 4 werden wir schließlich sehen, in welchem Umfang familiäre Faktoren diese Entwicklungsprozesse beschleunigen oder verhindern.

Nicht nur die jüngeren Altersphasen sind in Bewegung geraten, durch die verlängerte Lebenserwartung hat sich auch das Erwachsenenalter stark ausgedehnt und die Merkmale von Instabilität, neuen Optionen, Exploration und einem verringerten Commitment finden sich auch bei dem bislang als stabil angesehenen höheren Erwachsenenalter. Wir haben also – und das ist besonders bemerkenswert und nicht nur in der Behandlung erwachsener Patienten, sondern auch in der Elternarbeit bei der Behandlung von Kindern und Jugendlichen wichtig – Verschiebungen in den folgenden Lebensphasen. Es gibt zahlreiche Indikatoren dafür, dass es im mittleren und späten Erwachsenenalter sowohl beruflich als auch bezogen auf Partnerschaften weniger Stabilität gibt. Auffällig ist beispielsweise die Zunahme von Scheidungen nach langer Ehedauer (Fooken & Lind, 1997). Seit etwa 15 Jahren nimmt die Anzahl von Ehepaaren weiter zu, die sich nach 20 bis 25 Ehejahren – grob gesagt, nach dem Auszug der Kinder – trennen. Es gibt weiterhin eine beträchtliche Anzahl von neuen Partnerschaften, u. a. auch mit Kindern. Diese Alternative wird vor allem von Männern gewählt, während die Entwicklungsfristen für Veränderungen und neue Identitätsentwürfe bei Frauen enger sind. Um mit den Worten eines Kollegen zu sprechen: »Es gibt kein leeres Nest – man muss es nur einfach wieder voll machen!«

Beruflicher Neubeginn nach Kündigung und Konkurs ist für nicht wenige ältere Erwachsene eine Erfahrung dieses Lebensabschnitts, und es ist fraglich, ob sie die dazu nötige Exploration »in die Breite« ähnlich erleben wie die jüngere Generation. Die dramatischen gesundheitlichen Folgen von Arbeitslosigkeit und Frühberentung im mittleren Erwachsenenalter sind bekannt (Price et al., 2002; Kieselbach, 2007). Die Umbrüche, die sich für die ältere Generation ergeben, sind sehr viel dramatischer, weil sie bereits eine gefestigte Identität und ein Commitment, z. B. im beruflichen Bereich, entwickelt haben. Da Identität das Ergebnis sozialer Bezogenheit ist (vgl. Kap. 4 und 5), ist verständlich, dass der Einzelne auf die Einbettung in beständige soziale Kontexte angewiesen ist, um eine positive Identität zu entwickeln und aufrechtzuerhalten, und dass Brüche in der Beziehung zum sozialen Umfeld Labilisierungen des Identitätserlebens bewirken können.

In ihrem Aufsatz »Getting older, getting better?« beschäftigen sich Sheldon & Kasser (2001) mit dem Zusammenhang von Alter und Identitätsentwicklung. Identität verändert sich generell mit dem Alter, andere Themen werden wirksam, frühere Themen treten zurück. Nach Sheldon & Kasser (2001) werden Identitäts- und Intimitätsziele im höheren Erwachsenalter immer unwichtiger. An ihre Stelle tritt zunehmend, ganz im Sinne der Theorie Eriksons, die Generativität. Alter wird heute nicht mehr nur als Abbau und Einschränkung gesehen, sondern als eine positive Entwicklung im Sinne von Integration und Verarbeitung früherer Erfahrungen bis hin zu Weisheit, z. B. in den Arbeiten Paul Baltes' (1999). Berufliche und partnerschaftliche Umbrüche können eine Neuorientierung und Bereicherung darstellen, bergen aber auch die oben beschriebenen Gefahren in sich.

Die biographische Selbstverortung fällt zunehmend schwer: »Staying punk«

Unter der Perspektive des Lebensphasenwandels ist zu fragen: Wie sehen die Menschen heute die verschiedenen Lebensphasen? Marlene Endepohls (1995) untersuchte die biographische Selbstverortung und fand, dass der Beginn der Adoleszenz von den Teilnehmern an ihrer Studie als relativ abrupt einsetzend beschrieben (zwischen 12 und 15 Jahren) und das Ende des Jugendalters als sehr viel unklarer dargestellt wurde. Der Beginn des Erwachsenenalters wurde zwischen 21 und 26 Jahren terminiert, der Beginn des Alters zwischen 60 und 63 Jahren. Von den 28- bis 60-Jährigen in ihrer Studie ordneten sich zwei Drittel der Phase des Erwachsenenalters zu. Zum Erwachsenenalter gehörten aus der Sicht der 18- bis 30-Jährigen Autonomie und Beruf, aus der Sicht der 31- bis 55-Jährigen das Tragen von Verantwortung, Familie und Elternschaft und aus der Sicht der 56- bis 60-Jährigen Erfahrung und Reife sowie emotionale Stabilität. Interessant war ferner, dass nicht alle mit der aktuellen Altersphase zufrieden waren, d.h. zum Teil lieber einer anderen Altersgruppe angehört hätten. Für Erikson war die Zuordnung zur eigenen Altersgruppe ein wichtiges Reifekriterium – besonders bei älteren Erwachsenen. In der Studie von Endepohls präferierten 81 % derjenigen, die sich der Erwachsenenphase zuordneten, auch diese Lebensphase; 19 % wären lieber im Jugendalter. Als Grund für die Ablehnung des Erwachsenenalters wurde angegeben, das sei zu viel Verantwortung – das sagen besonders die Jüngeren in der Kohorte der untersuchten Erwachsenen.

Neuere Studien zeigen, dass es einer zunehmenden Zahl von Erwachsenen schwerfällt, sich der eigenen Altersgruppe zuzuordnen. Die Studie von Joanna Davis (2006) belegt, dass *staying punk* für nicht wenige eine Identitätsform ist, bei der die eigene Altersgruppe nicht akzeptiert wird. Punk wird als Musik der Jugend oder der devianten Subkultur angesehen. Normalerweise fallen Menschen durch zunehmendes Alter und Familiengründung aus der Szene heraus – das ist auch eine Beruhigung für die Eltern. Früher galt diese Subkultur als Bewältigungsform der Adoleszenz. Mittlerweile ist die Szene mehr als 30 Jahre alt, die Legenden halten sich immer noch. Die Medien haben sich dieses »Jugendwahns« bedient; eine ganze Industrie (Reiseunternehmen, Sportveranstaltungen, Mode) setzt auf die »jungen Alten«. Auch wenn man dies durchaus kritisch sehen kann, ist doch aus historischer Sicht zu bemerken, das Altern ein Konzept war, das bis zur Renaissance nur für Männer galt; Frauen wurden diesbezüglich gar nicht in den Blick genommen (van Tilburg, 2009). Zumindest unterscheiden sich jetzt ältere Männer und Frauen in ihrem Bedürfnis, jung zu sein und jung zu bleiben, nicht mehr.

Es ist interessant zu sehen, dass es offenkundig nicht ganz einfach ist, die Phase, in der man gerade steht, konzeptuell zu bearbeiten. Erikson ist ein gutes Beispiel dafür, dass man selbst in der Regel nicht den Blick für die eigene Entwicklungsphase hat und dass die Erkenntnis der eigenen Phase eher durch eine Sicht von außen ermöglicht wird.

Das siebte Stadium *Generativität* war zwar entstanden, als Erikson kleine Kinder hatte, aber »wir haben es eigentlich erst in den Blick genommen, als Erik 90 wurde. Wir waren 60 Jahre verheiratet und haben da erst richtig verstanden, was Generativität ist«, schrieb seine Frau Joan (Erikson, 1982, S. 78). Das Stadium der Generativität war ursprünglich in Eriksons Konzept gar nicht vorgesehen. Wie ist es entstanden? Erikson war mit seiner Frau auf dem Weg zu einem Vortrag; von Berkeley aus wollte er den Zug nach Los Angeles nehmen. Zu diesem Zeitpunkt hatten sie drei kleine Kinder. Während der Autofahrt von Berkeley zur San Francisco Train Station amüsierten sie sich darüber, dass Shakespeare, als er die *Seven Stages of Men* aus *As You Like It (Wie es euch gefällt)* beschrieben hat, komplett das »Play Stage« vergessen hatte. Sie kamen sich sehr weise vor: »Oh Schreck, er hat sieben Stadien – und das Spielstadium vergessen. Haben wir nicht auch sieben Stadien? Was haben wir eigentlich übersehen? Wir sind von Intimität, Stufe 6, zur Integrität im höheren Erwachsenenalter, Stufe 7, gesprungen« (Erikson, 1982, S. 79). Während der Autofahrt, die Zeit eilte, haben Erikson und seine Frau relativ schnell eine neue, eine siebte Stufe entwickelt: die Generativität. Interessanterweise sind sie auf die Stufe, auf der sie sich selber befanden, *Generativität,* erst durch einen Zufall gekommen.

Der narrative Identitätsentwurf und die Bedeutung von Wendepunkten

Der Statusansatz mit seiner empirischen Forschung war insgesamt das einflussreichste Identitätskonzept in der Entwicklungspsychologie. Davon unabhängig hat sich eine therapeutisch sehr interessante Methode herausgebildet, die »narrative lifestories« (McAdams, 1990), das Ich als Geschichtenerzähler. Dieser Ansatz basiert auf der Idee Eriksons, dass mit der Entwicklung von Identität Vergangenes und Gegenwart, aber auch Zukünftiges einen Platz hat, beschrieben im Konzept des *narrative identity processing*. Identität ist die persönliche Lebensgeschichte, sie hilft der Person, ihr Leben zu verstehen und Kontinuität und Bedeutung darin zu sehen. In Kegans (1986) Theorie der multiplen Individuationen *(possible selves)* ist die zugeschriebene Bedeutung zentral, er spricht explizit von einer bedeutungsschaffenden Aktivität des Individuums.

Narrative Identitäten entstehen am Ende der Adoleszenz, wo Zielbezug und Kohärenz zum ersten Mal erlebt und formuliert werden können. Es werden narrative Lebensgeschichten konstruiert und erzählt, in denen Vergangenheit, Gegenwart und Zukünftiges vorkommen. Ähnlich wie beim Bindungskonzept, wo die Kohärenz eine große Rolle spielt, beobachtet man auch beim narrativen Identitätsentwurf eine unterschiedliche Fähigkeit, Kohärenz und Bedeutung in die Schilderung zu bringen. Singer und Blagow (2004) beschreiben, wie die Kohärenz, die man seiner Lebensgeschichte zuschreibt, die weitere Identitätsentwicklung beeinflusst. Die Fähigkeit zur kohärenten Darstellung der eigenen Lebensgeschichte ist auch mit einem höheren Identitätsstatus im Sinne von Marcia verbunden. Personen mit einem Identitätsstatus *diffusion* und *foreclosure* nach Marcia zeichnen sich dagegen durch ein niedriges Niveau von Bedeutung und Kohärenz in der Erzählung ihrer Lebensgeschichte aus und dadurch, dass nicht alle wichtigen Erlebnisse integriert werden. In diesem Zusammenhang ist es interessant, dass die therapeutische Ausbildung von einigen Kandidaten erst nach langer beruflicher Erfahrung und Exploration in Angriff genommen wird. Oftmals werden Wendepunkte im Leben beschrieben, die zu der beruflichen Veränderung führten, und man erlebt als Zuhörer einer solchen Schilderung in unterschiedlichem Maße Kohärenz.

Ganz allgemein fällt bei der Entwicklung einer narrativen Identität auf, dass das Leben anhand von Wendepunkten eingeteilt wird. Zumeist handelt es sich dabei um Belastungen wie eine schwere Erkrankung oder der Verlust eines geliebten Menschen. Tieu, Dumas & Pratt (2007) untersuchten die Verarbeitung solcher narrativen Wendepunkte *(turning points)*. Ausgewertet wurden – als Ergebnisse einer solchen Verarbeitung – *resolution, positive ending* und *coherence*. In der erarbeiteten Identität war diesen Wendepunkten innerhalb der dargestellten Lebensgeschichte eine große Bedeutung für die folgende Entwicklung zugeschrieben. Menschen, die diesen Wendepunkten eine positive Entwicklungskraft zuschrieben (»wie der Phönix aus der Asche«), hatten eine reifere Identität im Sinne Marcias. Die Befunde unterstreichen, dass das Akzeptieren von Schwierigkeiten zum Leben gehört. Interessant war, dass Lebensgeschichten, in denen schwere Konflikte und Brüche vorkamen, die bisherige Identität in Frage stellten. Diese schmerzhaften

Erfahrungen führten zu mehr Exploration, zur Suche nach Erklärung und Bedeutung. Es war beeindruckend, welch große positive Kraft *(positive ending)* diesen oft dramatischen Ereignissen zugeschrieben wurde.

Ein sehr eindrucksvolles Beispiel dafür, wie schwere Belastungen zu einer Verunsicherung der eigenen Identität führen können, aus der eine positive Kraft zur Veränderung entsteht gibt Horst-Eberhard Richter. Er war mit 18 Jahren als Soldat in den 2. Weltkrieg geschickt worden, zunächst nach Russland, dann nach Italien, von wo er nach Gefangenschaft in das zerstörte Berlin zurückkehrte und erfuhr, dass seine Eltern Monate nach Kriegsende von sowjetischen Soldaten ermordet worden waren. Er beschreibt die Verunsicherungen in seiner Identität: »Es war leicht, sich nach dem langjährigen Gefängnisklima an die freiere Luft der Demokratie zu gewöhnen. Ich nahm die neuen Lebensumstände schlicht hin, funktionierte wieder und riss mich zusammen, wie ich trainiert war. Aber ich kam mir dabei vor wie ein erstarrter alter Mann und zugleich noch wie das unfertige Kind, als das ich einst als Soldat in den Krieg gezogen bin. Ich war absolut unfähig, mich im Zusammenhang der Erfahrungen der letzten Jahre zu begreifen und so etwas wie eine altersgemäße Identität zu finden« (Richter, 1979, S. 10).

In verschiedenen autobiographischen Schriften hat Richter sich als »Wanderer zwischen den Welten« bezeichnet. 1923 als Sohn eines Ingenieurs in Berlin geboren, studiert er nach dem Krieg Medizin, Philosophie und Psychologie und leitete dann eine Beratungsstelle. Nach einer Zusatzausbildung zum Psychoanalytiker wurde er 1962 auf den neu eingerichteten Lehrstuhl für Psychosomatik in Gießen berufen, wo er ein fächerübergreifendes Zentrum für Psychosomatische Medizin aufbaute, das er 30 Jahre lang leitete. Hier gründete er auch ein psychoanalytisches Ausbildungsinstitut. Nach seiner Emeritierung wechselte Richter 1992 als Direktor an das Sigmund-Freud-Institut nach Frankfurt und leitet es bis 2002. Er starb im Dezember 2012 in Gießen.

Richter, als sanft, aber unerbittlich charakterisiert, wurde nicht nur als einer der Pioniere der psychoanalytischen Familienforschung und *Familientherapie* international bekannt. Als »Wanderer zwischen den Welten« hat er sich gesellschaftlich ungewöhnlich stark engagiert; so war er seit 1981 eine der Leitfiguren der *Friedensbewegung*, war Mitgründer von *Internationale Ärzte für die Verhütung des Atomkrieges* und startete vielfältige Initiativen zur Verständigung zwischen Ost und West. Er gehörte zu den Initiatoren einer Verständigung mit

> Russland in engem Austausch mit Gorbatschow und hatte bereits eng mit Vertretern aus Ostdeutschland zusammengearbeitet, als die Grenze noch existierte und viele in Deutschland noch enorme Berührungsängste hatten.

McAdams und de St. Aubin (1992) haben beobachtet, dass in Erzählungen der Lebensgeschichte Generativität ab dem frühen Erwachsenenalter als Thema zunimmt und – parallel zu allen anderen identitätsrelevanten Themen – vom Individuum in Form von narrativen Konstrukten des eigenen Selbst aufgegriffen und in die Identität eingearbeitet wird. Mit voranschreitendem Alter gewinnt dann ein sogenanntes *generativity script* für die Person immer mehr an Bedeutung, in dem die Weitergabe von relevanten Werten, Ideen und die Sorge für die nachfolgende Generation deutlich wird. Damit geschieht das, was Erikson bei Menschen im mittleren Erwachsenenalter beobachtet hat, nämlich dass sie sich mehr und mehr als ein »Ich, das sich selbst überlebt«, verstehen (»I am what survives me«; Erikson, 1968, S. 191).

Die Bedeutung von wichtigen biographischen Einschnitten wurde schon sehr früh in der Bonner gerontologischen Längsschnittstudie von Lehr und Thomae (1987) erkannt. Sie untersuchten zwei Geburtskohorten, die 1895 bzw. 1920 geboren wurden, und werteten insgesamt 1300 Biographien aus. Durchschnittlich fanden sie 17,5 markante Einschnitte, die als Wendepunkte (»turning points«) erlebt wurden. Davon wurden zwei Drittel als Belastung erlebt (Krieg, Währungsreform, Arbeitslosigkeit, Tod von Angehörigen), sie wurden aber auch zu etwa einem Drittel als positiv erfahren (Heirat, Geburt von Kindern). Frauen nannten mehr Wendepunkte aus dem Beziehungsbereich, Männer mehr aus dem beruflichen und zeitgeschichtlichen Bereich. Beide Geschlechter waren bemüht, Kohärenz und Bedeutung in ihrer Biographie zu erarbeiten und darzustellen, dass sie so geworden seien, weil wichtige identitätsstiftende Ereignisse vorgefallen waren.

Überlegungen für Beratung und Therapie

In Beratung und Therapie ist es wichtig, sich die unklaren Zeitbegrenzungen der Lebensphasen und das Fehlen von Markierungen zu verdeutlichen. Alle Lebensphasen haben sich, wie gesagt, leicht verschoben – mit veränderten Aufgaben –, und es hat eine Vermischung von Generationen stattgefunden. Dabei muss man differenzieren: Für die gesamte Alterskohorte ist die Zunahme an Exploration sinnvoll und wünschenswert, es kann aber sein, dass sie für einzelne Patienten, wie wir gleich sehen werden, nicht sinnvoll ist.

Es liegt eine historische Veränderung insofern vor, als ein früheres männliches Privileg sich in eine Chance für viele verwandelt hat. Noch für Siegfried Bernfeld (1923) war die »gestreckte Pubertät« fast ausschließlich der bürgerlichen Klasse vorbehalten. Erst in den folgenden Jahrzehnten konnten auch Proletarier-Jungen und zunehmend auch Mädchen von den historischen Errungenschaften einer verlängerten Adoleszenz profitieren. Noch in den 1970er Jahren beschrieb Winnicott mit großer Sympathie das unreife Verhalten bei Jugendlichen, das sich einer sozialen Verantwortung in Teilen entzieht: »Dieses wertvollste Element währt nur wenige Jahre; es ist ein Besitz, den jeder Mensch aufgeben muß, wenn er ins Erwachsenenalter eintritt« (1971/2010, S. 166). In den letzten Jahren hat die Exploration im Bereich der beruflichen und partnerschaftlichen Identität, teilweise durch gesellschaftliche Veränderungen bedingt, in fast allen Altersgruppen Bedeutung bekommen und ist besonders im jungen Erwachsenenalter ausgeprägt.

In diesem Zusammenhang müssen wir auch die Diversität der Situation bei verschiedenen Menschen beachten: Das Moratorium ist nicht für alle möglich, weil bei vielen die finanzielle Unterstützung für eine sorglose Exploration fehlt. Gerade Patienten aus niedrigeren Bildungsschichten haben oft besonders viele schwere Belastungen zu verarbeiten und verfügen zugleich über weniger Ressourcen, die ihnen dabei behilflich sein können. Eine übernommene Identität ohne allzu lange Exploration *(foreclosure)* kann für einige angemessen sein. Dies gilt beispielweise für Patienten, die chronisch körperlich krank oder schwer psychisch krank sind und nur eingeschränkte berufliche Möglichkeiten haben. Wir müssen uns also die Lebensbedingungen unserer Patienten immer genau ansehen, um zu verstehen, welche Identitätsentwürfe ihnen überhaupt möglich sind. Allerdings ist auch darauf hinzuweisen, dass eine zu breite Exploration im Sinne von diffuser Identität und ruminativer Exploration problematisch ist und dass selbst Commitment ein Prozess ist, bei dem die Unterstützung durch bedeutsame andere, möglicherweise auch den Therapeuten, sinnvoll ist. Insofern kann es sein, dass Patienten erwarten, dass wir ihnen ein Stück unserer Identität zeigen. Gerade Jugendliche und junge Erwachsene wollen oftmals, dass Therapeuten Stellung beziehen. Wie man mit analytischer Neutralität und Abstinenz in einem solchen Fall umgeht, hat Reinmar du Bois (2002, S. 29) beschrieben: »All dies ist möglich, ohne die eigene Biographie abzuliefern. Man kann sehr persönlich sein, ohne mit vielen persönlichen Fakten umzugehen«.

Deutlich wurde auch in dem bislang Dargestellten, dass trotz des verlängerten Übergangs aus der Sicht der jungen Erwachsenen die Zielsetzungen und gesellschaftlichen Erwartungen internalisiert sind und einen gewissen Entwicklungsdruck ausüben (Seiffge-Krenke & Gelhaar, 2006), auch wenn der reale Entwicklungsstand noch sehr niedrig ist und es noch lange dauert, bis die Identitätsentwürfe realisiert werden können. Aus dieser Diskrepanz entsteht möglicherweise auch ein Motor für Entwicklung. Die gesundheitlichen Folgen sind aber ebenfalls zu bedenken (Seiffge-Krenke & Gelhaar, 2008). Gerade die Wahrnehmung und Internalisierung gesellschaftlicher Erwartungen, die man noch nicht erfüllen kann, kann zu Gesundheitsproblemen führen. Es sind also die besonders sensiblen Patienten, die auf diese Diskrepanzen mit Symptomen reagieren. Dass die Realisierung eines Identitätsentwurfs nicht nur ein individuelles Problem ist, sondern der Entwicklungskontext hier Möglichkeiten oder Risiken bereithält, wurde ebenfalls deutlich. In Therapien muss man daher immer auf eine Balance zwischen innerem Konflikt und äußeren Bedingungen achten.

Eine erfolgreiche Therapie ist ohne biographische Reflexion schwer vorstellbar. Im therapeutischen Prozess sollte man daher ein besonderes Augenmerk auf die Art haben, wie die eigene Lebensgeschichte erzählt wird (das Ich als Geschichtenerzähler, der narrative Ansatz), und den Umgang mit Krisen beachten. Wie werden Vergangenheit, Gegenwart und Zukunft integriert und wie kann das Ganze kohärent erfolgen? Schließlich ist darauf zu achten, ob es eine positive Zukunftsperspektive gibt. Hier kann therapeutische Unterstützung sehr hilfreich sein, indem sie nicht gesehene, durchaus positive Bedeutungen von schweren Belastungen aufzeigt.

Klinisch bedeutsam ist die ruminative Exploration (Luyckx et al., 2009). Hier muss der Therapeut behilflich sein, aus dem Kreis der negativen Gedanken, dem Auf-der-Stelle-Treten, herauszufinden. Hilfreich ist es dabei, von der ich-zentrierten Sicht zu einer gemeinsamen Sicht zu kommen und zu erkennen, wie wenig der Einzelne an manchen Entwicklungen »schuld« ist. Von Freud (1895, S. 312) stammt in diesem Zusammenhang das nachdenklich stimmende Zitat, dass es in der Therapie gelingen müsse, »hysterisches Elend in gemeines Unglück zu verwandeln«.

3. Kapitel Entwicklung und Identität

»Sich zu lieben, ist der Beginn einer lebenslangen Leidenschaft«
Oskar Wilde, Ein idealer Gatte, 1895

Das Zitat von Oscar Wilde betont den narzisstischen Aspekt der Identitätsentwicklung. Identitätsentwicklung heißt jedoch vielmehr, sich selbst in verschiedenen Kontexten und Beziehungen sehen zu können (Erikson, 1968).

Hier geht es um die Identitätsentwicklung in der frühen Kindheit und die zentralen Veränderungen in der Adoleszenz und im Erwachsenenalter aus der Sicht der Psychologie und der Psychoanalyse, die einander in ihren unterschiedlichen Perspektiven gut ergänzen. Da das Ich aber zunächst und vor allem ein Körper-Ich ist, wie schon Freud (1923) festgestellt hat, beschäftigen wir uns ausführlich mit der Wahrnehmung des Körpers und der Entwicklung der Geschlechtsidentität. Es wird gezeigt, dass die Identitätsentwürfe männlicher und weiblicher Personen sehr verschieden sind. Für die heute lebende jüngere Generation sind Identitätsentwürfe ohne die neuen Medien nicht denkbar – auch für Therapeuten ist dies eine neue Perspektive. Im Erwachsenenalter wird die Identitätsentwicklung vor allem in Selbstzeugnissen wie Biographien, Selbstportrait und – seltener – Tagebüchern deutlich.

Wie werden Kinder selbst-bewusst?

Die entwicklungspsychologische Forschung hat eine Reihe von interessanten Forschungsbefunden über die Selbstwahrnehmung zusammengetragen. Sie zeigen, wie früh diese einsetzt, wie stark körperorientiert sie ist und wie in der Folge in der Adoleszenz weitere bedeutende Entwicklungsfortschritte in Richtung einer selbständigen Identität erfolgen. Diese Befunde ergänzen sehr gut die psychoanalytischen Konzeptionen des Selbst, wie sie in den Theorien der Objektbeziehungstheoretiker und der Selbstpsychologen entworfen wurden. Bei der engen Koppelung von Außen- und Innenwahrnehmung kommt der frühen Mutter-Kind-Beziehung ein entscheidender Stellenwert zu.

Frühe Selbstwahrnehmungen, Individuation und das falsche Selbst

Entwicklungspsychologische Befunde (Pauen, 2008; Decety & Meyer, 2008) verdeutlichen die frühen Kompetenzen von Babys. Bereits Neugeborene können auf einer Tonbandaufnahme die eigene Stimme von den Stimmen anderer Babys unterscheiden. Babys lassen sich auch eher von dem Geschrei eines anderen Babys anstecken als vom eigenen. Filmaufnahmen zeigen, dass schon 12 Wochen alte Babys in der Lage sind, zwischen einer früher gemachten Aufnahme ihres Gesichts und dem Foto vom Gesicht eines anderen Kindes zu differenzieren. Ähnliches wird auch bezüglich des Wiedererkennens der eigenen Arme und Hände oder des eigenen Bauches berichtet, und mit fünf Monaten können Babys schon eigene Bewegungen von Fremdbewegungen unterscheiden.

Mit drei Monaten wird also das eigene Gesicht wiedererkannt und in den folgenden Monaten werden Veränderungen sehr genau beobachtet und registriert. Dies hat Lewis (1997) mit dem Spiegeltest herausgefunden: Ohne dass es dies merkt, wird dem Baby beim Naseputzen ein roter Punkt auf die Nase gemacht, und man kann nun beobachten, wie kleine Kinder sich beim Erkennen des Spiegelbildes an die Nase greifen. Im zweiten Lebensjahr haben Kinder bereits eine verbalisierte Vorstellung von der eigenen Person. Am Ende des zweiten Lebensjahres verwendet das Kind Pronomina wie »mein«, »ich«, »mir« und kann sich auch der Kategorie »Junge« oder »Mädchen« zuordnen.

Die Objektbeziehungstheorie und die Selbstpsychologie unterstreichen, dass Identität in Beziehungen gelernt wird (vgl. auch Kap. 4). Das Selbst ist für Winnicott untrennbar mit der frühen Mutter-Kind-Beziehung verbunden: »The self essentially recognizes itself in the eyes and the facial expression of the mother and in the mirror which can come to represent the mother's face« (Winnicott, 1971, S. 47). Der Säugling entwickelt sein Kernselbst dadurch, dass die Mutter seine selbständigen Reaktionen beantwortet, bejaht und modifiziert. Für die Entwicklung einer eigenständigen Identität ist es wichtig, dass die Mutter auch einen besonderen Umgang mit negativen Affekten des Kindes zeigt: Diese müssen konturiert und metabolisiert, d. h. in einer veränderten und abgeschwächten Form zurückgespiegelt werden. Diese Differenzerfahrung ist für das Kind sehr wichtig, denn die Hirnareale für die physiologische Erregung von Selbst und anderen liegen nahe beieinander. Nur starke Markierungen helfen dem Kind, Unterschiede zwischen sich und anderen wahrzunehmen und eine Diffusion zu vermeiden (Hüther, 2005).

Eine uneinfühlsame Beelterung führt dagegen dazu, dass das Kind seine emotionalen Zustände nicht als zu sich selbst gehörig erleben kann. Von Winnicott (2002) stammt das Konzept des falschen Selbst, das therapeutisch von großer Bedeutung ist. In seinem Buch *Verrat am Selbst* hat Arno Gruen (2009) beschrieben, wie die intuitive Mutter, die das Kind vor Reizüberflutung schützt, den Grundstein für eine Entwicklung legt, in der es aus dem Selbst heraus lernen kann. Ein Kind, dessen eigene Bedürfnisse und Affekte von der Mutter unterdrückt werden, kann nicht zu einer autonomen Wahrnehmung des Selbst gelangen. Schlimmer noch, es wird stattdessen zum Container für die Bedürfnisse und Affekte der Mutter, wie es Bion (1967) beschrieben hat. Dies führt zu einer großen Verwirrung darüber, was zum Selbst und was zum Objekt gehörig ist. Diese Identitätsdiffusion, die zu einem falschen Selbst führt, wird uns noch ausführlich in Kapitel 7 beschäftigen. Idealerweise aber entwickelt sich auf der Basis der wechselseitig miteinander geteilten und gemeinsamen Affekte, Absichten und Motive ein auf Intersubjektivität und der Anerkennung des anderen beruhendes Identitätsgefühl, das dem Kind auch ermöglicht, zwei weitere zentrale Unterschiede anzuerkennen: den Geschlechtsunterschied und den Generationenunterschied.

Im Rahmen der Lebensspannen-Sicht der Identitätsentwicklung (vgl. Kap. 2, S. 31) haben verschiedene Autoren wie Blos und Kegan auf die Objektbeziehungstheorie von Margaret Mahler zurückgegriffen. Margaret Mahler hatte auf der Grundlage von Beobachtungen von Mutter-Kinder-Dyaden in naturalistischen Settings zwei grundlegende Prozesse beschrieben, die dazu führen, dass der Säugling mehr und mehr aus der engen Bindung an die Mutter herauswächst und ein unabhängiges Selbst entwickelt. Unter dem Begriff *Separation* versteht sie die Herauslösung des Kindes aus einer symbiotischen Verschmelzung mit der Mutter, während sie mit dem Begriff *Individuation* jene Errungenschaften des Kindes meint, die Ausdruck seiner individuellen Charakteristika sind und die wir eher mit Identität in Verbindung bringen würden (Mahler et al., 1975). Margaret Mahler geht davon aus, dass der eigentliche Prozess der Separation und Individuation auf zwei frühen Phasen der Entwicklung des Neugeborenen aufbaut, nämlich einer autistischen Phase unmittelbar nach der Geburt und einer symbiotischen Phase, die im Alter von drei bis vier Wochen beginnt. Hier erkennt der Säugling zwar die Mutter, nimmt sie aber – so Mahler – nur als Erweiterung seines omnipotenten kindlichen Selbst wahr. Ausgehend von dieser symbiotischen Basis setzt ab dem fünften Monat der eigentliche Prozess der Separation und Differenzierung ein, der zu einer zunehmenden Unterscheidungsfähigkeit zwischen Selbst und anderen führt. Zwischen dem fünften und dem zehnten Lebensmonat, in der sogenannte

Differenzierungsphase, beginnt der Säugling aus der Symbiose mit der Mutter nach und nach »auszuschlüpfen«, während zwischen dem 10. und 15. Monat das explorative Verhalten aus der engen symbiotischen Phase weiter zunimmt und sich das Kind immer häufiger und immer weiter von seiner Mutter entfernt (»love affair with the world«), solange die Mutter als Basis zum emotionalen Auftanken zur Verfügung steht. Zwischen dem 15. und dem 20. Monat, in der sogenannte Wiederannäherungsphase, führt die wachsende Erkenntnis des eigenen Getrenntseins – so Mahler – auch zum leidvollen Erleben, etwas verloren zu haben. Mahler spricht in diesem Zusammenhang von der Annäherungskrise, die sich auflöst, wenn das Kind einsieht, dass es kein Zurück in die Zeit der Selbst-Objekt-Verschmelzung gibt. In dieser Phase, um das dritte Lebensjahr, ist der Vater von großer entwicklungsfördernder Bedeutung und es kommt zur Herausbildung eines basalen Identitätserlebens.

Diese Vorstellungen Mahlers von einer zunehmenden Differenzierung des Kindes von der Mutter in seinem Selbst entsprechen entwicklungspsychologischen Befunden. Es dauert etwa bis zum Alter von drei Jahren, bis das Kind Beschreibungen seiner selbst vornehmen kann. Diese Selbstbeschreibungen beziehen sich vornehmlich auf eigene Aktivitäten (»ich kann klettern«), auf physische (»ich habe blaue Augen«) und soziale Attribute (»ich habe eine Schwester«) und auf Vorlieben (»ich mag Schokolade«) und sie sind oft unrealistisch positiv (»ich bin stark«; Harter, 2006). Wichtig ist, dass noch keine Integration von negativen oder positiven Selbstanteilen möglich ist, das ist erst in der späten Kindheit und der Adoleszenz der Fall.

»Unchanging self« und Baustelle Selbst

Wie geht es dann weiter in der mittleren Kindheit? Die Zuschreibung von positiven Selbstaspekten bleibt weiterhin stark an Aktivitäten orientiert und sehr geschlechtsrollenorientiert. Psychologische Charakteristika werden erst ab dem Alter von neun bis zehn Jahren wahrnehmbar. Bei 5- bis 7-Jährigen finden wir noch überwiegend positive Selbstcharakterisierungen. Erst gegen Ende der Kindheit lösen sich die Kinder aus den konkreten, zu positiven Selbstbeschreibungen, lassen auch negative Selbst-Aspekte zu, und sie beginnen psychologische Charakterisierungen (»Ich bin beliebt; ich bin meist glücklich«) zu verwenden. Wie Damon & Hart (1988) in ihren Untersuchungen gezeigt haben, ist für die kindliche Identität noch eine gewisse Starrheit *(unchanging self)* charakteristisch, die aber in der Adoleszenz dann in Fluss gerät.

In diesem Zusammenhang ist auf die Bedeutung des kindlichen Spiels als Möglichkeit der Identitätsexploration hinzuweisen, die Winnicott betonte: »It is in playing and only in playing that the individual child or adult is able to be creative and to use the own personality, and it is only in being creative that the individual discovers itself« (1971, S. 23). In ihrer Arbeit *Baustelle des Selbst* beschreibt Lore Schacht (2001), wie Kinder in ihrem Spiel einen verborgenen Prozess des Aufbaus des Selbst verdeutlichen. Besonders imponierend ist der 3-jährige Julian, der mit einer ungeheuren Kreativität baut und damit sehr viel von sich persönlich mitteilt.

Ein anderes Beispiel dafür wird in dem von Gabriele Stephan (2005) geschilderten Fall eines 9-jährigen türkischen Jungen deutlich, der bei einer Phimoseoperation eine schwere Verletzung erfuhr, was er zeichnerisch durch Darstellung eines Schiffbruchs symbolisierte. Vorausgegangen waren intensive Spielphasen, in denen er besonders viele phallische Gegenstände gebaut hatte (Kran, Hochhäuser). Er war also tatsächlich sehr mit der Phallazität beschäftigt. Nach der missglückten Phimoseoperation hat er erst nach einer ganzen Weile wieder angefangen, in der Therapie zu spielen und dann auch zu zeich-

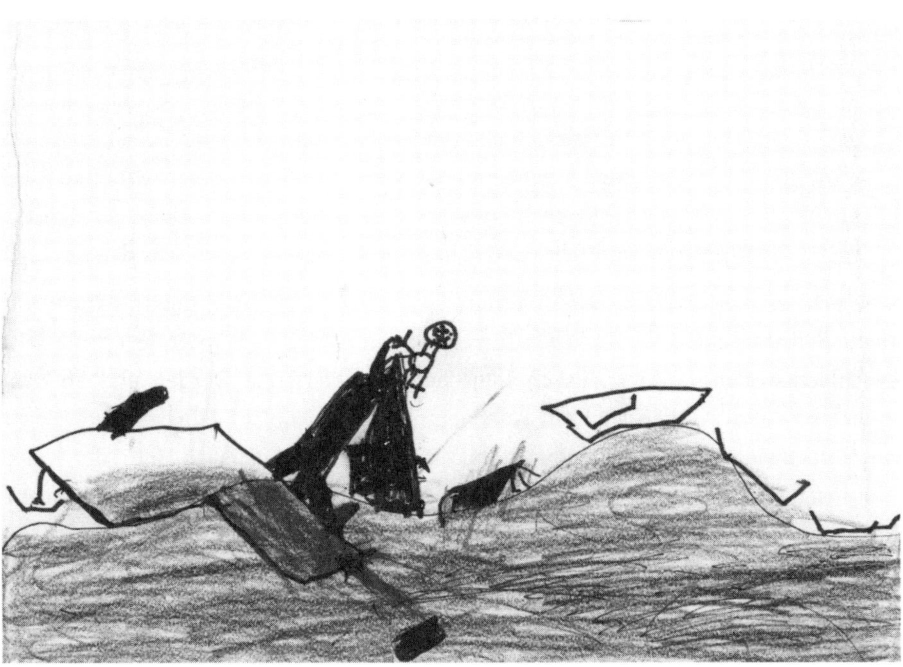

Abbildung 3: Der Schiffbruch (zur Verfügung gestellt von Gabriele Stephan)

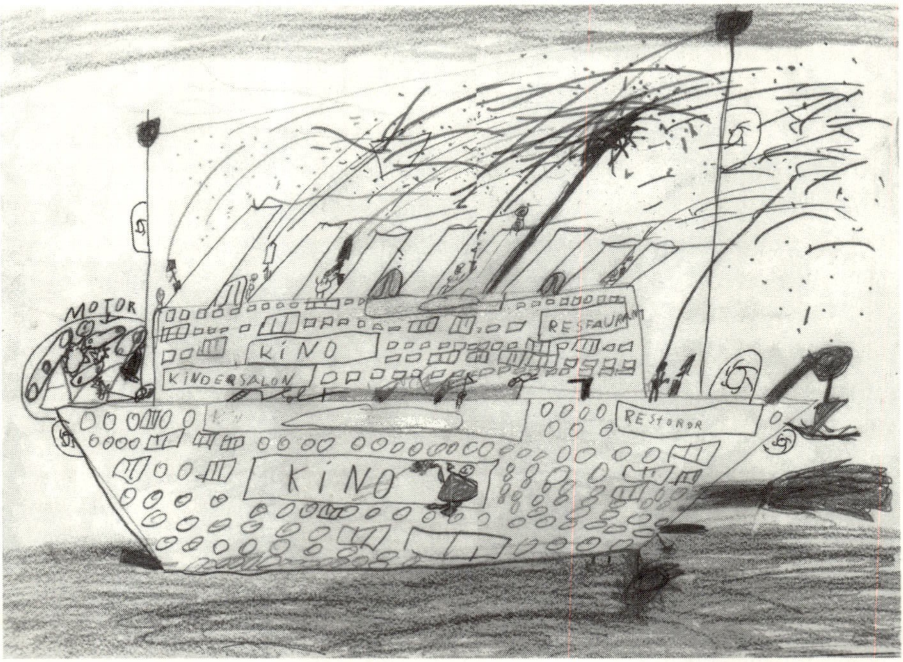

Abbildung 4: Der Luxusliner in voller Fahrt (zur Verfügung gestellt von Gabriele Stephan)

nen – zunächst den Schiffsbruch als Ausdruck seines zerstörten Selbst und zum Ende der Therapie einen Luxusliner in voller Fahrt, wo die triebhaften Elemente in Form von Motoren (insgesamt drei an der Zahl), mächtigen Räderwerken (Mississippi-Dampfer) und acht riesigen Schornsteinen (für den Dampf) zum Ausdruck kamen. Es ist auch interessant, dass dieses Schiff zwei verschiedene Ebenen hat, die Kinderebene mit dem Spieldeck und die Erwachsenenebene, so dass hier die in der Familie zuvor stark vermischten Generationsgrenzen wieder eingehalten wurden.

Identitätsentwicklung im Jugendalter: Relationale Identität und Identitätsexploration

In seiner Arbeit *Insight and Responsibility* (1964. Dt.: *Einsicht und Verantwortung*) beschreibt Erikson, dass Identität nicht einfach die Summe der Kindheitsidentifikation ist, sondern eine neue Kombination von alten und neuen Identifikationen und Fragmenten (»but rather a new combination of old and new identification fragments«; Erikson, 1964, S. 90). Dieser Prozess der Identitätsentwicklung ist krisenreich und gefährlich, deshalb gab es schon zu allen Zeiten und in allen Gesellschaften institutionalisierte psychosoziale Schonzeiten oder Aufschübe, in denen junge Menschen Möglichkeiten der Selbstfindung ausprobieren konnten. Wie wir in Kapitel 2 gesehen haben, ist diese »Schonfrist« inzwischen besonders ausgedehnt worden.

Ab der Adoleszenz wird die Identitätsentwicklung immer stärker durch den Einfluss anderer bestimmt und verändert. Jugendliche haben nicht nur die Fähigkeit, differenziert über sich nachzudenken (McLean & Breen, 2009), es finden sich zugleich kognitive Veränderungen bei der Verarbeitung von Beziehungsinformationen, die einen entscheidenden Einfluss auf die Entwicklung der Identität im Jugendalter haben. Jugendliche können etwa hochkomplexe soziale Vergleichsprozesse vornehmen und das Denken und Verhalten von Interaktionspartnern antizipieren (Seiffge-Krenke, 2010b). Auf diese Weise können sie sich selbst und andere sehr differenziert zueinander in Beziehung setzen. Zugleich können sie sich selbst in der Vergangenheit und in der Zukunft sehen *(self in time)*. Die weitere Identitätsentwicklung im Jugendalter beinhaltet die Neuorientierung durch den veränderten Körper. Die Jugendlichen müssen sich nun auch stärker im Verhältnis zu anderen definieren (Bedeutung der Peergruppe), sie greifen immer stärker auf psychologische Charakterisierungen für sich selbst zurück und sind in der Lage, negative und positive Selbstaspekte zu integrieren. Diese Integrationsleistung ist häufig noch unsicher. Zur Identitätsexploration dienen Tagebücher, Homepages und Blogs.

Identitätsexploration: Die Sicht auf das Selbst in Tagebüchern und Narrativa

In Kapitel 2 wurde die Bedeutung der Narrativa für die Identitätsexploration bereits erwähnt. Dass erst Jugendliche in der Lage sind, eine solche narrative Identitätsexploration vorzunehmen, hängt mit dem Beginn der formalen Operationen zusammen, die es ihnen ermöglichen, sich nicht nur in der Gegenwart, sondern auch in der Zukunft und in der Vergangenheit zu sehen und Geschehnissen in ihrem Leben eine Bedeutung zuzuweisen. Die Suche nach Bedeutung und Kohärenz ist insbesondere bei älteren Jugendlichen ein wesentliches Element ihrer Narrativa

(McLean, 2005), wobei das Verstehen von Zusammenhängen *(gaining insight)* häufig genannt wird. Solche *life stories* werden nach McLeans Beobachtung von jüngeren Jugendlichen eher den Eltern erzählt, während bei älteren Jugendlichen die Gleichaltrigen die wichtigere Zuhörerschaft für diese Identitätsexploration sind. Bei diesen Narrativa beschreiben Mädchen im Vergleich zu Jungen viel mehr Beziehungsepisoden, die sie geprägt haben (McLean & Breen, 2009).

Interessante Hinweise zur narrativen Identitätsexploration finden wir auch in Jugendtagebüchern. Es ist bemerkenswert, dass im Rahmen der verschiedenen Lebensspannen die Jugendlichen die einzige Altersgruppe sind, die intensiv Tagebuch schreiben bzw. geschrieben haben. Die enge zeitliche Begrenzung – die meisten Tagebücher werden am Ende der Adoleszenz aufgegeben, es gibt nur sehr selten erwachsene Schreiber – verweist darauf, dass sie ihren Zweck erfüllt haben und die Konturierung der Identität erreicht ist. Die Tagebuchforschung in der Psychologie (Seiffge-Krenke, 2001a) zeigt, dass die meisten Tagebücher wie ein fortgesetztes Gespräch geführt werden, in dem das eigene Verhalten, die Beziehungen zu anderen, die eigene Identität und der eigene Körper einbezogen sind. Sie werden oftmals mit einer persönlichen Anrede begonnen, schließen mit einer Verabschiedung, sind immer stark referenziell (»Du kannst nicht wissen …«; »Ich vergaß zu erwähnen …«). Die Erinnerung an Geschehnisse, aber auch die Phantasien über die Zukunft werden so kommuniziert, als hätte der Jugendliche ein reales Gegenüber.

In den von uns ausgewerteten Mädchentagebüchern wird deutlich, wie die Identität in engen Mädchenfreundschaften von Jugendlichen konturiert wird. Der soziale Vergleich spielt dabei eine große Rolle, daher kommt ihm auch im Tagebuch besondere Bedeutung zu. Immerhin 15 % aller Eintragungen in Mädchentagebüchern beziehen sich auf diesen sozialen Vergleich. Die Konturierung der Identität durch die positive Identifikation mit der Peergruppe ist insbesondere in der Frühadoleszenz auffällig, wo einheitliche Moden dem sich verändernden Körper Gestalt und Halt geben. Es wird eine maximale Konformität angestrebt, um das Eigene zu finden. Das Ich ist bei Jungen (in 90 % der Eintragungen) in Tagebüchern noch häufiger Thema als bei Mädchen (in 43 % der Eintragungen).

Wir haben einen längeren Prozess des Schreibens von Tagebüchern verfolgt, bei 15-jährigen Mädchen im 1. Schreibjahr und schließlich mit 16 Jahren im 2. Schreibjahr (Seiffge-Krenke, 2010b). Es finden sich auffällig viele Kategorien, die mit Selbst und Identität zu tun haben, z. B. Selbstkritik, Selbstzweifel, selbsterzieherische Appelle. Selbstkritik ist in Mädchentagebüchern relativ häufig und kommt in beiden Schreibjahren in zwischen 26 und 37 % der Tagebücher vor.

Selbstzweifel gehen eher zurück (bei 12 % der Tagebücher im 1. Schreibjahr, bei 8 % im 2. Schreibjahr), während selbsterzieherische Appelle (»Ich sollte jetzt endlich mehr für die Schule tun«) von 22 % auf 38 % steigen.

Dass sich das Tagebuchschreiben so eng auf die Periode der Adoleszenz beschränkt und die eigene Person so sehr im Mittelpunkt steht, wird u. a. mit dem adoleszenten Egozentrismus in Zusammenhang gebracht – einer kurzzeitigen Phase der extremen Selbstbezogenheit, die jedoch möglicherweise in einer Zeit notwendig ist, in der sich die Identität im Umbruch befindet und alte Identifikationen hinterfragt werden. Elkind (1967) hat zwei verschiedene Phänomene beschrieben, die unmittelbar mit der Identitätsentwicklung zusammenhängen: Dabei handelt es sich zum einen um die »imaginäre Audienz«. Der Adoleszent hält sich für den Nabel der Welt und wähnt sich im Mittelpunkt einer ihn begutachtenden, beobachtenden, bewertenden Umwelt und verbringt viel Zeit mit Tagträumen, in denen er sich in wechselnden Rollen als Held oder Märtyrer sieht. Der *personal fable* wiederum bezieht sich auf die Fehleinschätzung, man sei einzigartig (»ihr versteht mich nicht«), war z. B. früher häufig Anlass zum Schreiben von Tagebüchern und ist heute in der starken Nutzung der neuen Medien durch Jugendliche deutlich. Zugleich verweist dies auf die enorme Bedeutung der Freunde, welche Identifizierung und Identitätsexploration ermöglichen.

Das Internet – ideales Medium zur Identitätsentwicklung?

Wenn die Adoleszenz, wie Erikson annimmt, die für die Identitätsentwicklung kritische Periode ist: Kann das Internet mit seiner Anonymität und ständigen Verfügbarkeit über alle geographischen Grenzen hinweg dann nicht das ideale Setting zur Identitätsexploration sein? Es gibt eine zunehmende Zahl von Computernutzern, die das dringende Bedürfnis verspüren, sich in Chatrooms als ein anderer auszugeben oder das eigene Geschlecht auszutauschen. Das Internet als Möglichkeit der Identitätsexploration scheint vor allem bei Jugendlichen wichtig zu sein (Gross, 2004).

In vielen Online-Spielen wird eine virtuelle Welt aufgebaut, in der man einen Avatar erstellen kann – einen künstlichen Charakter, den man beliebig ausgestalten kann, einerseits so wie man sich erlebt, andererseits auch völlig davon abweichend –, der in dieser Welt mit anderen interagiert. Möglich ist das Ausprobieren verschiedener Identitäten, mit z. B. abweichendem Alter und Geschlecht in »Second Life« (secondlife.com), wo man mit Rollen experimentiert und Explorationen in beliebige Richtungen möglich sind. In diesen virtuellen Welten entsteht nie Langeweile oder Stillstand. Ständig geschehen unterhaltsame, überraschende Dinge, ständig sind komplexe Aufgaben zu lösen. WoW (Word of Warcraft), ein interaktives Spiel, bei dem umfangreiche Spielzeiten notwendig sind, wenn man in der komplexen Spielgeschichte voranschreiten will, hat 12 Millionen aktive Spieler weltweit. Es existiert ein virtuelles Belohnungssystem, das den sozialen Status in der Gruppe und die Handlungsmöglichkeiten in der virtuellen Welt maßgeblich bestimmt. Diese Belohnungen können eine identitätsstiftende Relevanz haben (Rehbein et al., 2009).

Was verraten Blogs und Homepages über die Identität? Stern (2004) untersuchte 233 Homepages von 14- bis 18-jährigen Jugendlichen bezüglich der »expression of identity online«. Zu dem damaligen Zeitpunkt hatten 30 % der Mädchen eine Homepage. Die Homepages von Mädchen sind technisch einfacher gestaltet, mit überwiegend floralem Design. Hobbys werden genannt und Meinungen ausgesprochen, der relationale Charakter ist – ähnlich wie in den Mädchentagebüchern – deutlich. Es geht viel um »Du« und »Dein« und es finden sich viele Hinweise, dass man auf den potentiellen Leser eingeht (»guest book«). Jungen haben häufiger, nämlich zu 70 %, eine Homepage. Sie ist komplizierter aufgebaut und technisch brillant. Sie geben Hinweise auf ihr Aussehen und beschreiben Zukunftsvorstellungen. Bemerkenswert an dieser Studie war noch, dass Jüngere mit ihrer Identität stärker experimentieren als Ältere.

Die Studie *Coming of age online* von Katie Davis (2010) enthält eine Analyse von 130 Mädchenblogs (z. B. aus MySpace, Facebook oder Life Journal). Die Anzahl der Blogs hat sich seit 2006 verdoppelt. Mädchen bloggen häufiger als Jungen (35 % zu 20 %). Blogs haben eine große Bedeutung für die Kommunikation in Mädchenfreundschaften; das soziale Netzwerk ist groß. Onlinefreundinnen sind oft aber auch Offlinefreundinnen. Mädchen suchen vor allem nach Selbstvalidierung in Blogs, sie bieten spielerisch eine Identität an und warten auf die Reaktion der anderen. Insgesamt ist das Verhalten ähnlich, wie wir es aus der Tagebuchforschung kennen, mit der größeren relationalen Bezogenheit der Mädchen und der großen Bedeutung des sozialen Vergleichs.

Das Internet dient natürlich nicht nur Jugendlichen zur Identitätsentwicklung und Selbstdarstellung. Mit Hilfe von Blogs, Pinnwandeinträgen und Kurzmitteilungen lässt sich das eigene Image wunderbar frisieren. Soziologen, die sich mit den Auswirkungen von sozialen Netzwerken im Internet befassen, sprechen daher von »Identitätsmanagement« (Rieger, 2007, S. 15).

Körper und Identität

Wie beschrieben war für Winnicott die sich entwickelnde Identität in der frühen Mutter-Kind-Beziehung verankert. Er hat sie von Anfang an, ähnlich wie Freud, mit dem Körper in Beziehung gebracht. Dies wird in einem Brief besonders deutlich, den er seiner französischen Übersetzerin Jeannine Kalmanovitch im Januar 1971 schrieb; aus ihm stammt das folgende Zitat (Schacht, 2001, S. 13): »For me the self, which is not the ego, is the person who is me, who is only me [...]. At the same time the self has parts, and in fact is constituted of these parts. [...] The self finds itself naturally placed in the body, but it may in certain circumstances become dissociated from the body or the body from it.«

Körper-Ich und Spiel mit körperlichen Veränderungen

Schon James (1890) hat gesagt, ein Selbst zu haben heiße, einen Körper zu haben. Freud (1923, S. 253) formulierte später: »Das Ich ist vor allem ein körperliches«. Die Bedeutung des Körpers in der Psychotherapie wurde in den letzten Jahren stärker herausgearbeitet (Wiesse & Joraschky, 1998; Hirsch, 1989 a, 2002). Wie ist also der Körper in der Identität repräsentiert?

In de Bonos (1980) Arbeit über Kreativität bei Kindern gibt es zahlreiche Beispiele in Zeichnungen, wie Kinder ihren Körper verändern würden, und zwar ganz unkompliziert, so dass er viel praktischer wäre, z. B. mehr Arme und Beine hätte (»Ich möchte mehr Finger an einer Hand, dann kann ich die Arbeit schneller machen«) oder sich die Nase näher am Boden befände, beispielsweise auf Kniehöhe, also ganz nah dran am Geschehen (»Die Nase an den Beinen, damit man besser riechen kann«). Auch die Veränderung des Geschlechts wird von Kindern zunächst naiv und neugierig aufgefasst (wie im Film *Ma vie en rose – Mein Leben in Rosa* des Regisseurs Alain Berliner dargestellt), während Erwachsene diese Unbedarftheit verloren haben.

Beängstigende körperliche Entwicklungen in der Adoleszenz und deren Integration in die Identität

Die für die Identität besonders wichtige Integration der physisch reifen Genitalien ins Körperkonzept – bzw. der Entwicklungszusammenbruch, wenn dies nicht gelingt – wurde von Laufer und Laufer (1989) in Anlehnung an die Grundidee Freuds herausgearbeitet. Entscheidend ist, dass bisherige Phantasien (schwängern, empfangen) jetzt Realität werden können. Zugleich müssen endgültige Identifikationen und Gegenidentifikationen mit den Eltern erfolgen, ein männlicher oder weiblicher Körper angenommen werden. Diese beängstigende Entwicklung, die es in die Identität zu integrieren gilt, wird besonders in Edvard Munchs Bild »Die Pubertät« von 1893 deutlich. Er war zu diesem Zeitpunkt 30 Jahre alt; als er 14 Jahre alt war, war seine 15-jährige Schwester Sophie an Tuberkulose gestorben. Wir sehen auf dem Bild einen bedrohlichen Schatten hinter dem Mädchen, die gekreuzten Arme verdecken das Geschlecht – die Verbindung von Tod und Sexualität ist allerdings für Munch nicht ungewöhnlich. Man kann aus diesem Bild ganz vielfältige Bedeutungen herauslesen: den erwachenden Geschlechtstrieb, das Aufwachen aus einem beängstigend-erotischen Traum, die erste Menstruation, Angst vor Sexualität und Missbrauchtwerden.

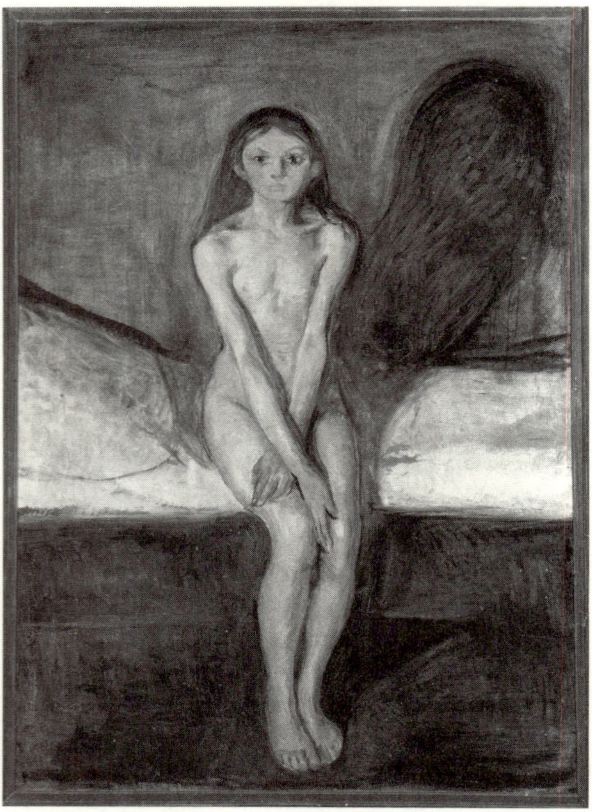

Abbildung 5: Die Pubertät, Edvard Munch, 1894

Was ist an der Pubertät so beängstigend? Zunächst sind es die Dramatik und die unterschiedliche Geschwindigkeit, die die körperliche Reife für den einzelnen Jugendlichen hat. Während Jungen und Mädchen vor der Pubertät ungefähr gleich aussehen, d. h. ungefähr die gleiche Größe, Körperfett- und Muskelmasse haben, ändert sich das jetzt dramatisch. Wir finden einen starken Wachstumsschub mit 12 Jahren bei Mädchen bzw. 14 Jahren bei Jungen und massive hormonelle Veränderungen, die schon ab dem Alter von 9 Jahren nachts einsetzen können. Sie führen bei Jugendlichen zu einer erhöhten Selbst- und Körperwahrnehmung und einem raschen Wechsel zwischen Größenselbst und Kleinheitsgefühl. Insbesondere der asymmetrische Wachstumsschub, d. h. das ungleichmäßige Wachsen von Körperteilen (mit den relativ früh wachsenden Beinen, Händen und Füßen, auch der Nase), ist Anlass zu viel Besorgnis und Irritationen. Für die Identitätsentwürfe von männlichen und weiblichen Jugendlichen ist es besonders besorgniserregend, dass sie diesem Geschehen hilflos ausgeliefert sind (sie sind also nicht »Agent ihrer Entwicklung«) und dass sie aufgrund von unterschiedlicher Entwicklungsgeschwindigkeit unterschiedlich viel Zeit für die Verarbeitung und Integration haben. Es gibt zwar Durchschnittswerte für die erste Monatsblutung, die Menarche (12,6 Jahre), und die erste Pollution (13,8 Jahre), aber Unterschiede in der Reifungsgeschwindigkeit sind viel charakteristischer als Uniformität. So kann bei weiblichen Jugendlichen der Zeitrahmen von den ersten Anzeichen pubertärer Reife bis zur vollständigen Entwicklung zwischen 1,6 und 6 Jahre (!) betragen. Entsprechend haben früh- und spätreife Jugendliche unterschiedlich viel Zeit für die Integration der physisch reifen Genitalien in ihr Körperselbstbild. Wichtiger als die objektiven Daten ist jedoch die Wahrnehmung der eigenen Reife im Verhältnis zu Gleichaltrigen, d. h. die Frage: »zu früh, gerade richtig oder zu spät?«

> »Ich bin schon 14. Aber ich sehe noch aus wie ein Kind. Alle ziehen mich auf, vor allem die anderen Jungs. Beim Basketball bin ich der Letzte, der gefragt wird, ob er mitspielen will, weil ich noch so klein bin. Mädchen interessieren sich auch nicht für mich, weil die meisten größer sind als ich.«
> Robert, 14 Jahre alt (Huddleston & Ge, 2003, S. 130)

Der soziale Vergleich ist für die Identitätskonturierung im Jugendalter auch in Bezug auf das Körperselbst sehr wichtig. Insbesondere Frühreife hat bei Mädchen massive Effekte: Sie werden als sehr depressiv beschrieben, haben einen geringen Selbstwert, viele psychosomatische Symptome und beschäftigen sich sehr stark mit

Essen und Gewicht. Dies ist aber keineswegs ein neues Phänomen, sondern wird seit 30 Jahren in empirischen Studien gefunden.

Geschlecht macht einen Unterschied: Männliche und weibliche Identitätsentwürfe

In der Psychoanalyse geht man generell von einer schwierigen Genese der männlichen und weiblichen Identität aus, für die Reiche (1997) den Begriff der Geschlechterspannung vorgeschlagen hat. Dabei hat die Adoleszenz eine zentrale lebensgeschichtliche Bedeutung, da es in ihr zu einer endgültigen Konsolidierung der Geschlechtsidentität einschließlich der potentiellen Möglichkeiten zur genitalen Sexualität und Fortpflanzung und damit zur Generativität im engeren Sinne Eriksons kommt. Beobachtungen, dass sich verschiedene Störungen – wie Essstörungen, Suizidversuche, Dissozialität und Drogenkonsum – erst in der Adoleszenz manifestieren, während solche Störungen in der Kindheit eher die Ausnahme sind, haben Laufer und Laufer (1989) zu der These veranlasst, dass die Psychopathologie der Adoleszenz in einem speziellen Zusammenhang mit der Entwicklung des Körperbildes und der endgültigen geschlechtlichen Differenzierung steht.

Bei der Konstituierung der Geschlechtsidentität sind im Wesentlichen drei Faktoren beteiligt: die Kerngeschlechtsidentität (»core-gender identity«), die Geschlechterrolle (»gender role«) und die Geschlechtspartnerorientierung (»choice of love object«). Alle drei entwickeln sich bei männlichen und weiblichen Individuen sehr unterschiedlich (Cramer, 2000).

Frühe Entwicklung der Geschlechtsidentität und Spiel an den Grenzen

Ähnlich wie die Entwicklung des Selbst beginnt die Entwicklung der Geschlechtsidentität im Sinne einer »core-gender identity« nicht erst in der Kindheit. Schon im Alter von 3 Monaten unterscheiden Babys zwischen männlichen und weiblichen Stimmen. Mit 2 Jahren wissen sie, welches Spielzeug zu einem Jungen oder zu einem Mädchen passt. Die eigene Geschlechtszugehörigkeit wird mit 2,5 bis 3 Jahren zuverlässig erkannt. Im Alter von 4 bis 6 Jahren gibt es bereits ausgeprägte geschlechtsstereotype Präferenzen und es beginnt ein Spiel in geschlechtshomogenen Gruppen. Die immer stärkere Ausbildung von Spielkulturen in reinen Jungen- und Mädchengruppen zieht sich dann durch die gesamte mittlere Kindheit und ist bei Jungen besonders ausgeprägt (Oswald, 2009). Insgesamt findet die Geschlechtssegregation frühestens mit 3 Jahren statt, deutlich ist sie im Alter von 5 Jahren. Die Spitze ist in der Grundschulzeit zu bemerken, wo in streng nach dem Geschlecht getrennten Gruppen gespielt und das andere Geschlecht abgewertet wird.

Die Studie von Aydt und Corsaro (2003) zeigt, dass Kinder nicht die passiven Rezipienten der Erwachsenenkultur sind, sie interpretieren und reproduzieren vielmehr die Geschlechtsrollen, und zwar in einer oft unerwarteten und überraschenden Weise. So beobachteten die Autoren, dass Mädchen bei Spielen mit Jungen fragten: »Willst du meinen BH sehen? Ich habe einen BH für meinen Bauchnabel gemacht«. 65 % der Kinder spielen ausschließlich mit Kindern des eigenen Geschlechtes, 24 % spielen gelegentlich mit Jungen und Mädchen. Typische Spiele für Mädchen sind Familie, Heiraten, Babys, typische Spiele für Jungen sind Kampfspiele. Dennoch findet viel Spiel an den Geschlechtsgrenzen statt *(border work);* so dringen beispielsweise die Mädchen in Jungengruppen ein und ärgern sie oder sie drohen spielerisch, mit Matsch zu schmeißen. Oswald (2009) hat in seiner Beobachtungsstudie bemerkt, dass die »Invasionen« der Jungen in Spielgruppen der Mädchen mit viel, manchmal nur gespielter Empörung beantwortet werden. Mit »Spiel an den Grenzen« wird sowohl die Andersartigkeit markiert als auch eine Verbindung zwischen den Geschlechtern hergestellt. Es gibt aber kaum ein Spiel über die Geschlechtergrenzen hinweg *(cross-sex play);* dies findet sich nur bei etwa 2 bis 10 % aller beobachteten Kinderspiele. Wenn ein solches Spiel über die Geschlechtsgrenzen stattfindet, wenn also z. B. Mädchen Jungenspiele zu spielen versuchen oder bei Jungenspielen mitmachen, so ist es deutlich weniger aktiv, mehr beobachtend, deutlich gehemmter.

Mit etwa 2,5 Jahren steht die Geschlechtsidentität fest. In der Schulzeit identifiziert man sich mit typischem Jungen- oder typischem Mädchenverhalten und spielt dann streng in nach Geschlecht segregierten Gruppen (Martin, 2000). Ein Junge, der Mädchenkleidung und -spielsachen hat, weiß jetzt, dass das mit seinem Geschlecht inkonsistent ist. Seine Freunde oder Eltern spiegeln ihm das auch bzw. lehnen dies ab. Der Film *Mein Leben in Rosa* verdeutlicht dies am Beispiel des 10-jährigen Ludovic in Bezug auf seine Geschlechtsidentität und sein geschlechtsrollenspezifisches Verhalten. In der Adoleszenz entwickelt man eine endgültige sexuelle Orientierung, d. h. fühlt sich zu Männern bzw. zu Frauen hingezogen (Blos, 1973/2001).

Tomboy-Verhalten und Geschlechtsidentitätskonfusion

In der Psychoanalyse hat das sogenannte Tomboy-Verhalten in der Adoleszenz viel Aufmerksamkeit erregt und wurde etwa in den theoretischen Arbeiten von Peter Blos (1973/2001) thematisiert. Er hat beschrieben, wie das Mädchen in der Frühadoleszenz, bevor es die Wendung zum Passiven vollzieht, die Identifizierung mit dem Mütterlich-Weiblichen durch erhöhte Aktivität und besonders männliches Verhalten abwehrt.

Tomboy ist ein alter Begriff. Er wird zum ersten Mal im 16. Jahrhundert verwendet, und ein entsprechendes Verhalten wurde in vielen Kulturen beobachtet. Er bezieht sich auf Mädchen, die sich jungenhaft kleiden, Jungenspiele mögen, wobei körperliche Aktivitäten und Stärke wichtig sind. Diese Mädchen haben zu 90 % Jungen als Freunde. Sie werden oft von Vätern oder Brüdern ermutigt, während ängstliche Mütter dagegensteuern. In einem Tomboy-Forschungsprojekt mit Mädchen schildern Bailey, Bechtold und Berenbaum (2002) Versuche der Mütter, noch ein geschlechtsrollenkonformes Verhalten bei ihren Töchtern zu erreichen (»sie hat mir jedes Jahr eine Puppe geschenkt, die ich dann weglegte«). Auch in einer Studie von Hall (2008) wird deutlich, dass Tomboy-Verhalten etwa bis zum 12. oder 13. Lebensjahr noch toleriert wird, wobei diese Kinder dennoch häufig unter Gleichaltrigen isoliert sind und ausgelacht werden. Man muss sich dabei verdeutlichen, dass das Geschlecht ein soziales, kulturelles und politisches Konstrukt ist. Männlichkeit wird aus der Sicht von Frauen oder Mädchen mit Freiheit assoziiert. Die Toleranz gegenüber einem solchen Tomboy-Verhalten endet mit dem Eintritt in die Pubertät. In der Regel »wachsen« die Mädchen aus diesem Verhalten »heraus«, die meisten werden heterosexuell, die wenigsten homosexuell.

Eltern können zu großer Verwirrung beitragen, indem sie die Exploration ihres Kindes bestrafen oder ein anderes Geschlecht bevorzugen.

> Ich hatte eine Patientin, die mit sexuellen Problemen und einer Essstörung in die Analyse kam. Sie stammte aus einer Familie mit vier Töchtern, die in schneller Folge geboren wurden und die, nach Meinung der Großmutter, eigentlich Söhne hätten werden sollen. Nach der Geburt der jüngsten Tochter soll die Großmutter den Vater geohrfeigt und wochenlang nicht mit ihm gesprochen haben. Die Patientin hat am Beginn der Behandlung ihre Mutter zu einer aggressiven Hexe und ihren Vater zu einem perversen Verführer, der Freundinnen in ihrem Alter hatte, stilisiert. Das gesamte Familienleben wurde

als einerseits stimulierend beschrieben – so waren die Töchter in die Aufdeckung der sexuellen Nebenbeziehungen des Vaters als Spitzel involviert – andererseits als lustfeindlich und kalt – so war das Badezimmer angeblich immer ungeheizt und die Mutter teilte das Essen »klein wie Köder«, so dass sich die Patientin immer hungrig fühlte.

Zur Verwirrung in den Generationsgrenzen kamen solche der Geschlechtsgrenzen. Die Mutter lehnte, in ihrer Identifizierung mit ihrer eigenen Mutter, die Weiblichkeit der Töchter ab und gab jedem Mädchen auch noch einen Jungennamen, mit dem sie gerufen wurden. In Bezug aufs Wochenbett wurde die Geschichte berichtet, die Mutter hätte sich nach vorne gebeugt, um zu sehen, ob das Neugeborene gesund sei. Die Patientin glaubt aber, sie hätte sich nur nach vorne gebeugt, um das Geschlecht des Kindes zu sehen, und wäre dann jeweils enttäuscht gewesen, dass es wieder ein Mädchen war.

Der innere Objektverlust und die Identifikation mit dem gleichgeschlechtlichen Elternteil

Nach Freud (1905) ist die Identifikation mit dem gleichgeschlechtlichen Elternteil eine wesentliche Hilfe bei der Identitätskonstruktion. Damit ist nicht das reale, sondern das innere Bild, das Imago des Objektes, gemeint. Blos (1973/2001) hat in seiner Theorie der zweiten Individuation darauf hingewiesen, dass die Adoleszenz die zweite Chance ist, den Ödipuskomplex zu lösen und damit die Autonomie von den Eltern zu gewinnen. Für Blos geht »das Freiwerden von infantilen Objekten immer einher mit einer Reifung des Ichs« (Blos, 1973/2001, S. 176). Dies bedeutet, dass sich das sich herausbildende erwachsene Selbst nicht mehr länger über die Identifikation mit den Eltern definiert. Die Idee des inneren Objektverlusts ist für Blos zentral. Er macht deutlich, dass der Abzug von Besetzungsenergien, der am Beginn der Adoleszenz stattfindet, zu einem kurzzeitigen narzisstischen Durchgangsstadium führt, weil diese abgezogenen Besetzungsenergien zunächst übergangsweise auf das Selbst gelenkt werden, ehe sie nach und nach auf romantische Partner oder gleichgeschlechtliche Freunde verlagert werden. Diese Phänomene, die in der Psychologie u. a. unter den Stichworten »imaginäre Audienz« und »erlebte Einzigartigkeit« beschrieben werden, wurden bereits erläutert.

Für die Genese der Geschlechtsidentität spielt es aus analytischer Sicht eine zentrale Rolle, dass das erste Liebesobjekt im Leben des Kindes, nämlich die Mutter, für das Mädchen ein gleichgeschlechtliches und für den Jungen ein gegengeschlechtliches ist. Aufgrund dieser Tatsache unterscheiden sich die Identitätsentwicklungen, die Identifizierungen und Bewältigungsmuster von Jungen und Mädchen grundlegend.

Der Junge macht von Beginn an die Erfahrung, dass er sich aufgrund seines Geschlechts von seiner Mutter unterscheidet. Die Erfahrungen von Getrenntheit und Andersartigkeit sind also prägender Ausgangspunkt der männlichen Geschlechtsidentität. Regressive oder identifikatorische Wünsche in Bezug auf die Mutter sind stets mit der Bedrohung seiner Geschlechtsidentität und seiner Männlichkeit verbunden. Für das Mädchen hingegen sind die primären Erlebnismodalitäten in der Beziehung zur Mutter die Erfahrung von Gleichheit und Ungetrenntheit. Mädchen müssen sich mit der Konfliktthematik auseinandersetzen, dass sie sich aus der primären Gleichheit zu einer individuierten, von der Mutter getrennten weiblichen Persönlichkeit entwickeln. Beide benötigen das väterliche Modell: der Junge, um sich in Form von gleichen oder geteilten Aktivitäten mit dem Vater zu identifizieren, das Mädchen, um von ihm eine Bestätigung seiner Weiblichkeit zu erfahren (Seiffge-Krenke, 2001b).

Die Konstituierung der Geschlechtsidentität ist also nicht ohne die Etablierung eines korrespondierenden integrierten Konzepts vom anderen möglich. Separation, Individuation und Identitätsbildung sind nur in triangulären Beziehungsstrukturen möglich. Von einer gesicherten Geschlechtsidentität kann man also nur dann sprechen, wenn ein intensiver selbstreflexiver Prozess der Ablösung und Individuierung von den frühen elterlichen Imagos möglich und die Durcharbeitung der identifikatorischen und gegenidentifikatorischen Prozesse einigermaßen gelungen ist.

Erschwerte Identitätsentwürfe bei Frauen

Die Psychoanalyse geht davon aus (Olivier, 1989; Laufer & Laufer, 1989), dass die weibliche Identität einen erschwerten Separations- und Individuationsprozess einschließt, denn sie steht im engen Zusammenhang mit der Gleichgeschlechtlichkeit in Mutter-Tochter-Beziehungen und der präödipalen und ödipalen Anerkennung und Bestätigung durch den Vater. Der Körper wird aufgrund seiner sexuellen Reife dem der Mutter ähnlich, er kann Gefühle des ambivalenten oder sogar gehassten mütterlichen Objekts repräsentieren. Es kann zu selbstschädigendem Verhalten kommen, weil der eigene sich entwickelnde weibliche Körper zugleich als fremd und mit der Mutter identisch erlebt wird (vgl. auch Kap. 7).

Das Mädchen muss sich, um zur Frau zu werden, sowohl mit der Weiblichkeit der Mutter identifizieren als auch eine von der Mutter getrennte weibliche Identität erlangen. Schon bei Mahler, aber weitergehend noch bei ihrem Mitarbeiter Abelin (1971) ist mit dem Konzept der frühen Triangulierung die Relevanz triangulärer Strukturen für die Identitätsentwicklung berücksichtigt. In der weiblichen Identitätsgenese wird die Frau die Mutter zum Vorbild nehmen, aber auch sogleich etwas Eigenes und anderes entwickeln wollen. Gerisch (2003) vermutet, dass der Aufbau des frühen Identitätsgefüges des Mädchens, in dem eine Spiegelung sehr wichtig ist, die Gefahr in sich birgt, dass die Mutter in der Tochter nur das Eigene, Gleiche und Ähnliche wahrnimmt und in sie projiziert. Störungen in diesen frühen Entwicklungsphasen bewirken entweder eine Introjektion der Mutter als Ganzes oder eine verfolgende Mutter-Imago, was zu pathogenen Spaltungsprozessen in nur Gut und nur Böse führt sowie zu einem permanenten Oszillieren zwischen unerträglichen Hassgefühlen auf die Mutter einerseits und sehnsuchtsvoller Idealisierung einer nur guten Mutter andererseits. Andere Autoren, z. B. Olivier (1989), haben hervorgehoben, dass es der Vater sei, der die Tochter notwendigerweise in ihrer Weiblichkeit bestätigen müsse und auf diesem Wege gleichsam zur Frau mache.

Zu bedenken ist, dass das Mädchen durch seine im Inneren befindlichen Genitalien ein diffuses Bild des eigenen Genitales hat. Hinzu kommt die für das Mädchen verwirrende Nähe von Anal- und Genitalregion. Das Mädchen ist also bei der Integration seines Körperbildes viel stärker als der Junge von der Mithilfe der Mutter abhängig. Der Vater hingegen kann der Tochter die Andersartigkeit im Vergleich zur Mutter bestätigen und dem Mädchen damit eine fortgesetzte Separationsmöglichkeit verschaffen.

Homosexuelle Episoden kommen, so Blos (1973/2001) in seinem Standardwerk über Adoleszenz, bei Jungen wie bei Mädchen während dieser Phase vor, und es ist bemerkenswert, in welchem Umfang beste Freundinnen Mädchen beim Konturieren der Weiblichkeit behilflich sind. Wir fanden in den Tagebuchanalysen eine erhebliche Anzahl von Eintragungen, die sich auf homoerotische Aktivitäten beziehen (zusammen in einem Bett schlafen, zusammen auf die Toilette gehen, Zungenküsse üben), aber auch viele Aktivitäten, die sich direkt auf den Körper beziehen, wie Kleidung tauschen, sich gegenseitig schminken oder die Haare machen. Auch der Zugang zum anderen Geschlecht geschieht im Schutze der besten Freundin. Freundinnen tauschen sich über den sich verändernden Körper, die Ähnlichkeit und Verschiedenheit vom Körper der Mutter bzw. der Freundin aus und erproben auch gemeinsam ihre weibliche Wirkung in Bezug auf Männer.

Konturierung der männlichen Identität und Homophobie

Während die identitätsstiftende Funktion von engen Freundschaften besonders in Mädchenfreundschaften deutlich wird – Tagebuchanalysen geben hier einen guten Einblick (Seiffge-Krenke, 2001a) –, sind empirische Belege für die identitätsstiftende Funktion von Jungenfreundschaften eher selten. In unserer Stichprobe waren nur 13 % der Tagebuchschreiber männlich und die meisten ihrer Tagebücher waren sehr inhaltsarm abgefasst. Oft handelte es sich um reportageartige Notizen, die wenig mehr als Uhrzeiten, Orte und Aktivitäten beinhalteten; Beziehungsqualitäten wurden auffallend selten thematisiert. Dieser ›männliche Stil‹ ist auch noch bei erwachsenen Tagebuchschreibern nachweisbar: »Am Sonntagmorgen frühstückte ich mit Bronzini, zu Abend aß ich mit Danielo einen Hasen und es kam Luca Martini aus Florenz … Am 28. gingen wir nach San Vigniato hinaus« (Jacopo da Pontormo 1554, in Seiffge-Krenke & Seiffge, 2005, S. 277). Da männliche Jugendliche in ihren Tagebüchern zumeist ihren Tagesablauf beschreiben, ist es verständlich, dass ihre eigene Person im Tagebuch sehr häufig vorkommt.

Auffällig sind die im Vergleich zu Mädchentagebüchern relativ seltenen Eintragungen zum Körper, von daher könnte man vermuten, dass Tagebücher männlicher Jugendlicher in diesem Punkt eher Abwehraspekte enthalten. Möglicherweise haben uns aber auch nur solche Personen ihre Jugendtagebücher zur Verfügung gestellt, die wenig Anstößiges darüber geschrieben haben. Peter Blos (1973/2001) beschreibt, wie irritiert präadoleszente Jugendliche durch die diffusen durch alle möglichen Reize ausgelösten Erektionen sind und dass die physisch reifen Genitalien erst allmählich ausschließlich für weibliche Reize empfindlich werden. Schnack und Neutzling (2002) haben beschrieben, wie beste Freunde die aufregenden und teilweise beängstigenden körperlichen Veränderungen teilen und dass die Masturbation ein häufiges Thema und oft auch eine gemeinsame Erfahrung unter Freunden ist. Der Einfluss der Massenmedien, z. B. MTV, macht sich in einem verstärkten Beachten des Äußeren und einem enormen Körperkult bemerkbar, womit u. a. auch die Zunahme von Essstörungen bei männlichen Jugendlichen in Beziehung zu bringen ist.

Bereits die Kommunikation unter Jungen im Grundschulalter ist von deutlicher Abwehr geprägt. Das ausgrenzende Etikett »schwul« gilt unter Jungen aller Altersklassen als eines der am meist verbreiteten Schimpfwörter. So wird Homophobie bereits früh eingeübt und der Aufbau eines als männlich und cool wirkenden Habitus übernommen. Budde & Faulstich-Wieland (2005) beobachtete Klassen der Jahrgangsstufen 7 bzw. 8 über drei Jahre hinweg und fanden, dass der wichtigste Mechanismus zur Herstellung von Männlichkeit das Zusammenspielen von Inklusion und Exklusion innerhalb der geschlechtshomogenen Gruppen war. Jungen, die von der Männlichkeitsnorm abweichen, etwa in Form einer noch zu hellen Stimme, werden abgewertet. Auch Aussagen wie »Du bist schwul« oder »Ich bin nicht schwul« hängen nicht im eigentlichen Sinne mit der sexuellen Orientierung zusammen, sondern sind eine Markierung des Gegenübers als nicht männlich. Was jeweils als nicht männlich gilt, ist Gegenstand von Aushandlungen und kann eine zu helle Stimme, mangelnde Aktivität gegenüber Mitschülerinnen, abweichende oder zu lange Haare oder unmoderne Kleidung sein. Auffallend ist ferner, dass Sexualisierungen eine wesentliche Strategie zu Konstruktion von Männlichkeit sind. Die Schüler werden als sexuell fordernd und aktiv beschrieben, die Mitschülerinnen als passiv, sexualisiert und abhängig. Dabei existieren für Jungen wie für Mädchen unterschiedliche Geschlechtsreviere, deren Grenzen selten übertreten werden.

Bereits Freud war der Überzeugung, dass »jedermann, auch der Normalste, der homosexuellen Objektwahl fähig ist, sie irgendeinmal im Leben vollzogen hat und sie in seinem Unbewußten entweder noch festhält oder sich durch energische Gegeneinstellungen gegen sie versichert« (Freud, 1910, S. 169). Blos (1973/2001) und Laufer und Laufer (1989) berichteten, dass ca. 60 % der Jugendlichen bereits in der Vorpubertät zumindest vorübergehend unterschiedliche homosexuelle Aktivitäten wie Exhibitionieren, Penismanipulation, Gruppenonanie o. Ä. erlebt haben. Es ist zu bedenken, dass es in vielen männlichen Initiationsriten in sogenannten primitiven Kulturen um die systematische Austreibung aller Spuren des Weiblichen aus dem Heranwachsenden und seinem Körper geht. Homosexuelle Regungen werden unbewusst mit weiblich konnotierter Schwäche und Unmännlichkeit assoziiert, es geht also auch um die Repression des Weiblichen, d. h. die Durchsetzung eines rein viril-martialischen Männlichkeitsbildes.

In allen männlichen hegemonialen Kulturen existiert ein Antagonismus zwischen normalen und schwulen Männern (Connell, 1999), wobei zwei Ängste grundlegend sind: die Angst, selbst homosexuell zu sein, und die Angst, als schwul zu gelten und diffamiert zu werden. Beide Ängste stehen auch weit oben in der Hierarchie jugendtypischer Gewaltbereitschaft. Die Grenze zwischen *männlich* und *nicht männlich* ist aus dieser Perspektive klar und muss strikt eingehalten werden, notfalls mit Gewalt.

Körper und Identität im Erwachsenenalter und die Bedeutung von Krankheit

In den weiteren Entwicklungen im Erwachsenenalter setzen sich die in den vorangegangenen Abschnitten beschriebenen geschlechtsspezifischen Veränderungen fort, es kommen aber auch neue Perspektiven dazu, wie die der Krankheit und Sterblichkeit, die für ältere Altersgruppen besonders relevant sind.

Die Sterblichkeit des Körpers bedroht auch die Identität

Heute finden wir starke Veränderungen im Körperbild der Frau. Es ist eher der athletische sportliche Körper als der Körper der Mutter gefragt, man hat sich also von femininer Fragilität abgewendet, bis hin zu einer verstärkten Maskulinität bzw. einem Unisex-Verhalten, in dem Männer wie Frauen sehr großen Wert auf Schönheit, Körperschmuck, Mode und Kleidung legen. Es sollte nachdenklich stimmen, dass Prostituierte berichten, Männer kämen, um bei ihnen die Femininität zu finden, die ihre Frauen verloren hätten.

Der Körper bleibt bei Erwachsenen für die Konstruktion der Identität und für soziale Beziehungen zentral (Adelman & Ruggi, 2008). Für Frauen ist dieser Zusammenhang viel ausgeprägter als für Männer. Wir finden eine Fortsetzung und Verstärkung der Entwicklung, die schon beschrieben wurde: Das negativere Selbst- und Körperkonzept, das wir bei Mädchen gefunden haben, bleibt erhalten (Goldenberg & Shackelford, 2005), und zwar nicht nur bei depressiven Frauen, sondern bei allen Frauen. Distanzierungen vom Körper (»Das bin nicht ich«) sind zu bemerken und Versuche, den Körper zu verändern und an Idealvorstellungen anzupassen, in der Hoffnung, dadurch zu einer positiveren Identität zu kommen, sind häufig. Jedes Jahr werden in Deutschland ca. 300 000 Schönheitsoperationen vorgenommen – die Tendenz ist steigend. Dabei wird jede fünfte Schönheitsoperation bereits an Männern vorgenommen. Man vermutet, dass es so viele Schönheitsoperationen in Brasilien gibt, weil der Körper das einzige soziale Kapital der Frauen für den Aufstieg aus armen Verhältnissen ist. Viel stärker also als für Männer ist der Körper bei Frauen mit Identität und Selbstwert verbunden.

Während das Selbst bzw. die Identität eine symbolische Konstruktion ist, ist der Körper materiell. Versuche, den Körper durch Suizid oder Hungern loszuwerden, sind im therapeutischen Alltag eine häufige Erfahrung. Aber auch Mortalität, körperlicher Verfall und Altern stellen Bedrohungen für das Selbst dar: Die Sterblichkeit des Körpers bedroht die Identität. Allerdings hat man, obwohl der körperliche Verfall deutlich ist, nicht gefunden, dass mit dem Alter das Körperkonzept insgesamt negativer würde. Vielmehr scheint es zu »strategischen Adaptionen« (Goldenberg & Shackelford, 2005) zu kommen, was besonders bei Männern auffällig ist (Prewitt-Freilino & Bosson, 2008): Sie scheinen gegenüber körperlichem Verfall und körperlichen Mängeln relativ immun zu sein und distanzieren sich weniger stark von ihrem Körper als Frauen.

Die Bedeutung von Kleidung, Piercing und Körperschmuck

In der Identitätsbildung nimmt die Körperwahrnehmung einen großen Raum ein. Schilder (1935) hat schon früh die Kleider zum erweiterten Körperbild gerechnet, denn auch die Kleidung kann eine unendliche Vielfalt von Mitteilungen enthalten. Sie kann verhüllen, entblößen, hässlich machen oder verschönern, aber auch frühe Bedürfnisse anzeigen. Wenn man die Geschichte der Mode betrachtet, fällt einem auf, dass es eine lange Tradition der Veränderung des menschlichen Körpers in Richtung auf kulturell sanktionierte Schönheitsstandards gibt.

> So hat man etwa den Cul de Paris, die eng geschnürten Taillen, getragen, die zu Ohnmachtsanfällen beitrugen. Man hat im alten China die Füße klein gebunden, weil Trippelschritte als besonders weiblich galten. Es gibt zahlreiche weitere schmerzhafte, risikoreiche und permanent verändernde Eingriffe; so werden Haare rasiert, ausgerissen und bleich gefärbt. Man trägt falsche Wimpern, falsche Zähne, feilt – z. B. in Indonesien – an den Zähnen, färbt sie (in Nordostindien) mit schwarzem Ruß. Man trägt hohe Absätze, die Haut wird mit Permanent-Make-up versehen, Ohrlöcher werden gestochen.

Wir werden uns in Kapitel 7 noch ausführlich mit selbstverletzendem Verhalten beschäftigen. Dennoch sei bereits an dieser Stelle erwähnt, dass man seit einigen Jahren in den Medien, aber auch im Straßenbild der deutschen Groß- und Kleinstädte immer mehr tätowierte und gepiercte Menschen sieht. Tattoo-Website-Betreiber geben für Deutschland einheitlich die Zahl von etwa 2 Millionen tätowierten bzw. gepiercten Menschen an (Stirn, 2002). Die bis in die jüngste Zeit als deviant angesehenen Praktiken des Tätowierens und des Piercens haben also bei einem beträchtlichen Teil der deutschen Gesellschaft eine Wertungsveränderung erfahren. Sie sind nicht mehr – wie früher – auf bestimmte soziale Gruppen von einst wie etwa Seeleute, Gefängnisinsassen, Soldaten oder Homosexuelle beschränkt. So stellt sich die Frage, warum diese zum Teil mit Schmerzen verbundenen Formen der Körpermodifikation immer häufiger gewählt werden.

In der Geschichte gab es Tätowierungen nicht nur in Asien, Amerika oder Afrika, sondern auch in Europa, und zwar ist das Tätowieren eine jahrhundertealte Tradition. Der rituelle Körperschmuck transformierte nicht nur den Körper, sondern verstärkte auch die Fähigkeit des Geschmückten, in eine andere Bewusstseinssphäre zu gelangen und Botschaften aus dieser anderen Welt zu empfangen. Die Körperdekoration hatte dabei für den Geschmückten wie auch für den Zuschauer die Bedeutung, diese besondere Fähigkeit und Verbindung zu signalisieren. Der Jugendliche wurde als Erwachsener betrachtet, wenn er mit der Zeremonie bewiesen hatte, dass er Schmerzen ertragen konnte.

Eine narzisstische Komponente spielt durchaus auch beim Piercing und bei der Tätowierung eine Rolle. In der Tattoo-Community wird die Leistung, den Schmerz ertragen zu können, als ein die Tätowierten verbindendes Element angesehen. Der ertragene Schmerz wird hier zum Merkmal gemeinsamer Identität, gemeinsam getragene Symbole wirken identitätsstiftend. Es gibt also sehr verschiedene Muster und Beweggründe für das Anbringen eines Tattoos oder eines Piercings; es hat soziale Aspekte, aber es ist möglichweise auch identitätsstiftend.

Tätowierungen und Piercings sind keine Körperdekorationen, die einfach an der Körperoberfläche angebracht würden. Beide penetrieren das Fleisch. Die Wunden heilen und der neu gestaltete Körper entsteht. Bei beiden Vorgängen ist das Individuum über eine relativ lange Zeit mit seinem Körper beschäftigt. Man hat herausgefunden, dass Schneiden und Piercings bei Frauen relativ häufig sind, die Missbrauchserfahrungen haben. Es scheint, dass sie an der traumatisierten Körperstelle eine neue Läsion gesetzt haben, die im Gegensatz zum Ursprung des Traumas selbst gewollt ist und einen reparativen Anteil enthält.

Krankheit als Identität

Im therapeutischen Kontext hat man häufiger mit körperlich kranken Patienten zu tun. In diesem Zusammenhang ist es wichtig herauszufinden, ob die Krankheit als Konzept in die Identität des Kranken übernommen wurde. In einer Studie mit an Diabetes erkrankten jungen Erwachsenen konnte Nummer (2007) nachweisen, dass ein erheblicher Teil der bereits im Jugendalter Erkrankten den Diabetes gut in ihre Identität integriert hatten. Sie fühlten sich ganz normal, nicht krank, als vollwertige Menschen und setzten das Diabetesregime »mit Zähneputzen« (S. 168) gleich. Wenn man die Krankheit nicht als dem eigenen Leben, der eigenen Identität zugehörig erlebt, hat dies langfristig problematische Konsequenzen.

In Kapitel 2 wurde bereits beschrieben, dass Krankheit manchmal benutzt wird, um ein Leben so zu leben, wie man möchte, und um einen bestimmten Identitätsentwurf zu verfolgen. In der Arbeit von Cermak (2006) über Begegnungen mit der Krankheit in Selbstzeugnissen schöpferischer Menschen ist auffällig, wie wenig über die Krankheit geklagt wird, ja wie willkommen die Krankheit ist und wie sie in Verbindung zur Identität gebracht wird. Besonders deutlich ist dies bei Franz Kafka. In einem Brief an Milena schrieb er, die Lungenkrankheit sei nur ein Aus-den-Ufern-Treten der geistigen Krankheit. Er sah also tatsächlich eine enge Verbindung – wie sie uns heute selbstverständlich ist – zwischen körperlicher und seelischer Erkrankung.

> Kafka, der 1893 in Prag geboren wurde, war im September 1917 an einer Lungentuberkulose erkrankt, die mit einer nächtlichen Lungenblutung einsetzte. Er war damals noch als Versicherungsbeamter eingestellt und plante zu heiraten. Die Blutung kam für ihn völlig überraschend. Er hat den Krankheitsbeginn einerseits dramatisch beschrieben (wie er zwischen Fenster und Bett hin und her ging und immer mehr Blut verlor), andererseits aber auch seine große Erleichterung. Man muss sich erinnern, dass Kafka in einer konflikthaften Beziehung zu seinem Vater stand, worauf der *Brief an den Vater* hindeutet. Es ging darum, was der Vater alles konnte (Ehe, Kinder, Geschäft) und was er von seinem Sohn erwartete (Enkel, Ansehen, Tüchtigkeit). Ein Jahr vor Ausbruch der Krankheit, im August 1916, hatte er die gegensätzlichen Positionen zusammengefasst: *keine Sorge oder Konzentration auf die Arbeit vs. Sorge für jemand anderen*. Max Brod hat 1917 noch in seinem Tagebuch in Bezug auf die Krankheit von Kafka notiert: »Er stellt sie als psychisch dar, gleichsam Rettung vor der Heirat. Doch schläft er seither gut, die arme gequälte Seele«. Kafka selbst hatte zu Brod gesagt: »Mein Kopf hat sich hinter meinem Rücken mit meiner Lunge verabredet. So geht es nicht weiter, hat das Gehirn gesagt, und nach fünf Jahren hat sich die Lunge bereit erklärt, zu helfen« (Cermak, 2006, S. 140).

Kafka hat also das Ereignis der Krankheit nie als völlig ich-fremd betrachtet, nie als einen feindlichen Eindringling von außen gesehen, sondern als etwas, was mit unlösbaren Konflikten in seiner Identität im Zusammenhang stand. Auch bei Familien mit chronisch kranken Kindern und Jugendlichen kann man die Identifizierung mit der Krankheit erkennen bzw. beobachten, wie die Krankheit zur gemeinsamen Familienaufgabe wird (Wiehe, 2006).

Identität verändert sich: Kohärenz, Stabilität und Veränderung über die Zeit

»Identität« leitet sich vom spätlateinischen Wort *identitas*«, dieses vom lateinischen »idem« (dasselbe, das Gleiche) ab. Damit man sich über die Zeit und in verschiedenen Situationen als kohärent erlebt, ist sehr viel Identitätsarbeit, d. h. Integrationsleistung des Subjekts, notwendig. Die Konsistenz des Selbstbildes und die Kontinuität der eigenen Biographie sind eine kreative Leistung. Es spricht einiges dafür, dass in der gegenwärtigen gesellschaftlich-historischen Epoche diese Identitätsarbeit schwieriger geworden ist, der Lebenslauf veränderlicher und bruchstückhafter und die Beziehungen komplizierter. Manche Autoren, wie Dill, Höfer und Keupp (1999), sprechen von einer Patchwork-Identität. Ich bin mir nicht sicher, ob dieser Begriff die enormen Anstrengungen des Individuums bei der Identitätsbildung heute angemessen beschreibt – die Suche nach Kohärenz und Stabilität trotz aller notwendigen Veränderungen. Diese Identitätsarbeit wird besonders in der kreativen Produktion deutlich.

Nur wer sich ändert, bleibt sich treu: Lebenslange Identitätsarbeit

Während für Kinder, wie wir gesehen haben, eher das *unchanging self* charakteristisch ist, sind Veränderungsprozesse in der Identität für Jugendliche typisch und notwendig, wobei die starke Aktivität in diesem Konstruktionsprozess auffällt. Damon & Hart (1988) haben solche Identitätsveränderungen von der frühen Kindheit bis in die späte Adoleszenz untersucht und gefunden, dass Kontinuität und immer stärkere persönliche Einzigartigkeit *(distinctiveness)* typisch sind. Sie haben Kinder und Jugendliche in Bezug auf Kontinuität gefragt: »If you change from year to year, how do you know you are always you?«, und in Bezug auf *distinctiveness:* »What makes you different from everyone else in the world?« Sie fanden in ihrer Längsschnittstudie von der Kindheit zum Jugendalter, dass sich sowohl das Gefühl für Kontinuität als auch das für eine besondere Identität *(distinctiveness)* in einer geordneten Reihenfolge entwickelten und dass mit den Jahren eine immer stärkere Aktivität *(agency)* deutlich wurde, z. B. in ihren Antworten auf Fragen wie: »How did you get the kind of person you are now?«, und: »How do you change in the present or the future?«

Die Psychoanalyse sieht das auch so. Frühere Identifikationen und eine naive Idealisierung der Eltern werden fragwürdig und abgestreift, andere kritisch überdacht und erweitert. Das Jugendalter ist auch eine Zeit der Nachdenkens und Experimentierens mit Selbstvorstellungen und Plänen und Rollen, des wechselseitigen Bespiegelns und Definierens. Schon Erikson betonte die außerordentlich wichtige Rolle, die der Peergruppe als Medium für die Identifikation zukommt. Auch die Identifizierung mit Helden und Vorbildern ist wichtig. In ihrem Aufsatz »The hero within« haben Sullivan & Venter (2005) veranschaulicht, wie Helden in das Selbst aufgenommen werden und die Identität bereichern. Die Identität, die sich dann am Ende der Adoleszenz herauskristallisiert, »schließt alle bedeutsamen Identifizierungen in sich, aber Jugendliche verändern sie auch, um ein adäquates und zusammenhängendes Ganzes aus ihnen zu machen« (Erikson, 1959/1971, S. 165).

Identität ist nicht stabil, sondern ändert sich im Laufe des Lebens, und das ist auch etwas, was wir erwarten, wie es Brecht (2004) in seinen *Geschichten vom Herrn Keuner* beschrieben hat: »Ein Mann, der Herrn K. lange nicht gesehen hatte, begrüßte ihn mit den Worten: ›Sie haben sich gar nicht verändert.‹ ›Oh!‹ sagte Herr K. und erbleichte.«

In Kapitel 2 wurde der für therapeutische Prozesse so wichtige narrative Ansatz vorgestellt. Die besondere Identitätsarbeit, die das Individuum leistet, wird am Konzept der Kohärenz in solchen narrativen Identitätsentwürfen besonders deutlich, ein Konzept, das auch für die Auswertung von Bindungsinterviews so wichtig ist. Es handelt sich um einen Konstruktions- und Überarbeitungsprozess, der sich auf das gesamte Leben bezieht und eine kohärente Identität über die Zeit aktiv herstellt (Dumas et al., 2009). Stets geht es darum, die »in den Wandlungsprozessen wesentlichen Grundformen zu bewahren« (Erikson, 1959/1971, S. 87) und zu verstehen, dass Krisen zur Identitätsreife und Veränderung führen können. Dies wird bereits in den Narrativa von Jugendlichen deutlich. Interessant in diesem Zusammenhang ist die positive Lebenssicht von Krebskranken (»Leben wär' eine prima Alternative«, Maxi Wander, 1994). Für lebensbedrohlich Erkrankte kann es eine große Tröstung sein, das Leben im Zeitraffer zu erleben.

Dies wird eindrucksvoll in Philip Emanuel Schmitts Buch *Oskar und die Dame in Rosa* geschildert. Oskar ist sehr schwer krank und wird an seinem Krebs sterben, ihm bleiben nur noch wenige Wochen. Seine Eltern sind wie paralysiert und können mit dem Schock, dass sie ihr Kind bald verlieren werden, nicht umgehen. Da erscheint auf der Krankenstation die Dame in Rosa, eine ältere Frau, die Kinder besucht, mit ihnen spielt, ihnen vorliest. Mit ihr zusammen entwickelt Oskar jeden Tag eine neue Identität, wird jeden Tag 10 Jahre älter. Sie stellen sich gemeinsam vor, wie es ist, wenn er, 20, 30, 40 Jahre alt ist, wie er aussieht, wie er lebt, was ihm wichtig ist, und schreiten so in ihrer Phantasie gemeinsam durch sein Leben. Am Ende reicht die Zeit, in der Phantasie alt zu werden, und Oskar kann beruhigt Abschied nehmen vom Leben, denn er hat ja sein Leben in der Phantasie – mit Hilfe der Dame in Rosa – gelebt.

Auch die Studie von Moon über »Culture and the sociology of sexuality« (2008, S. 201) zeigt die Verarbeitung von Tiefpunkten und die enorme Anstrengung von Menschen, denen solche Belastungen widerfahren, wieder Kohärenz und Bedeutung in ihren Identitätsentwurf zu bringen: »People work hard to a sense of coherence and some have to work harder than others«. In diesem Zusammenhang ist allerdings auf einen naiven Glauben an eine stetige Aufwärtsentwicklung und auch eine gewisse Selbstüberschätzung hinzuweisen – vielleicht gibt dies jemandem aber die Kraft, schwere Belastungen zu überstehen und in die eigene Identität zu integrieren. In ihrer Studie »Better than average and better with time« haben Kanten und Teigen (2008) nämlich herausgefunden, dass der eigene Entwicklungsstand in fünf Jahren als höher als der jetzige eingestuft wird und dass man davon ausgeht, dass man mehr Fortschritte als andere macht: Der soziale Vergleich ist also auch im Erwachsenenalter eine der wichtigsten Quellen für die Identitätsentwicklung (Gaines et al., 2005). In ähnlicher Weise beschreiben Ross und Wilson (2003) in »Autobiographical memory and conceptions of self: Getting better all the time« die weitgehend positive Einschätzung der eigenen zukünftigen Identitätsentwicklung. Dieser »optimistische Fehlschluss« kontrastiert mit der eher negativen und kritischen Sicht, die wir in Selbstzeugnissen von Schriftstellen finden, wie im Folgenden zu zeigen sein wird.

Das Ringen um Identität in Selbstzeugnissen: Bin ich das? Oder das?

Nach dem Ansatz der *possible selves* von Kegan (1986) nimmt das Individuum unterschiedliche Rollen in unterschiedlichen Kontexten an und integriert diese in seine Identität. Trotz dieser verschiedenen Rollen erlebt man sich über die Zeit und in verschiedenen Situationen als kohärent. Schriftliche Selbstzeugnisse und Selbstbildnisse legen Zeugnis von dieser Identitätsarbeit ab.

Schreiben ist für Jugendliche besonders wichtig, sie treten in Austausch mit einem Du (Tagebücher, Blogs, Chatrooms). Tagebücher sind Möglichkeiten der Identitätsexploration, die vor allem im Jugendalter früher sehr populär waren, aber auch heute noch genutzt werden. Sie haben, wie bereits beschrieben, vor allem das Ziel der Konturierung der Identität und des »Sich-etwas-vom-Herzen-Schreibens«, oft in enger Bezugnahme zu einem Du, sind also Ausdruck der relational konstruierten Identität (vgl. auch Kap. 4 und 5). Sie enthalten aber auch Erprobungen negativer Identitätsaspekte, wie etwa normbrechendes Verhalten (»Wir haben 'ne Runde Trips eingeschmissen«, »Wir haben in dem Laden was mitgehen lassen«; Seiffge-Krenke, 2010b, S. 134), wiederum in engem Bezug zur Peergruppe, was auch in der gemeinsamen Ablehnung traditioneller Kleidung und Haarschnitte deutlich wird.

Bei Autobiographien und Werken, die sich an die eigene Lebensgeschichte anlehnen, ist auffällig, wie relativ stark das Selbst und weniger das Du im Zentrum steht. In ihrer Arbeit über literarische Gestaltungen der Identitätsproblematik schilderte Heidi Gidion (2005), dass für viele Schriftsteller die Identität ganz eng mit dem Schreiben verbunden ist, z. B. bei Sylvia Plath: »Meine einzige Identität ist die des Schreibens. Nur während ich schreibe, bin ich bei mir, weiß ich, wer ich bin« (S. 22). Schreibblockaden bringen dann regelrechte Identitätskrisen hervor, z. B. bei Rilke, den Lou Andreas-Salomé in einer solchen Krise mit den Worten aufgerichtet hat: »Du bist, denn Du schreibst ja!« (Gidion, 2005, S. 76) Auch der Suizid von Hemingway kann mit der Unfähigkeit zu schreiben nach seiner schweren Erkrankung in Zusammenhang gebracht werden (Hotchner, 1990). Zweifel an der eigenen Identität sind in diesen Selbstzeugnissen häufig und alternative Entwürfe führen beim Leser zu großer Verwirrung. So schilderte Ingeborg Bachmann in ihrem Roman *Malina* (1971) drei voneinander getrennte Personen, die als abgespaltene Teile der eigenen Identität aufgefasst werden können. Auch im *Mann ohne Eigenschaften* von Robert Musil wird eine klare Identität verweigert und ein Plädoyer für den Möglichkeitssinn, für die andere Identität, gehalten.

Das Nachspüren nach dem Kind, welches man früher war, fällt oft negativ aus. So fällt auf, dass Ausdrücke und Sätze gebraucht werden wie: »Ich war am falschen Ort«, »Ich hatte das Gefühl, fehl am Platz zu sein«, »Ich habe 50 Jahren gebraucht, um mich an *Edward* zu gewöhnen« (Beispiele aus Gidion, 2005, S. 52) und dass eine klare Identität verweigert wird (»Ich erlebe mich als ein Gewirr fließender Strömungen«, »Ich bin nicht die, die ihr in mir seht«), etwa beim »Ich ohne Gewähr« bei Bachmann (S. 69). Zugleich wird die Bedeutung biographischer Einschnitte für die Identität betont (z. B. in *Der Wendepunkt* von Klaus Mann). Bei der Erinnerungsarbeit wird verstanden, dass das schreibende Ich und das Kind, das man konstruiert, durch eine lange Zeit, z. B. durch 40 Jahre, getrennt sind.

Auch die Selbstportraits von Malern (z. B. jene van Goghs, Rembrandts oder Dürers) sind Zeugnisse für die Beschäftigung mit der eigenen Identität, ihrer Körperlichkeit und Veränderung über die Zeit. Der Wandel der Identität ist in den Selbstbildnissen von Edvard Munch besonders eindrucksvoll dargestellt.

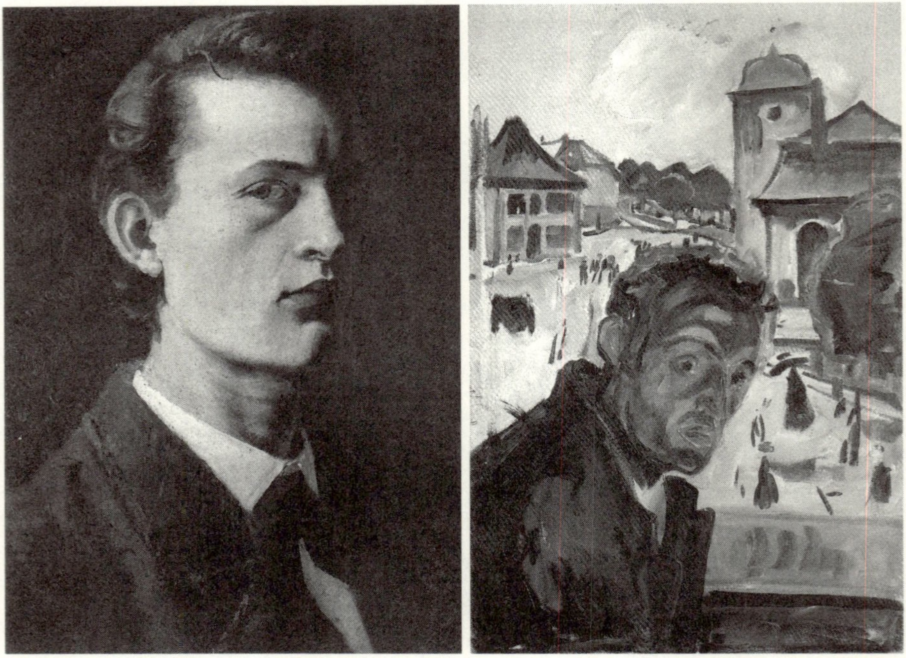

Abbildung 6a und b: Edvard Munch mit 18 Jahren und mit 53 Jahren

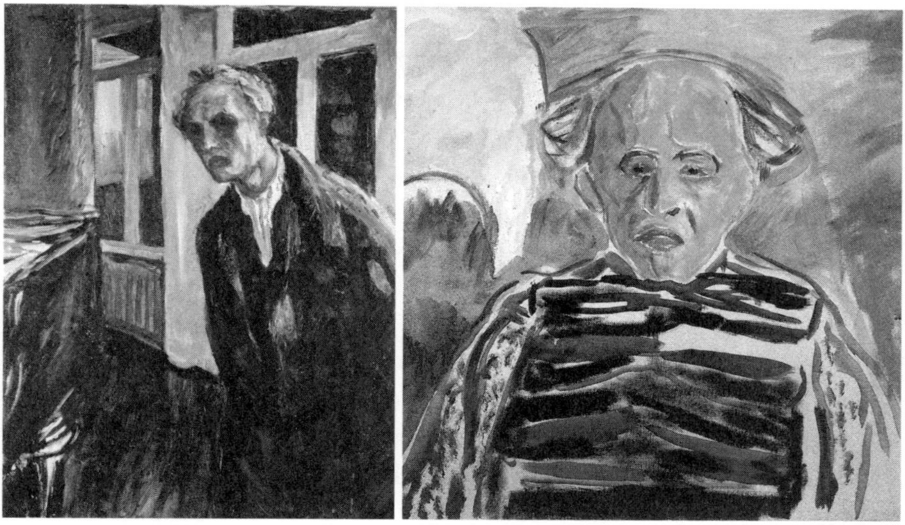

Abbildung 7a und b: Munch mit 60 Jahren und mit 77 Jahren

Edvard Munch (1863 geboren) war 18 Jahre alt, als er das linke Selbstbildnis malte. Der Blick ist kritisch, Teile des Gesichts sind stark verschattet. Munchs Mutter, die fünf Kinder bekam, starb mit 30, als er 6 Jahre alt war. Er hat auf dem Bild den Blick von jemandem, dem man nichts mehr vormachen kann. Rechts ist ein Selbstbildnis in Bergen aus dem Jahr 1916 zu sehen. Munch war nun 53 Jahre, hatte gerade ein Landhaus gekauft, in das er sich ganz zurückziehen und wo er allein leben würde. Auf dem Bild wirkt er entfremdet, vom Leben gezeichnet. Nur Egon Schiele hat noch derart radikale Selbstbildnisse von sich gemalt. Munch sagte dazu: »Warum war ich nicht wie andere? Warum wurde ich geboren, ohne darum gebeten zu sein?« (Schneede, 1988, S. 23 f.)

Das linke Selbstbildnis als Nachtwandler, 1923 gemalt, zeigt Munch als 60-Jährigen. Er hatte Aufenthalte in Sanatorien wegen Alkoholproblemen und Depressionen hinter sich und sprach von seiner Lebensangst. Die verschatteten Augen sind Ausdruck von Isolation und Angst: »Die Lebensangst hat mich begleitet, so lange ich denken kann. Einsamer Weg, dann habe ich mich wieder ins Menschengetümmel gestürzt und dann wieder einsam meinen Weg verfolgt. Abgrund. Den Weg muss ich verfolgen, bis ich in den Abgrund stürze«. Sein letztes Selbstportrait malte er 1940, mit 77 Jahren. Sein Körper scheint schon in Auflösung begriffen, fast skelettartig. Munch starb 1944.

Überlegungen für Beratung und Therapie

Identitätsentwicklung und phasenabhängige Identitätskonflikte werden ein Leben lang andauern und in unterschiedlicher Heftigkeit und Dramatik zum Ausdruck kommen (Bohleber, 1987). In diesem Kapitel wurde bislang ein besonderes Augenmerk auf die Identitätsentwicklung in Kindheit und Jugend gelegt, aber auch einige interessante Phänomene und Veränderungen im Erwachsenenalter beschrieben.

In der therapeutischen Arbeit mit Kindern, Jugendlichen und deren Eltern kann die Vermittlung von Kenntnissen sinnvoll sein, z. B. darüber, dass Identität und Körper zusammengehören, dass sich die Geschlechtsrollenidentität über einen sehr langen Zeitraum entwickelt und verändert, über die Frage, welche Funktion die Eltern in der Bestätigung der Geschlechtsidentität haben, welche wichtige Funktion aber auch den gleichgeschlechtlichen Freunden und Spielkameraden beim »Spiel an den Geschlechtergrenzen« zukommt.

Im Rahmen von Elternarbeit kann bei Kinder- und Jugendlichentherapien eine Aufklärung der Eltern über Varianzen in der Entwicklung und die sehr unterschiedlich langen Zeiten für die Integration des physisch reifen Körpers in die Identität notwendig werden. Wir haben diese Integration als zentrale Schnittstelle, die entweder zur Fortentwicklung oder zum Entwicklungszusammenbruch führt, kennengelernt. Bei der Integration des sich verändernden Körpers in Körperbild und Identität haben Jungen und Mädchen unterschiedliche Probleme, die es taktvoll wahrzunehmen gilt. Für Jungen ist die beginnende Testosteron-Produktion vor allem mit Problemen bei der Kontrolle der unspezifischen Erektionen verbunden, also einem starken Gefühl von Kontrollverlust, das sehr viel Abwehr hervorruft und notwendig macht; besonders Blos (1973/2001) hat dies beschrieben. Bei Mädchen ist die massive Reaktion der Umwelt auf die körperliche Entwicklung und die stark negative Sicht der körperlichen Veränderungen zu bedenken. Insbesondere Frühreife hat bei Mädchen massive negative Effekte; sie werden als sehr depressiv beschrieben. Frühreife ist besonders bei Mädchen aus dem südeuropäischen Raum, bei türkischen Mädchen und Übergewichtigen zu finden – das müssen Kinder- und Jugendlichentherapeuten bedenken.

Auch Erwachsenentherapeuten müssen zwischen der Identitätsentwicklung bei Männern und der bei Frauen differenzieren. Wie deutlich wurde, ist die problematischere Beziehung zwischen Ich und Körper-Ich bei Mädchen wie Frauen gleichermaßen stark ausgeprägt. Diese deutlich negative Sicht des Körpers ist ein

Phänomen, das sich seit Jahrzehnten unverändert in Normalpopulationen findet. Auffällig ist die – zumindest vordergründig – relative Robustheit der Identität von Männern gegenüber körperlichem Abbau und Veränderung. Die Psychoanalyse hat die sehr viel schwierigeren Identitätsentwürfe von Frauen beschrieben und u. a. auf die geschlechtliche Ähnlichkeit zwischen Mutter und Tochter zurückgeführt, aber auch die starke Abwehr von Passivität und Weiblichkeit bei Jungen und Männern. Es ist des Weiteren zwischen Geschlechtsidentitätskonfusion und Geschlechtsidentitätsstörung zu differenzieren. Therapeuten müssen auch zwischen pathologischem Narzissmus und einem narzisstischen Durchgangsstadium in der Identitätsentwicklung unterscheiden (vgl. Kap. 7, S. 175). Es wurde darüber hinaus auf die relative Selbstüberschätzung in der Identitätsarbeit (»getting better all the time«) hingewiesen – vielleicht ist dies eine narzisstische Gratifikation, die uns hilft, schwierigere Zeiten zu überstehen.

Identitätsarbeit in der Psychotherapie mit Jugendlichen und jungen Erwachsenen erfordert ein Verständnis dafür, dass Erwachsenwerden ein Projekt ist, das in eine Welt führt, die zunehmend unlesbar, uneinschätzbar, unvorhersehbar geworden ist, und dass das, was der Satz »Viele Seelen wohnen doch in meiner Brust« sagt, äußerst realistisch ist (bkj, 2002, S. 1). Schon Erikson wies darauf hin, dass zu abstinent erscheinende Psychoanalytiker in ihren Behandlungen oft Schiffbruch erleiden, weil in der Identitätsbildung von jungen Menschen sehr wesentlich ist, dass sie eine Antwort erhalten und dass ihnen Funktion und Status einer Person zuerkannt werden, die allmählich wächst und sich verändert. Im therapeutischen Prozess auch wichtig und zu beachten ist die Frage, wie die Entwicklung von Identität im Gespräch sichtbar wird. Wir haben die Veränderungen von Identität in Raum und Zeit und die Chancen etwa von schweren Belastungen aufgezeigt. Hier wäre zu fragen: Kann der Patient seine Identitätsentwicklung als Person darstellen? Führen diese Erfahrungen zu mehr Exploration, zur Suche nach Erklärungen und Bedeutung? Erlebt er sich selbst als Agent in dieser Entwicklung? Hat er verstanden, dass Krisen zu einer Identitätsreife und Veränderung führen können? Solche Fragen können Patienten ab der Adoleszenz beantworten, weil bei ihnen die narrative Identität bereits konstituiert ist (Habermas & Bluck, 2000).

Im therapeutischen Prozess muss außerdem beachtet werden, über welche Ressourcen der Patient verfügt (z. B. Internet- und Freundschaftsbeziehungen, wenn Eltern als Identifikationsmöglichkeit ausfallen). Diese Kompensationsmöglichkeiten werden uns in Kapitel 4 genauer beschäftigen, aber da in diesem Kapitel auf das Internet als identitätsstiftendes Medium eingegangen wurde, sei an dieser Stelle bereits erwähnt, dass es eine Ressource, aber auch eine Verführung sein kann. Es ist geplant, 2012 die Computerspielabhängigkeit als DSM-IV-Diagnose einzuführen und die DSM-IV-Kriterien für Suchterkrankungen in Anwendung zu bringen, nämlich Kontrollverlust, Entzugserscheinungen, Toleranzentwicklung, Schwierigkeit, Dosis und Zeitraum des Konsums zu kontrollieren, Einschränkung des sozialen Kontakts und Vernachlässigung alltäglicher Pflichten. Inzwischen gibt es in vielen Städten spezielle Ambulanzen für Internetabhängigkeit.

4. Kapitel Identität und Beziehungen: Der Einfluss der Familie

»Meine Mutter blieb winkend am Gartentor stehen, bis das Auto endgültig weg war. Für die Insassen des Autos ist die Mutter winzig geworden. Dann verschwand ihr äußeres Bild ganz. Das bedeutet für die Tochter, dass ihr inneres Bild riesengroß geworden ist«
Gabriele Wohmann, Ausflug mit der Mutter, 1978

Viele Theoretiker haben betont, dass sich die Identität in Beziehungen entwickelt, so beispielsweise George Herbert Mead (1934, S. 28) in der Sozialpsychologie: »Self and identity are in constant development through social interaction« – oder, in der Philosophie, Martin Buber (1979, S. 37): »Der Mensch wird am Du zum Ich«. Auch für den Beginn der Psychoanalyse war charakteristisch, und es wurde in späteren Konzeptionen der Objektbeziehungstheorie und Selbstpsychologie immer deutlicher, dass Identität ohne andere nicht möglich ist. Wie bereits Kapitel 3 zur Entwicklung der Identität verdeutlichte, gibt es enge Beziehungen zwischen Identitätsentwicklung und sozialen Beziehungen. Sehr viel Wissen über die eigene Identität stammt aus sozialen Interaktionen (Gaines et al., 2005), ein Aspekt, der uns in diesem Kapitel nun ausführlich beschäftigen wird.

Für Psychoanalytiker ist es naheliegend anzunehmen, dass die persönliche Identität durch Identifikationsprozesse zustande kommt und im Zuge einer gelingenden Separation die eigene unverwechselbare Identität immer mehr Gestalt annimmt. Die frühen Objektbeziehungen, die das Kind verinnerlicht hat, u. a. in Form von inneren Arbeitsmodellen von sich und anderen, werden für die weitere Identitätsentwicklung und Beziehungsgestaltung handlungsleitend. In klinisch auffälligen Familien ist es dagegen oft schwierig, eine Antwort auf die Frage: »Mit wem soll man sich identifizieren?«, zu geben. Auch aufgrund der zunehmenden Familienstrukturvarianten ist es oft schwierig, als Adoptivkind, als Stiefkind, als Ersatzkind, seine Identität zu finden. Eltern können durch ihre Separationsängste und ein unangemessenes Erziehungsverhalten die Identitätsentwicklung ihrer Kinder sehr behindern.

Identität aus Beziehungen

Es wurde im vorangegangenen Kapitel geschildert, dass sich die Identität in engem Austausch mit wichtigen anderen konstituiert. Auch die neurobiologische Basis zwischenmenschlicher Interaktionen ist nachgewiesen – man denke etwa an die Aktivierung von Spiegelneuronen (Hüther, 2005). Grundsätzlich verlangt die Möglichkeit der Reflexion über das Selbst ein Gegenüber, eine Resonanzfläche, durch die man sich erkennt und anerkannt fühlt. Wenn wichtige andere ausfallen, können Kinder, Jugendliche und Erwachsene sehr erfindungsreich sein, um mit einem phantasierten Gegenüber über ihre Identität ins Gespräch zu kommen.

Identitätsentwicklung als kontinuierliche Selbst-Objekt-Erfahrungen und Identifizierungen

Aus selbstpsychologischer Sicht wird angenommen, dass sich die Kohäsion der Identität durch kontinuierliche Selbst-Objekt-Erfahrungen während des Lebens entwickelt. Dabei ist die Identifizierung ein häufig vorkommender und wichtiger Prozess: Durch Identifizierung lernen wir; Freud sprach bekanntlich von der Aufrichtung des Objekts im Ich. Zu den neueren psychoanalytischen Arbeiten, welche die Entwicklung des Selbst beschreiben, gehört beispielsweise die Arbeit »The genesis of the self« von Meissner (2009). Aufbauend auf dem Ansatz Mahlers zur Separation-Individuation (vgl. Kap. 3, S. 43) betonte er, es sei wichtig, wie die Mutter mit Aggressionen des Kindes umgehe und dass sie klare Grenzen setzen müsse, nicht nur um Selbst und Objekt klar voneinander zu differenzieren, sondern auch um die Omnipotenzgefühle des Kindes einzudämmen und auf eine realistische Basis zu stellen. Wenn in der frühen Kindheit während der Wiederannäherungsphase die Erfahrung der eigenen Hilflosigkeit zu schmerzhaft ist oder zu abrupt einsetzt, ist der Prozess der Projektion und Introjektion gefährdet. Spaltungsprozesse, Grandiosität und eine eingeschränkte Sensibilität für das Gegenüber können die Folge sein.

Die Fähigkeit, auf andere bezogen zu sein, wird in einem längeren Prozess erworben. Damit ist deutlich, dass Separation nicht Isolation heißt, sondern Bezogenheit *trotz* separater Identität. Dies wird auch durch die entwicklungspsychologische Forschung unterstützt, die enge Beziehungen zwischen Empathie und Intersubjektivität auf der einen Seite und einem Bewusstsein des Selbst *(self awareness)* auf der anderen Seite gefunden hat (Decety & Meyer, 2008). Etwa zum gleichen Zeitpunkt, zu dem Kinder ihre eigenen Identität klar verbalisieren können, mit zwei Jahren, zeigen sie auch deutliche soziale Einfühlung in andere und helfen diesen, wenn es ihnen schlecht geht.

In entwicklungspsychologischen wie psychoanalytischen Konzepten (Seiffge-Krenke, 2001b; von Klitzing et al., 1999) wird hervorgehoben, dass der triadische Kontext bereits im Babyalter für eine optimale Identitätsentwicklung notwendig ist, denn Väter können den Separationsprozess zusätzlich unterstützen. In der ödipalen Phase werden durch Identifizierungen und Internalisierungen weitere wichtige Bausteine des Selbst erworben. Freud (1923, S. 259) sprach von »der frühen und bedeutsamen Identifizierung [...] mit dem Vater der Vorzeit«.

> In einer Fallvignette belegt Eickhoff (2011), welchen Schaden ein Patient nahm, der sich nicht mit seinem Vater identifizieren konnte. Er hatte die Identifizierung mit seinem Vater aktiv verweigert und konnte erst nach dessen Tod ein Stück weit die Vorstellung zulassen, auch Anteile von seinem Vater in sich zu haben. Während seiner Studienzeit und als junger Erwachsener konnte er keine nahen Beziehungen zulassen, hatte extreme Angst vor körperlichen Berührungen und Sexualität sowie starke Arbeitsstörungen. So gab er bei Prüfungen nur ein leeres Blatt ab. Eine halbwegs erfolgreiche Lebensführung war ihm nur möglich, weil er sich ein Double schuf, einen Kollegen, der vorgab, der Patient zu sein, und in bestimmten Situationen als der Patient auftrat.

Freud hat die frühe Imitation, aber auch die Identifizierung als Mechanismus der Entstehung innerer Objekte beschrieben und die Ableitung der Identifizierung aus der Oralität (über die Introjektion) betont. Diese Ideen wurden später von den Selbstpsychologen, aber auch den Objektbeziehungstheoretikern aufgegriffen und erweitert. Otto Kernberg (1975), beispielweise, geht von einem dreiphasigen Identitätsentwicklungsmodell aus, in dem die Phasen der Introjektion (die Internalisierung spezifischer Affektmuster und Attribute ohne vollständige Integration in das Selbstbild), der Identifikation (die Übernahme spezifischer Rollenmuster des Selbst gegenüber anderen) und der endgültigen Identitätsformation (die Synthetisierung der diversen Identifikationen zu einer Wunschgestalt) durchlaufen werden. Wie in Kapitel 3 beschrieben wurde, ist die Identifikation mit dem gleichgeschlechtlichen Elternteil eine wesentliche Hilfe bei der Identitätskonstruktion.

Dass die Identität im Wesentlichen aus sozialen Beziehungen entsteht und sich mit diesen verändert (*self as relational;* Meissner, 2009), wird in der Latenz und

Adoleszenz immer deutlicher. Die elterlichen Einflüsse wirken weiterhin nicht nur über Identifizierungsprozesse, sondern auch durch den elterlichen Erziehungsstil, d. h. darüber, wie Eltern mit Impulsen, Verhaltensweisen und möglicherweise ganz anders gearteten Charaktereigenschaften ihres Kindes umgehen. Die Adoleszenz bringt dann die Möglichkeit der zweiten Individuation mit sich – die endgültige Ablösung von den frühen Objekten –, was, wie Blos (1973/2001) beschrieben hat, einen inneren Objektverlust beinhaltet.

Wir wissen heute, das frühe Identifizierungen erhalten bleiben und es weniger zu einem Wegfall alter und eher zu einer Öffnung für neue Identitätsaspekte kommt, etwa erfahren über Personen (Erwachsene, vor allem aber Gleichaltrige), zu denen ein neuer Kontakt entsteht. Diese Öffnung ist ein neuer und wichtiger Prozess, der nicht allen gleichermaßen gelingt, wie im weiteren Verlauf dieses Kapitels noch zu zeigen sein wird. Charakteristisch für die Identitätsentwicklung ab der Adoleszenz ist nicht nur ein Gefühl von Einzigartigkeit, sondern auch eine zeitliche Dimension der Identität, das Ich in Gegenwart, Vergangenheit und Zukunft, auch auf der Beziehungsebene. Das Identitätserleben erweitert sich ständig, es kommt zu einem Gefühl der Selbststabilität und Kontinuität über die Zeit hinweg, aber auch im Erleben mit verschiedenen Interaktionspartnern.

Für Erikson beginnt die eigentliche Identitätsentwicklung erst, wenn die früheren Identifizierungen nicht mehr länger sinnvoll sind (»Identity formation, finally, begins where the usefulness of identification ends. It arises from […] childhood assimilations and their absorption into a new configuration«; Erikson, 1968, S. 159). Natürlich übernehmen Kinder, bewusst oder unbewusst, zunächst durch identifikatorische Prozesse Verhaltensweisen, Einstellungen, Werte von ihren Eltern. Wenn sie sich auf solche frühen Identifikationen dauerhaft verließen, dann würde das die weitere Identitätsentwicklung eines jungen Erwachsenen doch sehr beeinträchtigen. In Kapitel 2 haben wir eine solche ungünstige Übernahme ohne eigene Exploration als den Identitätsstatus *foreclosure* beschrieben. Idealerweise würde man einige Identifikationen beibehalten, andere eher modifizieren und neue Erfahrungen in die Identität aufnehmen. Auf diese Weise könnten sich junge Leute einerseits gesund entwickeln und in gewisser Weise ihren Eltern ähnlich bleiben, andererseits aber auch individuieren, um ein einzigartiges, besonderes Individuum zu werden.

Wir haben gesehen, dass bei der Entwicklung der Identität ab der Adoleszenz auch verstärkt mit verschiedenen Identitätsentwürfen gespielt wird – ein Entwicklungsprozess, der sich heutzutage bis ins junge Erwachsenenalter hinzieht (Côté &

Schwartz, 2002). Während die Psychoanalyse eher einen konflikthaften, disruptiven Übergang beschreibt, und zwar auf der Grundlage der Prozesse, die man bei Patienten beobachtet, bei denen andere häufig für die Identitätsentwicklung wenig hilfreich waren, betont die Entwicklungspsychologie eher eine allmähliche, kontinuierliche Identitätsentwicklung im Übergang zwischen Jugendalter und jungem Erwachsenenalter und sieht wichtige andere als Ressourcen.

Die Bedeutung einer sicheren Bindung

Zu dieser zuletzt skizzierten Sicht haben vor allem Bindungstheorie (Bowlby, 1980) und Bindungsforschung beigetragen. Zahlreiche Ergebnisse der Bindungsforschung belegen eine enge Verzahnung zwischen der Entwicklung des Selbst, der Identität und den sozialen Beziehungen. So etwa konnte eine enge Verbindung zwischen mütterlicher Feinfühligkeit und kindlicher Ich-Entwicklung nachgewiesen werden, ebenso die Selbst-Objekt-Differenzierung in diesen Beziehungen, und es konnte gezeigt werden, wie sich die Zuschreibung eigener Emotionen bzw. die Wahrnehmung fremder Emotionen aus diesen frühen Beziehungen entwickeln. Auch die Konzeption des inneren Arbeitsmodells von sich und anderen ist letztendlich ein Hinweis auf eine solche enge Verzahnung zwischen Selbst und sozialen Beziehungen. Dieses kognitive Schema des Arbeitsmodells umfasst Erwartungen an die eigene Person in Bezug auf Kompetenz und Attraktivität bzw. die Wahrnehmung von anderen als hilfreich und zugewandt und ist für alle zukünftigen Identitätsexplorationen und Beziehungsgestaltungen handlungsleitend. Es ist bemerkenswert, dass die Metaanalyse von Bakermans-Kranenburg und van IJzendoorn (2009), die insgesamt 200 Studien mit 10 500 AAIs (Adult Attachment Interviews) zusammenfassten, keine Unterschiede in der Bindungsqualität zu Müttern und Vätern fand.

Was das innere Arbeitsmodell vom Selbst und von anderen angeht, so ist des Weiteren zu beachten, dass die Konkordanz, d. h. die Übereinstimmung zwischen Eltern und Kind im inneren Arbeitsmodell, hoch ist – sie machte zwischen 66 % und 82 % aus. Die Stabilität zwischen einzelnen Messungen bei der gleichen Person ist ebenfalls hoch, sie variiert zwischen 64 % und 90 % (Seiffge-Krenke, 2010 b). Die Bindungsforschung zeigt, zusammengefasst, dass innere Arbeitsmodelle von sich und anderen schon früh existieren – der Fremde-Situations-Test wird ab dem Alter von 18 Monaten eingesetzt –, zeitlich relativ stabil bleiben und den Arbeitsmodellen der Eltern ähneln. Dabei scheinen Väter und Mütter trotz des unterschiedlich großen zeitlichen Engagements für ihre Kinder gleichermaßen zu einem sicheren Arbeitsmodell von sich und anderen beizutragen, das sich bei etwa 50 % der Personen in Normalpopulationen findet. In klinischen Gruppen sind dagegen nur noch rund 13 % sicher gebunden.

Kreative Hilfen bei der Identitätsentwicklung im Beziehungskontext

Die Entwicklung der Identität in enger Bezogenheit zum Du wird besonders an Konstruktionen deutlich, die entwickelt werden, wenn beispielsweise die Eltern als Identifizierungsobjekte ausfallen oder kein Gegenüber da ist, das einem als Gesprächspartner für den eigenen Identitätsentwurf zur Verfügung steht. Die Adoleszenz ist, wie beschrieben, eine Zeitspanne des Umbruchs, des Infragestellens und auch der kreativen Produktion. Entsprechend werden hier Phantasien für die Identitätsentwicklung besonders wichtig, z. B. der »Familienroman«. Freud (1909) beschrieb, dass Kinder eine glamourösere Familie erfinden, um in der Lage zu sein, die Eltern zu idealisieren. Nach Blos (1973/2001) ist dies der typische Tagtraum der Adoleszenz. Er enthält als wesentliche Merkmale die Statuserhöhung des Kindes, die Unterstellung einer außerehelichen Beziehung der Mutter, die Statuserhöhung des Vaters und die Zuordnung der Geschwister als Bastarde. Wir sehen an dieser Konstruktion sehr schön die Verbindung zwischen einer Erschaffung des Selbst, d. h. narzisstischen Aspekten, und sozialen Bezügen.

Auch imaginäre Freunde sind eine Möglichkeit der Identitätsexploration. Sie werden bei Kindern frühestens ab dem 3. Lebensjahr bemerkt, was auf die Notwendigkeit der internalisierten Selbst- und Objektrepräsentanzen hinweist. Interviews mit Eltern, Kindern und Erwachsenen zeigen, dass viele vergessen haben, dass sie einmal einen imaginären Gefährten konstruiert haben. In unserer Tagebuchstudie konnten wir aber eindeutig nachweisen, dass das Tagebuch wie ein guter Freund angesprochen wird und ein fortgesetzter Dialog mit diesem »Du« stattfindet. In Kapitel 3 wurde auch die Bedeutung des expressiven Schreibens für die Identitätsbildung herausgearbeitet.

Ein imaginärer Gefährte hat eindeutigen Objektcharakter, besitzt einen Namen, ein Geschlecht, ein genau definiertes Aussehen und ist mit sehr individuellen Wesenszügen ausgestattet, die der Konstrukteur auch im Laufe der Zeit beliebig verändern kann. Konstrukteur und imaginärer Gefährte sind demnach klar voneinander getrennt, mit eigenständiger Identität. Die meisten Phantasiefreunde werden nicht ins Erwachsenenalter übernommen, sondern verlieren ihre Funktion in der Kindheit. Oft ersetzt ein Phantasiefreund den anderen, d.h. durch einen neuen Namen und verschiedene Charaktereigenschaften, so wie der Konstrukteur auch seine eigene Identität verändert.

Imaginäre Freunde sind nicht selten (zwischen 18 und 30% der Kinder haben einen solchen Freund; Seiffge-Krenke, 2000). Bei der Modellierung und Restrukturierung der Identität ist es sicher hilfreich, wenn diese Phantasiegestalten dem Konstrukteur ähnlich sind. Dies ist auch der Grund dafür, dass die meisten Phantasiefreunde gleichaltrig sind und das gleiche Geschlecht haben (Taylor, 1999). Benson (1980) hat die unterschiedliche Funktion von imaginären Gefährten bei Jugendlichen, vor allem den narzisstischen Schutz *(narcissistic guardian)*, hervorgehoben. Solche Gefährten helfen, ein Größenselbst aufrechtzuerhalten, eine grandiose Karriere in der Phantasie zu planen, und sind ein Trost angesichts der eigenen Grenzen und Beschränkungen. Eine solche Phantasie immunisiert gegenüber einer überstarken kränkenden Realität und erlaubt eine Projektion eigener nichtakzeptabler Gefühle auf den imaginären Gefährten im Sinne eines negativen Selbst. Sie ermöglicht auch ein fortgesetztes Gespräch, wenn wichtige andere Bezugs- bzw. Bindungspersonen ausfallen. Auffällig häufig werden imaginäre Freunde nämlich von Kindern und Jugendlichen entwickelt, die sich allein fühlen und die schwere Belastungen zu tragen haben.

»Sie spielte viele Rollen. Da ich nie eine Schwester hatte, war sie eine Zeitlang meine Schwester. Sie gab mir Rat, sie tröstete mich, wenn ich Angst hatte« – so die 10-jährige Jessica über eine von ihr geschaffene Phantasiegefährtin (Taylor, 1999).

Hanns-Josef Ortheil (2011, S. 52), der in der Einsamkeit einer stummen Mutter aufwuchs, hatte kurzzeitig einen Phantasiefreund: »Da ich weder gute Freunde, geschweige denn einen richtigen, guten Freund hatte, dachte ich mir ab und zu einen aus. Mein Freund hieß Georg. Georg war stark und freundlich und etwas größer als ich. Leider war er nicht immer da, wenn ich mich auf dem Kinderspielplatz aufhielt, doch wenn ich ihn dringend brauchte, kam er meist rasch vorbei und setzte sich neben mich, und dann spielten wir zu zweit oder unterhielten uns über die Zeitschriften, die wir uns gegenseitig ausgeliehen hatten.«

Die berühmte mexikanische Malerin Frida Kahlo hatte eine imaginäre Gefährtin, die sie auch in ihrem Tagebuch beschrieb und auf die sie sich später in einem ihrer Bilder mit den zwei Fridas bezog, wo sie sich in traditioneller und moderner Kleidung, zwischen den Kulturen, darstellte. Frida war das dritte Kind des deutschen Einwanderers Wilhelm Kahlo, der in erster Ehe mit einer Mexikanerin verheiratet war, die im Kindbett starb. Noch in der Todesnacht machte Kahlo Fridas späterer Mutter einen Antrag. Die beiden Mädchen aus erster Ehe kamen ins Heim. Frida hat ihre Mutter immer als kalt und herzlos dargestellt und gemalt, wie sie von einer eingeborenen Amme gestillt wurde. Von vielen Autoren wird Frida als einsames Kind beschrieben. Sie entwickelte ihre Phantasiefreundin, als sie 6 Jahre alt war; zu dieser Zeit erkrankte sie auch an Kinderlähmung. In ihrem Tagebuch schrieb Frida: »Als ich 6 war, hatte ich eine Phantasiefreundin. Ich kann mich nicht mehr an ihr Aussehen erinnern, aber ich weiß, sie lachte viel. Ich habe in den Himmel eine Tür gezeichnet. Durch die ging ich hindurch und traf mich mit ihr in dem Laden Pizon. Dort wartete sie immer auf mich. Sie war sehr beweglich und tanzte schwerelos. Ich verfolgte sie mit den Augen, während sie tanzte. Ich vertraute ihr alle meine Geheimnisse an. An Einzelheiten dieser Geheimnisse kann ich mich nicht mehr erinnern, aber sie war immer da, und ich habe 34 Jahre mit ihr verbracht. Die imaginäre Tür, durch die ich trat, konnte ich mit einer Hand auslöschen, und dann war sie verschwunden« (Jamis, 2006, S. 28).

Die Schwerelosigkeit der Phantasiefreundin kontrastierte mit Fridas körperlich sehr eingeschränktem Leben. Später war sie nach einem schweren Unfall schwerfällig und gehbehindert, hat viel Zeit im Bett, immobilisiert, verbracht. Der narzisstische Schutz als eine der Funktionen von Phantasiefreunden ist also bei Frida Kahlo besonders offenkundig.

Im Erwachsenalter kommen solche Konstruktionen eher selten vor, vielleicht, weil die Identitätsentwicklung weitgehend abgeschlossen ist oder eher Möglichkeiten zur Kompensation narzisstischer Kränkungen oder des Ausfalls von Beziehungen bestehen. In *Wer hat Angst vor Virginia Wolf* beschrieb Edward Albee (1963), dass ein kinderloses Paar ein imaginäres Kind kreierte, das die Beziehung stabilisierte. Gelegentlich kommen die beschriebenen Phantasiekonstruktionen auch bei älteren, einsamen Personen vor. O'Mahony, Nawroz und Ferguson (1990) schilderten Fälle von einsamen über 80-Jährigen, die nach langjähriger Ehe verwitwet waren. Alle waren kognitiv intakt und wiesen keine Störungen auf. Teilweise war der imaginäre Gefährte die wiedergekehrte Ehefrau, die den alten Herrn begleitete. Dies verweist auf die große Bedeutung von Partnerbeziehungen für die Identität, worauf ich in Kapitel 5 näher eingehen werde.

Was haben Eltern mit der Identitätsentwicklung ihrer Kinder zu tun?

Wie schon gerade ausgeführt, legen Eltern den Grundstein für unsichere Bindungsmuster mit einem negativen Bild vom Selbst und auch von anderen. Darüber hinaus können sie das Kind im Extremfall als Container für ihre eigenen Ängste und Gefühle benutzen, mit schwerwiegenden Folgen im Sinne der Bildung eines falschen Selbst. Sie können ferner durch ihren Autonomie fördernden Erziehungsstil die Identität ihrer Kinder zur Entfaltung bringen, andererseits aber durch ihre Separationsängste und ein unangemessene Erziehungsverhalten die Identitätsentwicklung ihrer Kinder sehr behindern.

Das Kind als Selbstobjekt der Eltern oder als »kleiner Tyrann« – eine »ganz normale Entwicklung«?

Im klinischen Alltag begegnen wir sehr häufig Patienten, die in ihrer Identitätsentwicklung eingeschränkt werden, weil sie für ihre Eltern von großer Bedeutung sind. Bereits vor einigen Jahrzehnten wurde beschrieben, dass Eltern Selbstaspekte delegieren und projizieren, indem etwa die Kinder Aspekte des idealen Selbst oder aber des Sündenbocks übernehmen (Richter, 1963). Kinder werden aber auch zum Container der Ängste der Eltern (Bion, 1962; Fraiberg et al., 1975). Diese und weitere pathologische Einflussfaktoren werden uns noch beschäftigen. In diesem Abschnitt geht es zunächst um Veränderungen, die breite Bevölkerungsschichten betreffen und sich in den letzten Jahrzehnten ereignet haben. Es hat nämlich einen gesellschaftlichen Wandel gegeben, bei dem Kindern ein immer größerer Wert zugemessen wurde, ein Phänomen, das bei der Identitätsbildung im familiären Kontext zu bedenken ist. Medial werden Kinder als gelungene Selbstobjekte inszeniert, die man beliebig vermehren und in allen Farben adoptieren kann (Seiffge-Krenke & Schneider, 2012). Für breite Schichten der Gesellschaft gilt also, dass Kinder einen enormen Wert für ihre Eltern haben, ohne dass dies bei ihnen notwendigerweise zu einer massiven Pathologie führen muss.

Im Zuge eines veränderten Erziehungsstils, d. h. eines stark verständnisorientierten Erziehungsstils bei Wegfall autoritärer und einer Zunahme psychologischer Kontrolle, können Probleme in der Grenzsetzung entstehen – mit Auswirkungen auf die Identitätsbildung der Kinder. Schon vor einigen Jahren gab es Bücher, die die »kleinen Tyrannen« beschrieben (Prekop, 2006, Erstauflage 1988) und auf das entgrenzte Verhalten dieser Kinder mit kritisch zu sehenden therapeutischen Angeboten geantwortet haben, beispielsweise der Festhaltetherapie. Prekop behauptet, herrschsüchtige Menschen habe es schon immer gegeben, aber noch nie in dieser Anhäufung bei Kindern. Eltern fühlten sich durch ihr Kind versklavt und ausgenommen und könnten ihre Kinder weder durch Lob noch Tadel erreichen. Diese Kinder könnten zwar alles nehmen, aber wenig geben. Empathie gegenüber anderen scheine zu fehlen. Diese würden lediglich als Objekte der Wunscherfüllung gesehen und so instrumentalisiert. In der Berufswahl sei oft ein naives Größenselbst bestimmend (»dann werde ich Bundeskanzler«). Die Konsequenzen allerdings, die Prekop therapeutisch aus diesen Beobachtungen zieht, sind fatal.

Weitere familiäre Merkmale, die sich verändert haben und für die Identitätsbildung relevant sein könnten, sind familienstruktureller Art. Dazu zählt die Tatsache, dass wir seit geraumer Zeit kleinere Familie haben, also weniger Möglichkeiten zur Identifikation, und eine Zunahme an Trennungsfamilien und Patchwork-Familien vorfinden, so dass die Identifikationsmöglichkeiten stärker eingeschränkt sind, auf der anderen Seite aber diverser und vielfältiger geworden sind. Die größere Mobilität der Eltern (häufige Umzüge) hat für eine nicht unerhebliche Zahl von Kindern und Jugendlichen zu einer Herauslösung aus dem bisherigen Entwicklungskontext geführt, was als Herausforderung, aber auch als Belastung für die weitere Identitätsentwicklung gewertet werden kann. Auch die zunehmende Berufstätigkeit von Müttern kann – im Sinne einer Identifikation mit einem beruflichen weiblichen Rollenmodell – ein Gewinn sein, bedeutet möglicherweise aber auch ein Defizit, weil die Mütter auf diese Weise weniger zu Hause sind und damit auch weniger als Identifikationsmodell zur Verfügung stehen.

Identitätsstatus und Familie

Beziehungen zwischen familiären Aufwuchsbedingungen und Identitätsstatus wurden schon früh bemerkt. Nach Waterman (1999) lassen sich zwei Weisen voneinander abgrenzen, wie Eltern die Identitätsentwicklung ihrer heranwachsenden Kinder beeinflussen. Danach fungieren Eltern einerseits über eine lange Zeit hinweg als soziale Modelle für ihre Kinder, andererseits hat die spezifische Familieninteraktion Auswirkungen darauf, wie bestimmte Entwicklungsaufgaben und die Neustrukturierung der Identität bewältigt werden. Ein Stagnieren von Jugendlichen oder jungen Erwachsenen im Foreclosure-Status (übernommene Identität im Sinne von Marcia, vgl. Kap. 2, S. 26) ist dann zu erwarten, wenn eine starke Identifikation mit einem oder beiden Elternteilen vorliegt und die Eltern die Erwartung hegen, dass ihre Kinder den familiären Traditionen bezüglich Beruf, Religion oder Politik nachfolgen. Systemisch betrachtet handelt es sich dabei um ein geschlossenes Familienparadigma. Für Jugendliche ist es dann naheliegend, die elterlichen Ansprüche und deren Identitätsmodelle als eigene zu übernehmen, bzw. sie bekommen psychische Probleme, wenn sie andere Identitätsentwürfe verfolgen wollen (vgl. Fall Daniel, S. 89).

Eine weitere Einflussgröße, die Waterman nannte, ist der elterliche Erziehungsstil. Bei einem demokratischen, autoritativen Erziehungsstil geht Waterman davon aus, dass sich im Laufe der Kindheit Präferenzen und Interessen herausbilden und der elterliche Erziehungsstil die Explorationsbemühungen bei Heranwachsenden weiterhin unterstützt, während sowohl ein autoritärer als auch ein vernachlässigender Stil mit großer Wahrscheinlichkeit zu *foreclosure* oder *diffusion* führen. Jugendliche im Moratorium schildern sich meist als sehr ambivalent in Bezug auf ihr Verhältnis zu ihren Eltern. Sie scheinen regelrecht verstrickt zu sein in ein Hickhack ödipaler Kämpfe. Jugendliche mit dem Foreclosure-Status beschreiben ihre familiären Beziehungen als nah, liebevoll und kindzentriert, geben aber gleichzeitig an, die familiäre Atmosphäre sei von dem Wunsch der Eltern geprägt, den Familienwerten zu entsprechen. Diffuse Personen schildern ihre Familie als eher distanziert und zurückweisend.

Es hat sich als sinnvoll erwiesen, das Konzept der *Barrieren* auf die Identitätsentwicklung zu übertragen, da die Lebensumstände unmittelbar auf die explorativen Prozesse Einfluss nehmen (Nummer, 2007). Barrieren reflektieren Begrenzungen, die die Identitätsentwicklung des Individuums erschweren und jenseits der persönlichen, aber auch der familiären Kontrolle und Einflussnahme sind. Einen jungen Mann, der keinerlei finanzielle Unterstützung erhält, wenig Schulbildung und kein Rollenvorbild hat und einen Job in einem Fast-Food-Restaurant annimmt, würde man gemäß dem Foreclosure-Identitätsstatus kategorisieren. Dieser Identitätsstatus wird ihm im Interview zugeschrieben, weil er keine anderen Karriereoptionen in Betracht gezogen hat. Dem Sohn eines Arztes, der sich im Einvernehmen mit seiner Familie dafür entscheidet, den Beruf eines Mediziners anzustreben, wird ebenfalls eine übernommene Identität *(foreclosure)* attestiert. Während man dem jungen Mann bei McDonald's an der Theke unmittelbar zugesteht, dass äußere Umstände, die jenseits seiner persönlichen Kontrolle liegen, seine Exploration deutlich erschweren, wenn nicht sogar unmöglich gemacht haben, hätte der Arztsohn eigentlich, so der Augenschein, eine ganze Reihe anderer beruflicher Optionen gehabt, die er aber, aus welchen Gründen auch immer, nicht nutzte.

Das Konzept der Barrieren ist auch therapeutisch unmittelbar relevant. Yoder (2000) schlug vor, dieses Konzept der Barriere einzubeziehen, um auf die Weise einen kontextsensiblen Ansatz zu haben, denn für manche Patienten ist eine Exploration schlichtweg nicht möglich, auch wenn beispielsweise die familiären Bedingungen unterstützend und hilfreich sind. Nummer (2007) hat dies besonders bei chronisch kranken jungen Erwachsenen gefunden. Barrieren können entsprechend getrennt sowohl für das Explorationsverhalten als auch für das Commitment auftreten.

Eltern als Identitätsbremse: Elterliche Separationsängste und psychologische Kontrolle

Aus familienpsychologischer Sicht ist ferner zu beachten, dass die psychologische Kontrolle der Eltern (Barber, 2002) die Initiative des Kindes bremst, Autonomie verhindert und zu übernommener Identität und einem falschen Selbst führen kann – einem Konzept, das schon von Winnicott eingeführt wurde (vgl. Kap. 3, S. 42). Für unseren Zusammenhang besonders wichtig ist der Einfluss der psychologischen Kontrolle auf die Identitätsentwicklung. Barber, Stolz, Olsen & Maugham (2005) haben das intrusive Verhalten von Eltern beschrieben, das mit einer solchen psychologischen Kontrolle einhergeht. Diese Eltern üben Druck auf das Kind aus, indem sie in ihm Schuldgefühle hervorrufen oder manipulative Strategien anwenden, um es zu einem Verhalten in ihrem Sinne zu bringen. Dies interferiert aber mit der Entwicklung einer eigenständigen Identität. Das Kind macht etwas, was es nicht selbst ist und nicht selbst will. Die Schwierigkeit der Eltern, ihren Kindern eine eigenständige Identität zuzugestehen, hat also Folgen.

Die belgische Längsschnittstudie von Luyckx, Soenens, Vansteenkiste, Goossens und Berzonsky (2007) an jungen Erwachsenen und ihren Eltern hat in der Tat belegt, dass Eltern, wenn junge Erwachsene verstärkt explorieren, mit einer Zunahme psychologischer Kontrolle (intrusives Verhalten, Druck ausüben, damit die Kinder den eigenen Bedürfnissen und Erwartungen entsprechen) reagieren. Diese Zunahme der elterlichen psychologischen Kontrolle führte aber nicht zu der gewünschten Zunahme, sondern eher zu einer Abnahme in beiden Commitment-Dimensionen (zur Erinnerung: *commitment making,* d.h. eine Entscheidung treffen, und *identification with commitment,* d. h. Identifizierung mit der getroffenen Wahl; vgl. Kap. 2, S. 28). Die jungen Erwachsenen, die ihre Eltern als psychologisch kontrollierend erlebten, wurden zunehmend unschlüssig und unsicher. Über die Zeit nahmen beide Commitment-Dimensionen ab und die größere Angst und Unentschlossenheit führten sogar zu mehr Exploration, die wiederum die psychologische Kontrolle ihrer Eltern verstärkte. Eltern haben also Schwierigkeiten, die Exploration ihrer Kinder zu tolerieren, und junge Leute reagieren empfindlich auf eine Einschränkung. Aus therapeutischer Sicht ist besonders wichtig: Die Verstärkung der elterlichen psychologischen Kontrolle hatte negative Auswirkungen, sie verhinderte das, was sie anstrebte – die Kinder wichen in noch mehr Exploration bis hin zu ruminativer Exploration aus und konnten sich nicht für einen Identitätsentwurf entscheiden.

Neuere Studien von Kins, Soenens und Beyers (2011) griffen die elterliche Trennungsangst auf, die schon in den frühen Arbeiten von Margaret Mahler bemerkt wurde, und untersuchten sie empirisch im Hinblick auf die Tatsache, dass eigene Ängste der Eltern *(separation anxiety)* die Identitätsentwicklung der Kinder beeinträchtigten. In der Tat waren die elterlichen Trennungsängste einer der Hauptfaktoren, die für die Zunahme von psychologischer Kontrolle verantwortlich waren, um die Exploration des Kindes in Richtung einer eigenständigen Identität zu verhindern.

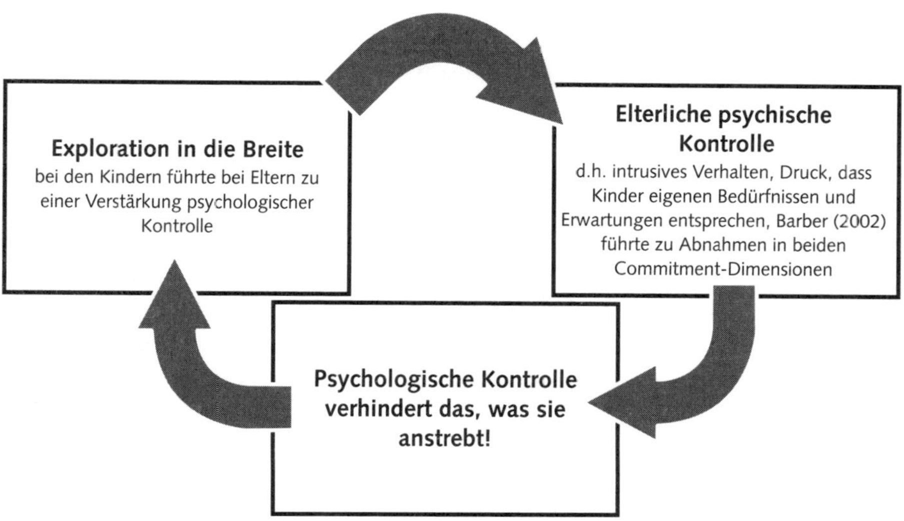

Abbildung 8: Psychologische Kontrolle und Störungen in der Identitätsbildung bei jungen Erwachsenen

Die psychoanalytische Therapie des 18-jährigen Daniel, dessen Vater seine Identität nicht akzeptiert, ist ein eindrucksvolles Beispiel dafür, wie in einem geschlossenen Familiensystem wenig Spielraum für eine eigenständige Exploration der Identität bleibt und wie sehr der Sohn seine Lebensberechtigung nur als Selbstobjekt des Vaters, gleichsam als »Spiegel des Vaters«, hat. Diese starke Zuschreibung und Einengung führt zu einer großen Identitätskonfusion und zahlreichen Symptomen.

Die Mutter rief beim Therapeuten an und berichtete besorgt über ihren Sohn. Er sei ein guter Schüler, spiele begeistert im Schultheater und nehme Schlagzeug-Unterricht. Ansonsten lebe er vollkommen zurückgezogen, spreche nur, wenn man ihn anrede, und auch dann nur sehr wenig. Auf einer Klassenfahrt habe er einen Suizidversuch unternommen. Er gehe nie mit Freunden aus. Als der Therapeut ihr erklärte, wie der Sohn die Praxis finden könne, meinte sie, sie könne ihn mit dem Auto bringen, er könne nicht Bus oder Zug fahren.

Der Patient kam wenige Wochen später; er war schlank, unauffällig dunkel gekleidet und trug eine Schirmmütze, die er tief ins Gesicht gezogen hatte. Er sprach ein sehr gewähltes Deutsch, sein Blick war vom Therapeuten abgewendet. Als der Therapeut nach dem Grund seines Kommens fragte, sagte er: »Ich weiß nicht, wer ich bin.« Er sei ein guter Schüler, habe aber auch den Eindruck, er müsse für seine Eltern perfekte Noten haben und erlebe sich als das schwarze Schaf in der Familie. Daniel berichtete dann begeistert von seinen Aktivitäten im Schultheater, wo er Hauptrollen spielte und kein Problem hatte, in eine vordefinierte Rolle zu schlüpfen. Das Theater sei für ihn einfacher als das normale Leben.

Es wurde dann deutlich, dass Daniel mit seinem Vater, einem Physiker, nicht reden konnte, sich von ihm wegen seiner andersartigen Interessen (Theater) ignoriert und abgelehnt fühlte. Der Patient war der einzige Sohn, den das Ehepaar nach drei Töchtern bekommen hatte. Zwischen ihm und der jüngsten Schwester lag ein großer zeitlicher Abstand von 11 Jahren. Der Vater war schon relativ alt, 59 Jahre. Die Mutter sah seine Begabung mehr als der Vater, hielt Daniel aber für lebensuntüchtig und seltsam. Der Sohn sei schon gegen Ende der Grundschulzeit auffällig geworden und hätte sich sozial isoliert. Im Gymnasium sei er dann einfach alleine geblieben und hätte sich damit abgefunden. Ihre Anstrengungen, ihn mit Spielen und kleinen Unternehmungen aus seinem »Loch« zu holen, hätten aber nicht gereicht. Er wirke auf andere sehr sonderbar und könne nur beim Theater oder beim Schlagzeug-Unterricht aus dieser Stimmung herausfinden.

Bereits im Erstgespräch hatte der Therapeut in der Gegenübertragung das Gefühl, die Vaterfigur zu sein, die sich im Gegensatz zum leiblichen Vater für die Schauspielerei und die Interessen des Patienten interessierte. Dem Therapeuten teilte sich auch der Druck des Vaters mit, sein Sohn möge sein naturwissenschaftliches Interesse und Talent zeigen.

In den folgenden Stunden sprach Daniel häufig von seiner starken Identitätsproblematik, schwieg dann und sah den Therapeuten erwartungsvoll an, was dieser als Einladung verstand, in die versorgende Mutter-Übertragung zu gehen. In der Anfangsphase der Therapie erwartete der Patient immer wieder, dass der Therapeut ein Thema vorgab, und er genoss es offensichtlich, wenn dieser seiner Selbstabwertung aufgrund seiner Schüchternheit, seiner Kreativitätslosigkeit und seines unattraktiveren Äußeren widersprach.

Es wurde deutlich, dass die Mutter sehr von der engen Beziehung zum Patienten profitierte und dass sie den Patienten zu Beginn der Therapie komplett versorgte, alle Telefonate für ihn erledigte, Kleider kaufte, ihn zum Arzt begleitete, ihn von Ausflügen der Messdiener abholte, wenn er sich unter Gleichaltrigen nicht wohlfühlte, usw. Erst um die 50. Stunde herum brachte der Patient leicht aggressiv zum Ausdruck, in welcher Weise die Mutter sich in sein Leben einmischte, und es wurde auch deutlich, dass der Patient die depressive Mutter stützte.

Daniel war auch in Bezug auf den Therapeuten stark in einer symbiotischen Beziehung eingebunden, indem er erwartete, dass der Therapeut seine momentane Stimmung spürte und sie benannte. Zugleich zeigten sich die Größenphantasien des Patienten, wenn er die Interventionen des Therapeuten abwertete, etwa mit Formulierungen wie: »Da liegen Sie vielleicht nicht ganz falsch«, oder: »Das trifft es nicht ganz, fällt Ihnen noch etwas anderes ein?«, oder: »Da liegen Sie richtig, aber Sie übertreiben«. Der Patient hatte so große Angst vor seinen zerstörerischen Impulsen, dass es nicht einfach war, diese in den Stunden anzusprechen.

Der Patient brauchte fast ein Jahr, um den Führerschein zu machen, und fiel dreimal durch. Die Fahrerlaubnis und das Auto waren wahrscheinlich Symbole von Selbständigkeit, die er jedoch nicht ganz besitzen wollte – »Auto«-nomie. Der Therapeut erlebte in der Übertragung den Anspruch des Patienten an die mütterliche Überversorgung und in seiner Gegenübertragung den Drang, sich ständig aktiv um den Patienten zu bemühen, aber auch Interesse für die Entwicklung des Patienten zu zeigen. Die Frage einer möglichen Verlängerung der Therapie gestaltete sich als schwierig, und der Therapeut hatte den Eindruck, dass Daniel die Therapie fortsetzen müsste, da er nur unter großen Schwierigkeiten in der Lage war, nach Abschluss seines Abiturs sich für einen Studienplatz zu entscheiden und die Bahn zu benutzen. Andererseits wollte er dem Patienten nicht wie der kontrollierende Vater »im Kreuz sitzen« und seine Entwicklung aggressiv vorantreiben, sondern ihm seine eigene Geschwindigkeit lassen. Der Patient erwartete andererseits aufgrund seiner Erfahrung der Überversorgung durch die Mutter, dass der Therapeut ihm vorschlagen werde weiterzumachen. Dieser gab aber den Ball zurück und zeigte an einer Fehlleistung in der letzten Stunde, wo er plötzlich vom Du ins Sie gewechselt war (»Ich wünsche Ihnen auch alles Gute«), dass er dem Patienten zutraute, seinen weiteren Lebensweg allein zu gehen, dass er ihn also für ein Stück weit erwachsen und in seiner Identität gefestigt hielt. Damit war er aus der negativen Vater-Übertragung des abwertenden Vaters herausgetreten, der die Fortschritte des Patienten nicht sehen und seine Andersartigkeit nicht schätzen konnte.

Im Therapieverlauf wurde die große Sehnsucht des Sohnes deutlich, der Vater möge seinen Identitätsentwurf anerkennen – in dem Fall, dass Daniel ein ganz anderes Studienfach (Philosophie) wählte und ganz anderen Interessen (Schlagzeug, Theater) nachging. Klar wurde zudem, dass der Sohn nur im Theater alles konnte, im wirklichen Leben wie in der Therapie aber mit großer Beharrlichkeit eine regressive Seite (sich versorgen lassen) auslebte. Sein Identitätsentwurf blieb nur schwach entwickelt und vorsichtig, was ihn auch vor einer Rivalität mit dem Vater schützte. Die starke Konzentration auf narzisstische Aspekte und die geringe Einfühlung in andere waren am Ende der Therapie immer noch spürbar – ein Hinweis darauf, dass die Balance von Selbst und anderen in der Identität des Patienten noch nicht vollständig gelungen war. Die relativ lange Bemutterung des Patienten war auffällig – ein Phänomen, dass nicht nur bei Patienten zu beobachten ist.

Längere Beelterung: Konsequenzen für die Identitätsentwicklung?

Wir haben in Kapitel 2 erfahren, dass es zu einem verlängerten Übergang zwischen Jugend- und Erwachsenalter gekommen ist. Für die heutige Generation ist charakteristisch, dass sie viel stärker als frühere Generationen eine extensive Explorationsphase erlebt, in der sich ein Berufsbild herauskristallisiert, das dann später spezialisiert bzw. durch weitere berufliche Aktivitäten verändert und ergänzt wird. Immerhin fast 60 % der jungen Leute beurteilen die Situation der eigenen Generation als deutlich schwieriger als diejenige früherer Jahrgänge (Papastefanou et al., 2004). Als typische Schwierigkeiten wurden von den jungen Leuten die hohen Arbeitslosenzahlen, zu viele Wahlmöglichkeiten und eine daraus resultierende Orientierungslosigkeit sowie höhere berufliche Ansprüche genannt. Partnerschaften sind häufig vorhanden, wenn auch mit deutlich geringerem Verpflichtungsgrad als bei früheren Generationen. Wir haben anhand der Daten unserer eigenen Längsschnittstudie erläutert (Seiffge-Krenke, 2006 b), dass im Alter von 21 Jahren erst die Hälfte der jungen Leute ausgezogen ist, viele deutlich später ausziehen und einige permanent bei den Eltern wohnen und dass diese Nesthocker oft alle Annehmlichkeiten des »Hotel Mama« genießen. Wenn wir zudem berücksichtigen, dass eine Verlängerung der Lebensdauer und damit eine »Überalterung der Gesellschaft« eingetreten ist, so mag es schon berechtigt sein zu fragen: Wenn Aeneas länger tragen muss, warum sollten wir nicht ein wenig länger Eltern sein?

> In der Nacht, in der Troja zerstört und geplündert wird, gelingt Aeneas die Flucht. Mit seinem Vater Anchises auf dem Rücken und seinem Sohn Ascanius an der Hand verlässt er die Stadt. Später baut er Schiffe und schifft sich nach Karthago ein (auf der Fahrt stirbt sein Vater), widersteht Dido und geht wieder zurück nach Italien, wo sein Sohn der Ahne von Romulus und Remus wird, den Gründervätern von Rom.

Es geht also um Veränderungen im Generationenvertrag, die sich durch die zeitlichen Verschiebungen in einigen Lebensphasen ergeben haben. Wichtig ist aus therapeutischer Sicht, dass man die Belastungen der Eltern durch die längere Beelterung versteht. Wir müssen aber auch unsere Aufmerksamkeit auf Faktoren richten, die möglicherweise zu einer unangemessenen Behinderung der Individuation der Kinder führen können. Bei Patienten wie Daniel sind die überstarke Bemutterung und die regressive Versorgungshaltung offenkundig, aber auch bei nicht-klinischen Stichproben gibt es Hinweise auf ähnliche Phänomene. Dies wird beispielsweise deutlich, wenn man die psychologischen Faktoren analysiert, die an dem verzögerten Auszug aus dem Elternhaus beteiligt sind, der heute eine große Gruppe junger Leute betrifft.

Auf der Grundlage unserer Längsschnittstudie, die bis ins Jugendalter zurückreicht, ließ sich zeigen, dass junge Leute, die zeitgerecht auszogen, d. h. im Alter von 20 Jahren bei Frauen und im Alter von 21 Jahren bei Männern (54 % der Stichprobe), überwiegend sicher gebunden waren (Seiffge-Krenke, 2006 b, 2010 a). Hier bestätigte sich, was die Bindungsforschung behauptet, dass man nämlich von einer sicheren Basis aus die Exploration wagt und vor den neuen Anforderungen nicht zurückschreckt, weil man ein sicheres inneres Modell von sich und anderen hat, d. h. sich selbst als kompetent und andere als hilfreich und unterstützend erlebt. Junge Erwachsene mit einer sicheren Bindung berichteten in ihrer Jugendzeit über mehr Konflikte in ihren Familien, ein energisches Aushandeln von mehr Autonomie. Zugleich reduzierten beide Elternteile die Unterstützung und ließen ihre Jugendlichen viel allein gestalten. Ein Vergleich über die Zeit zeigte auf, dass sie alle Entwicklungsaufgaben der Adoleszenz im Sinne Havighursts (1953) gut bewältigt hatten und relativ schnelle Fortschritte in der Bewältigung der Entwicklungsaufgaben des jungen Erwachsenenalters machten. Herausragend war beispielsweise ihre Fähigkeit, enge Partnerbeziehungen einzugehen; seit der Adoleszenz bestanden Partnerbeziehungen. Von allen möglichen Faktoren waren es der sichere Bindungsstatus und die Fähigkeit, Partnerbeziehungen mit (durchaus über die Jahre unterschiedlichen) Partnern einzugehen, die am besten einen zeitgerechten Auszug aus dem Elternhaus vorhersagten. Wir können dies als Beleg für die langfristigen Auswirkungen positiver Bindungsbeziehungen sehen wie auch als eine Bestätigung der psychoanalytischen Konzeption, welcher zufolge das Finden eines nicht-inzestuösen Liebesobjekts für die endgültige Separation und Individualisierung wichtig ist. Die Tatsache, dass diese jungen Leute nicht nur einen hohen Entwicklungsstand in der Adoleszenz hatten, sondern auch schnelle Fortschritte in den erwachsenenspezifischen Entwicklungsaufgaben machten, unterstreicht ihre Aktivität und die relativ zügige Integration neuer Aufgaben in den Identitätsentwurf des jungen Erwachsenenalters. Im Gegensatz zu unserem Patienten Daniel reduzierten beide Eltern ihre Unterstützung drastisch und ließen ihren Kindern viel Autonomie, aber auch viel Selbstverantwortung.

Die Gruppe der Nesthocker, die noch im Alter von 25 Jahren mit ihren Eltern zusammenlebten (16 %), fiel dagegen durch einen hohen Entwicklungsstand während der Adoleszenz auf, der aber mit dem Übergang ins junge Erwachsenenalter steil abfiel. In dieser Gruppe berichteten deutlich weniger Probanden, dass sie einen Liebes-Partner während der Adoleszenz und im jungen Erwachsenalter hatten. Das Familienklima war eher konfliktarm, so dass eine Fortentwicklung oder

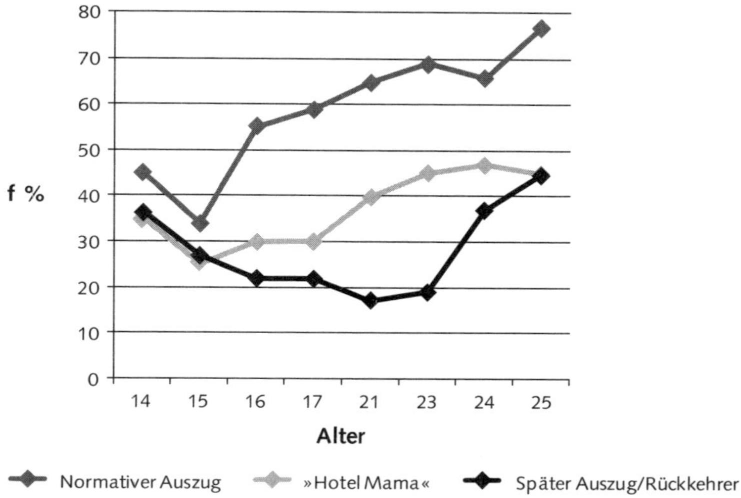

Abbildung 9: Häufigkeit von Partnerbeziehungen (f %) im Jugendalter und jungen Erwachsenenalter in Abhängigkeit vom Auszugsverhalten

ein Aushandeln von Autonomie eher unterblieben. Auffällig aber war die lange und unangemessene Unterstützung, die Vater wie Mutter über die gesamte Jugendzeit zeigten und die erst abrupt nachließ, als das Kind 21 Jahre alt war. Diese unangemessen große Unterstützung während der gesamten Jugendzeit war ein Hauptfaktor zur Vorhersage des Nesthockerphänomens. Junge Menschen, die diese Form der Nicht-Ablösung wählten, zeigten häufig einen vermeidenden oder ambivalenten Bindungsstil, blieben also noch relativ lange im Elternhaus wohnen, vielleicht um sich auf diese Weise noch ein Stück der Bindung zu sichern.

Ein dritter Entwicklungspfad galt für 30 % der jungen Leute, die Spätauszieher und Rückkehrer waren. Die jungen Leute zogen bis zum Alter von 25 Jahren irgendwann aus (20 %), weitere 10 % kehrten nach einschneidenden Lebensereignissen (Trennung vom Partner, Schwangerschaft oder Geburt von Kindern, Arbeitslosigkeit) wieder ins Elternhaus zurück, was auf den enormen Einfluss von Kontextbedingungen auf eine Entwicklungsprogression hinweist (vgl. Kap. 2). Diese Gruppe wurde von ihren Müttern als verhaltensauffällig und psychisch labil eingeschätzt und hatte auch während ihrer Adoleszenz einen relativ niedrigen Entwicklungsstand. Dies könnte darauf hinweisen, dass die Jugendlichen aus dieser Gruppe eine längere Beelterung brauchen und eine selbständige Exploration für sie noch nicht möglich war.

Im therapeutischen Kontext sehen wir natürlich häufiger Nesthocker, Spätauszieher und Rückkehrer als in nicht-klinischen Stichproben. Die Faktoren, die zu dem verzögerten Auszug führen, sind eindeutig und geben wichtige Hinweise für die therapeutische Arbeit.

Risiken und Störfaktoren für die Identitätsentwicklung in Familien

Wir kommen nun verstärkt auf klinisch auffällige Familien zu sprechen, in denen Abgrenzung und Individuation nicht gelingen, so dass es zu gefährlichen Symbiosen und »einem Körper für zwei« kommen kann. Das Wort von Martin Buber: »Der Mensch wird am Du zum Ich«, ist also für diese Patienten auch noch maßgebend, aber was damit gesagt wird, ist viel schwieriger zu erreichen. Durch familienstrukturelle Veränderungen ist die Frage: »Mit wem soll man sich identifizieren?«, gegenwärtig viel komplexer geworden, was wir am Beispiel von neu zusammengesetzten Familien mit Adoptivkindern und Ersatzkindern belegen wollen. Desgleichen sollte beachtet werden, dass Väter im Vergleich zu den Rollenmustern ihrer eigenen Väter heute eine neue Identität finden müssen.

Enteignetes Selbst und »Ein Körper für zwei«

Was geschieht, wenn der Prozess der Individuation teilweise misslingt? Einige Folgen führte Jean-Paul Sartre aus.

> Sartre hat sein Leben lang darunter gelitten, dass er von seiner Mutter abhängig war. So schrieb er in seiner Autobiographie *Die Wörter* (1982, S. 75): »Ich hatte kein eigenes Selbst«, und ergänzte an anderer Stelle: »Meine Mutter und ich waren Gleichaltrige und wir haben einander niemals verlassen. Für gewöhnlich nannte sie mich ihren agilen Ritter und ihren kleinen Mann und es gab nichts, was ich ihr nicht erzählte« (S. 148). Seine Mutter gebrauchte das verschmelzende »Karlundmami«, wenn sie von ihm redete (»Karlundmami möchten gern …«; S. 22).

In der Psychoanalyse haben sich zahlreiche Autoren mit dem Problem der Abgrenzung von der frühen Mutter beschäftigt. Erdély (1989) beschreibt an Beispielen seiner Patienten, aber auch seines eigenen Lebens den Prozess der »Enteignung des

Selbst«, in dem die spontanen sinnlichen Erlebnisse und Gefühle des Kindes durch manipulative Strategien der Eltern unterdrückt werden und ein strenges Über-Ich an die Stelle jener Erlebnisse und Gefühle rückt, so dass das Kind schließlich »gut erzogen« ist. Es wird durch Schuldgefühle manipuliert und entfernt sich immer weiter von seinem wahren Selbst. Aufgabe der Therapie wäre es, den Patienten wieder ganz zu seinen eigenen Gefühlen, Bedürfnissen, Wünschen zu verhelfen. Am Prozess der Enteignung des Selbst sieht Erdély maßgeblich die Mutter beteiligt, betont aber auch, dass die Substituierung des Selbst durch das Über-Ich in totalitären Regimen besonders häufig ist.

Hirsch (2002) hebt für die Selbstgrenzenbildung die Bedeutung von Grenzerfahrungen in einer genügend guten mütterlichen Umgebung hervor. Taktile Reize und Tiefensensibilität werden beim Säugling durch den Kontakt mit dem mütterlichen Körper gefördert. Die zunächst erforderliche reale körperliche Anwesenheit der Mutter wird immer mehr durch die Phantasietätigkeit des Kindes ersetzt und zunehmend symbolisiert, z. B. durch ein Übergangsobjekt. Die zunehmende Symboltätigkeit geht mit einer Desomatisierung der Affekte einher. Der Körper bzw. das beschädigte Körperselbst enthält also Objekterfahrungen, übernimmt aber auch Objektfunktionen, z. B. bei Patienten mit selbstverletzendem Verhalten (vgl. Kap. 7, S. 180). Am Modell des erweiterten Münchhausensyndroms können wir nachvollziehen, dass gestörte Mütter ihre Kinder als Teil ihres eigenen Körperselbst benutzen und schädigen. Mit ihnen fusioniert reagieren sie am Körper des Kindes diejenigen Affekte ab, die sie selbst nicht bewältigen können. Die Mutterrepräsentanz lebt gewissermaßen in einem symbolisch besetzten Körperteil des Kindes fort.

Besonders bei körperlich kranken Patienten und im Bereich der Psychosomatik finden wir viele Fälle von nicht aufgelösten Mutter-Kind-Beziehungen, wo Mutter und Kind »einen Körper für zwei« haben.

> Boeger, Seiffge-Krenke und Schmidt (1995) schildern die Geschichte einer bis ins späte Jugendalter nicht aufgelösten und entgrenzten Mutter-Kind-Beziehung bei einer 18-jährigen diabetischen Patientin und ihrer Mutter. Die Mutter wusste besser als die Patientin, wann diese Hunger hatte, auf die Toilette musste oder müde wurde. Überzuckerung konnte sie schon an den Augen der Tochter erkennen und schob ihr wortlos die Spritze rüber. Vor dem Hintergrund der Diabetes-Erkrankung der Tochter wurde gezeigt, dass die Mutter das Alltagsleben der Jugendlichen bis ins kleinste Detail kontrollierte. Dies ging so weit, dass sie die fast Erwachsene immer noch spritzte und die tagtägliche Kontrolle

des Blutzuckers übernahm. Im pointierten Titel der Arbeit – »Ein Körper für zwei« – klingt bereits an, dass eine altersentsprechende Individuation/Separation nicht gelungen war. Als wir die Familie Jahre später erneut besuchten, ging die Tochter noch als junge Erwachsene nachts ins Schlafzimmer der Eltern, beispielsweise nach einem Fest, um ihre Mutter zu bitten, ihr die Spritze zu geben. Später erledigte die Mutter alle Hochzeitsvorbereitungen komplett für die Tochter und war dabei so aufgeregt, dass man hätte meinen können, es handele sich um ihre eigene Hochzeit. Die Tochter blieb von dem Geschehen merkwürdig unberührt. Später erfuhren wir, dass die Mutter nach der Geburt des Enkelkindes dieses und ihre eigene Tochter wiederum komplett versorgte, während die erwachsene Tochter weiterhin Kind blieb; der Prozess setzte sich also transgenerational fort.

Ähnliche Fälle werden auch in Mannonis (1972) Buch über *Das zurückgebliebene Kind und seine Mutter* geschildert. Seit seinem Erscheinen hat dieses Buch leidenschaftliche Reaktionen unterschiedlicher Art ausgelöst. Zum Teil hat man Mannoni beschuldigt, sie würde nahelegen, dass die Eltern die Debilität ihres Kindes mitverursacht hätten. Sie hat sich besonders mit Müttern von körperlich behinderten Kindern beschäftigt und dabei festgestellt, dass oft eine äußerst enge, gefährliche Symbiose zwischen behindertem Kind und seiner Mutter besteht, die dazu führt, dass das Kind trotz einer nur einfachen Behinderung sehr viel stärker psychisch und körperlich behindert ist.

Die von Mannoni beobachteten Kinder hatten beispielsweise massive motorische Rückstände, die man durch eine einfache Behinderung (wie eine Hasenscharte) nicht erklären konnte. So schilderte sie eine Mutter, deren Kind erst mit 22 Monaten laufen konnte, und die Mutter sagte dazu: »Es war ganz praktisch, dass sie in ihrem Bett blieb; so konnte ich den Haushalt ungestört machen«. Tatsächlich war das Kind mit 15 Monaten so unbeweglich, dass es genau dort blieb, wo man es gerade hinsetzte. Der therapeutische Ansatz sah so aus, dass die Kinder und die Mütter zunächst getrennt wurden und dass dann relativ viele therapeutische Interventionen darauf abzielten, dem Kind zunächst Körpergrenzen beizubringen, z. B. durch den Aufenthalt im Schwimmbad. Die Autorin beschreibt dann, dass die Kinder aufgrund der Trennung von der Mutter und des Erlebens von Körpergrenzen und selbständigen Körperfunktionen »im Zeitrafferverfahren« viele der zurückgebliebenen Fertigkeiten erwerben konnten.

So lernten sie in enormer Geschwindigkeit und nahezu mühelos das Treppensteigen, während sie vorher immer von ihren Müttern getragen wurden.

Françoise Dolto (1973) hat einen ähnlichen Fall von großer Abhängigkeit geschildert, bei dem dem Kind keine Berechtigung zu einem eigenständigen Leben zugestanden wurde. Später stellte sich heraus, dass es der Mutter als Selbstobjekt diente, das sie gegen ihre Hundephobie absicherte. Mit der Besserung – das Kind war inzwischen in Therapie gekommen – brach eine schwere Krise bei der Mutter aus; sie musste behandelt werden. Mutter und Kind bildeten so einen einzigen Körper – berührte man den einen, so verletzte man unfehlbar den anderen. Das ist wohl auch der Grund dafür, dass Mannoni die so schwer behinderte Kinder zunächst von den Müttern trennte, damit sie eine eigenständige Entwicklung durchlaufen konnten, und dass so viele der Interventionen sich auf die Körpergrenzen, die Haut, das Schwimmen bezogen und damit etwas nachholten, was nach Condrau und Schipperges (1993) für ein selbständiges Körpererleben dringend erforderlich ist.

Ähnlich oder verschieden? Probleme der Identifizierung in Stieffamilien

Es wurde bereits das geschlossene Familienparadigma beschrieben, bei dem Kindern für ihren Identitätsentwurf nur die vorgefertigten Erwartungen und »Hülsen« der Familie bleiben und Abweichungen als schuldhaft erlebt werden bzw. zu Symptomen führen. Es ist hilfreich, im Rahmen der Kinder- und Jugendlichendiagnostik den »Familie in Tieren«-Test einzusetzen, um zu sehen, wie viel Diversität eine Familie erlaubt – aus der Sicht des malenden Kindes. Während in nicht klinisch auffälligen Familien Kinder und Jugendliche die Mitglieder ihrer Familien durch ganz unterschiedliche Tiere darstellen, also Verschiedenartigkeit erlaubt ist (Seiffge-Krenke, 2010b), ist mir bei der Betrachtung von »Familie in Tieren«-Bildern von Patienten immer wieder aufgefallen, wie ähnlich alle Familienmitglieder gemalt werden. Familiendarstellungen, in denen alle Katzen, alle Hunde, alle Pferde – oder noch schlimmer: alle Regenwürmer – waren, kamen häufig vor. Es war absolut unmöglich, die Identität des einzelnen Kindes oder Jugendlichen innerhalb dieser Masse von in Größe, Farbe und Form so ähnlich gemalten Tieren zu identifizieren. Hier wird deutlich, dass in der entsprechenden Familie nur wenig Diversität und Verschiedenartigkeit erlaubt ist. Wir werden in Kapitel 7 die hier zugrunde liegenden Probleme in der Selbst-Objekt-Differenzierung im

Rahmen von OPD-KJ und OPD-E genauer betrachten sowie eine möglicherweise zugrunde liegende Geschlechtsidentitätskonfusion und Geschlechtsidentitätsstörung.

Ein anderes Problem haben neu zusammengesetzte Familien, wo eine gemeinsame Familienidentität sehr viel schwerer zu erreichen ist. Wir erleben gegenwärtig bei unseren Patienten viele Familienstrukturvarianten, und wenn man ein Genogramm einer neu zusammengesetzten Familie zeichnet und dabei die familiären Bezüge von Seiten der (nicht in der Familie lebenden) Mutter bzw. des (nicht in der Familie lebenden) Vaters eines Kindes einbezieht, wird sofort offenkundig, wie kompliziert und vielfältig die Verbindungen innerhalb von solchen neu zusammengesetzten Familien sind und in welchem Umfang beispielsweise Trennungen, eheliche und nicht eheliche Kinder bzw. Adoptionen vorkommen (vgl. Seiffge-Krenke, 2010d). Wenn man sich die Beziehungen eines solchen umfassenden Genogramms ansieht, wird völlig klar, dass es eine Weile dauern muss, bis eine Familienidentität entsteht. Viele Probleme sind in solchen Stieffamilien zu lösen, wie der Umgang mit Verlust, die Loyalität mit dem nicht mehr in der Familie lebenden Elternteil, unrealistische Erwartungen oder die Frage, wie schnell Kinder die neue Familienidentität übernehmen können. Die Untersuchungen an Stieffamilien (Visher & Visher, 1988) zeigen eine geringere Kohäsion in diesen Familien, Schwierigkeiten, wenn verschiedene Lebenszyklen aufeinanderprallen, und belegen, dass es viel länger dauert, bis eine Familienidentität, ein Familiengefühl, entsteht – dies ist eine der Hauptaufgaben der neu zusammengesetzten Familie. Wir wissen aus Therapien, dass eine Wissenslücke, die die leibliche Abstammung betrifft, keinesfalls als irrelevant angesehen werden kann. Viele Patienten kommen im Jugendalter oder im jungen Erwachsenenalter in die Therapie, nachdem sich herausstellt, dass ihre Abstammung bzw. Identität unklar ist. Plötzlich nicht mehr hinreichend zu wissen, woher man kommt, setzte eine innere Selbsterforschung in Gang, führt nicht selten zum Zusammenbruch bisheriger Beziehungen und Sicherheiten und ist mit vielen Symptomen verbunden.

Bei adoptierten Kindern und Jugendlichen stellt sich oft die Frage, welche Identität sie annehmen sollen. Dies ist eine Frage, welche die Forschung insbesondere angesichts der häufigen transethnischen Adoptionen beschäftigt hat (Hollingsworth, 1997). Da die Entwicklung einer ethnischen Identität für Kinder so wichtig ist (vgl. Kap. 6, S. 155), stellt sich die Frage, wie Adoptiveltern dies leisten bzw. ihren Kindern ermöglichen können. Unter den vielen Kriterien von Adoptionsbüros ist auffällig, dass man darauf achtet, ob die Eltern dem Kind positive Aspekte seiner Herkunftskultur vermitteln können und ob sie willens sind, das zu tun. Nur wenn dies gemacht wird, hat das Kind die Chance, auch rassistischen Anspielungen und Stigmatisierungen zu widerstehen – es muss positiv mit seiner Herkunftskultur identifiziert sein. Interessant ist – das haben Haugaard und Hazan (2003) nachgewiesen –, dass die ethnische Identifikation bei Kindern aus gemischt ethnischen Familien früher erfolgt. Dies lässt darauf schließen, welche große Bedeutung die Ethnie für die Zuschreibung von Identität hat.

Eine Frage, die im Zusammenhang von Identität und Adoption immer wieder erörtert wird, ist die der »offenen« Adoption: Soll ein Kontakt zwischen den leiblichen Eltern und der Adoptivfamilie hergestellt werden? Es gibt Studien, die belegen, dass dies von den Adoptiveltern und -kindern positiv erlebt wird, wenngleich die Kontakte über die Zeit abnehmen (z. B. Crea & Barth, 2009, in ihrer über 14 Jahre reichenden Längsschnittstudie). Andere Autoren weisen darauf hin, dass ein solcher Kontakt eher problematisch ist und das Kind dadurch in seiner Identitätsbildung beeinträchtigt wird.

Wie kann man mit der Identität eines anderen überleben?

Die Frage, die sich hier stellt, ist bei sogenannten Ersatzkindern, aber auch in pathologischen Familiensystemen besonders relevant, in denen den Kindern statt einer eigenen eine andere Identität zugeschrieben wird. Hirsch (1999) hat die Psychodynamik und das Identitätsschicksal solcher Ersatzkinder beschrieben. Bei Ersatzkindern handelt es sich um Kinder, deren Geburt der Tod eines Geschwisterkindes vorausgegangen ist und die dann die Funktion erhalten, das tote Geschwister quasi zu ersetzen. Dem überlebenden Kind wird damit die Identität eines anderen zugeschrieben. Ein prominentes Beispiel ist Vincent van Gogh. Vincents Mutter hatte eine Totgeburt, auf den Tag genau ein Jahr später kam das zweite Kind zur Welt, das den Namen des totgeborenen Geschwisters Vincent erhielt. Ein weiteres prominentes Ersatzkind ist Salvador Dali, der neun Monate und 10 Tage nach dem toten ersten Sohn geboren wurde und den gleichen Vornamen bekam. Die Eltern verglichen die Kinder jeden Tag.

Solche Zuschreibungen haben fatale Auswirkungen auf die Identitätsentwicklung. In dem Ersatzkind entsteht ein sogenanntes Introjekt. Hans Henning Jahn hat dies eindrucksvoll beschrieben, als er die Grabstätte seines toten, gleichnamigen Bruders besuchte: »Ich stand an meinem eigenen Grab«.

In Seiffge-Krenke (2010b) wird die 15-jährigen Sophie geschildert, die seit sechs Jahren an Diabetes erkrankt war und einen sehr schweren Diabetesverlauf hatte, mit ganz starken Blutzuckerschwankungen und vielen Klinikeinweisungen. Diese häufige, lebensbedrohliche Zuspitzung des Diabetes war für uns zunächst unerklärlich. Wir besuchten die Familie zu Hause, die in einem typischen Reihenhaus wohnte. Dort fiel eine merkwürdige Atmosphäre von einerseits (vordergründiger) Freundlichkeit beider Eltern – der Vater ist Pfarrer, die Mutter ehrenamtlich sehr engagiert –, aber zugleich eine merkwürdige Distanz auf, man fühlte sich so wie »in Watte gepackt«. Es gab eine Vielzahl von Personen, die immer wieder in der Familie waren oder kurzzeitig bei ihr wohnten. Es schien fast so zu sein, als müssten immer neue Personen in die Familie eingeführt werden, um die unausgesprochen bestehenden aggressiven Spannungen nicht aufkommen zu lassen – als hielten die Mitglieder der Familie es sonst gar nicht miteinander aus.

Auf dem Esstisch der Familie und auf verschiedenen Regalen im Wohnzimmer standen alte, sehr verblichene Bilder von einem Baby, das in einem Brutkasten lag. Es stellte sich heraus, dass Sophie adoptiert war und die Adoptivmutter selbst Diabetes hatte. Die Adoptivmutter hatte nach zwei Aborten schließlich ein Kind geboren, das nur kurz überlebte – das Baby im Brutkasten –, und sehr darunter gelitten. Sophie hatte schon mehrmals lebensgefährliche Azidosen. In unseren Fragebögen gab Sophie Selbstmordgedanken an; sie beschäftigte sich intensiv damit. Auch ihre lebensgefährlichen Azidosen, die die Familie nicht mit den Suizidgedanken in Verbindung brachte, waren Ausdruck ihres massiven Wunsches zu sterben. Es schien Sophies Problem zu sein, wie sie etwas Gutes von der Mutter bekommen konnte – vielleicht nur als totes Kind.

In seinem Buch *Kinder, die nicht leben wollen* hat Orbach (1990) Todesbotschaften beschrieben, die Eltern ihren Kindern vermitteln: »Ich wünschte, du wärest nie geboren«. Das Kind nimmt die Botschaft wahr, dass es verschwinden soll. Damit wäre der Suizid eine Unterwerfung unter den elterlichen Willen.

Gibt es neue Identitätsentwürfe für Väter?

Welche Bedeutung hat das Vaterbild für die eigene Identitätsentwicklung? Von Freud (1914b, S. 206) stammt der Satz: »Von den Imagines einer gewöhnlich nicht mehr im Gedächtnis bewahrten Kindheit ist aber keine für den Jüngling und Mann bedeutungsvoller als die seines Vaters«. Als Freud dies schrieb, war er 56 Jahre alt; sein Vater war seit 16 Jahren tot (Krüll, 1979). Wie stellt sich das heute für Väter dar? Deutlich ist – das zeigten schon die frühen Studien von Fend (1988) –, dass Kinder inzwischen einen Platz im Rahmen der Identität bzw. des Selbstverständnisses des Vaters bekommen haben, nachdem Väter in den 1950er und 1960er Jahren eher nicht dachten, dass sie ihren Kindern mehr Zeit widmen müssten.

Kinder und Zeit mit der Familie sind also für die meisten Väter wichtig, aber das heutige Vaterbild ist dabei durch einander widersprechenden Funktionen gekennzeichnet (Seiffge-Krenke, 2009, 2010 d): Einerseits haben Väter weiterhin distinktive Funktionen, die sie von Müttern unterscheiden (z. B. Betonung von spielerischen und sportlichen Aktivitäten, der Fokus auf dem Körper des Kindes, die Betonung des Geschlechts des Kindes, der Fokus auf der Selbständigkeit des Kindes; Seiffge-Krenke, 2001 b), zugleich finden wir aber inzwischen starke Erwartungen an Väter, auch Aufgaben der Mutter zu übernehmen (Seiffge-Krenke, 2010d). Diese enormen Ansprüche an Väter hinsichtlich der Beziehungsfähigkeit und einer teilweisen Übernahme der Mutterrolle sind für sie nicht leicht zu erfüllen. Es ist in diesem Zusammenhang zu bedenken, dass insbesondere Väter in Familien mit kleinen Kindern eine sehr lange Wochenarbeitszeit haben und vielfach die ausschließlichen Ernährer der Familie sind. Dies führt zu vielen Konflikten und dazu, dass sie die Erwartungen an einen »mütterlichen Feierabendvater« nicht erfüllen können.

Wie wird Vaterschaft gelernt? Wir finden bei Kindern Identitätsdefizite, wenn sie ohne Vater aufwuchsen bzw. der Vater emotional nicht verfügbar war. Radebold (2000) hat eindrucksvoll die Leerstelle in seiner Identität als Vater beschrieben, die der Tod seines Vaters hinterlassen hat. Er musste sich vom Nachbarn zeigen lassen, wie man mit den Kindern tobt (»Kamikaze-Spiel«), und war sehr verunsichert. Ich habe an anderer Stelle belegt (Seiffge-Krenke & Schneider, 2012), dass Väter heutzutage Väterlichkeit vor allem von ihren Müttern lernen und dass nur pathologische Väter angeben, sie hätten sich mit dem eigenen Vater identifiziert und seine Erziehungspraktiken übernommen. Das zeigt die große Schwierigkeit von Vätern heute, zu einer positiven Identität als Vater zu gelangen.

Probleme der Entwicklung von Identität in Trennungsfamilien

Wir wollen nochmals auf das Kind als Selbstobjekt und auf Verhaltensweisen von Müttern eingehen, die eine Identifizierung mit dem getrennt lebenden Vater verhindern. Die große psychologische Bedeutung des Kindes, die wir eingangs geschildert haben, wirkt sich vor allem in Trennungsfamilien aus. Da kann es zu einer erheblichen Zerreißprobe kommen, es können Missbrauchsvorwürfe eingesetzt werden, um dem Vater den Zugang zum Kind unmöglich zu machen. In der Folge entstehen beim Kind Identitätsprobleme, weil ein Verbot besteht, sich mit dem jeweils abgelehnten Elternteil zu identifizieren und realen Kontakt zu haben.

Bei dem 11-jährigen Robin wurde eine tiefenpsychologisch fundierte Therapie durchgeführt (Welter, 2008). Robin ist ein »Scheidungskind«, das zwischen beiden Eltern, »hin und her gerissen« war. Robin lebte nach dem Wechselmodell: jeweils eine Woche bei der Mutter und eine Woche bei dem Vater. Es fanden insbesondere bei der Übergabe massive Abwertungen statt. So warf die Mutter einen Kuchen, den Robin mit dem Vater gebacken hatte, kommentarlos in den Mülleimer, als Robin abends zu ihr kam. Die Mutter schilderte ausführlich die Scheidungsproblematik (das Wechselmodell mit ständiger Abwertung des Vaters) und die Symptomatik. Robin habe Konzentrationsprobleme in der Schule, sei antriebslos, wachsam-misstrauisch, hätte Schwierigkeiten, Aggressionen zu steuern, und schlage in der Schule zu. Der Vater hielt die Therapie für sinnvoll, glaubte, dass die Scheidungssituation belastend sei, sah allerdings keine wesentlichen Auffälligkeiten bei Robin. Deutlich wurde neben der Aggressionsproblematik – die Aggression kann nicht im positiven Sinne zur Verselbständigung und Loslösung benutzt werden und wird aus Angst vor Liebesverlust auf andere verschoben – ein starker Loyalitätskonflikt. Auch die Therapeutin fühlte sich zwischen den Eltern »hin und her gerissen«, jeder wollte sie auf seine Seite ziehen, es gab permanente Konfrontationen. Sie machte den Eltern klar, dass sie für das Scheidungsverfahren nicht als Gutachterin zur Verfügung stünde. Es war unklar, wie aus der Liebesheirat der Eltern ein solcher Hass entstehen konnte. Es gab Hinweise auf eine sexuelle Problematik der Eltern, die jedoch nicht thematisiert werden durfte.

Robin schilderte in den ersten Stunden, in denen er im Therapeutensessel Platz nahm, vor allem Hänseleien in der Schule und dass er ausrastete; über Konflikte zwischen den Eltern sprach er nicht. Die ersten Stunden begannen immer gleich: mit dem Dartspiel oder anderen Spielen, wo es um Gewinnen und Verlieren geht. Dann folgte das Cluedo-Spiel, ein Detektivspiel, bei dem ein Mord aufzuklären ist. Darin kommt eine Gerichtszene vor, bei der man Anklage erheben kann, und diese Szene spielte Robin immer wieder.

In dieser Phase (die ersten 25 Stunden) schrieb er einen Brief an die Eltern der Therapeutin (sie habe die »Durchschnittsnote 4«), in dem deutlich wurde, dass sie ihr Verhalten verbessern und ihre Hausaufgaben besser machen musste – sollte sie sich auch nach der Therapie mit ihm beschäftigen? Der Humor des Patienten, seine Ironie, seine liebevollen Korrekturen (»Im Dartspiel sind Sie gut, aber beim Vorlesen müssen Sie noch etwas dazulernen!«) nahmen die Therapeutin für den Patienten ein, es entstand eine liebevoll-ironische Übertragungsbeziehung, in der der Patient von seiner bisherigen Ohnmacht spielerisch in eine Position wechselte, wo er Macht hatte.

Der Patient begann nun verstärkt zu zeichnen, meistens männliche Figuren, die ihm ähnlich sahen, mit der gleichen Schirmmütze und der gleichen Frisur, und bis an die Zähne bewaffnet waren: Patronengurt, Handgranaten am Gürtel, Pfeil und Bogen auf dem Rücken, in den Schuhen steckte sogar ein Messer. Aber die Männlichkeit war gebrochen: Er wurde von einer alten Frau mit Gewehr angegriffen und wehrte sich nicht! Sind es also die Frauen, die einen erlegen? Kann man auch mit noch so vielen Waffen nichts gegen sie ausrichten?

Etwa in der 30. Stunde hörten die Zeichnungen der waffenstarrenden Männer auf, seine Bilder wurden auffallend karg. Er zeichnete den Therapieraum mit der Tür – das Therapiezimmer als geschützter Raum –, aber die Ambivalenz wurde auch deutlich, da die Uhr eine große Rolle spielte (»wie lange noch?«, »bloß raus hier« oder »hoffentlich dauert es noch lange«). Er zeichnete sich selbst jetzt als ein großes Fragezeichnen – was von ihm übrigblieb, wenn man die Waffen wegnahm, schien die Frage zu sein. Der therapeutische Fortschritt wurde nun immer deutlicher dargestellt, z. B. wie nackt und bloß er sich fühlte, wie wenig sicher er sich im Hinblick auf seine männliche Identität war. Sollte er sich mit seinem liebevollen, aber schwachen und arbeitslosen Vater im Muskelshirt identifizieren? Sollte er sich mit seiner aggressiven und abwertenden Mutter identifizieren?

Auf der manifesten Ebene ging es in den folgenden Stunden oft um die Beziehung zwischen Robin und seiner Therapeutin. Die Aggression kam nun auch zeichnerisch in die Übertragung, er malte die Therapeutin mit Gewichten beschwert, gehemmt und beeinträchtigt, unter Strom gesetzt – ein echtes Folteropfer –, als eine Projektion seiner gequälten Selbstanteile. Während des Malens betonte er immer wieder seine Nähe und Sympathie für die Therapeutin: »Eigentlich mag ich Sie ja!«, »Mögen Sie mich?« Real stand er nach wie vor durch den permanenten Streit zwischen den Eltern »unter Strom«, konnte aber diese Belastungen durch die liebevolle Beziehung zu seiner Therapeutin und die Identifizierung auch mit den männlichen Anteilen der Therapeutin gut aushalten. Am Ende der 60 Stunden umfassenden Therapie stand für Robin die Frage, wie man zu einer gut integrierten Männlichkeit komme.

Das Phänomen, das wir bei diesem Fall beobachten, ist ein »maternal gatekeeping«-Verhalten, ein meist unbewusstes Verhindern des Kontakts zwischen Vater und Kind. Dieses Verhalten wurde sehr viel häufiger bei Müttern beobachtet – deswegen auch »maternal gatekeeping« – und hängt damit zusammen, dass das Kind für die Identität der Mutter wichtig ist, und zwar wichtiger als für die Identität des Vaters. Hauptfaktoren sind ein Paarkonflikt mit einer »Mutterideologie« (nur die Mutter ist kompetent) und der Zuschreibung von Inkompetenz beim Vater. Die Mütter geben an, dem Vater mangele es an Kompetenz, um die Erziehungsaufgaben zu bewältigen, es gibt viel Kritik am väterlichen Erziehungsverhalten – in Wirklichkeit macht er es halt anders, aber nicht unbedingt schlechter. Gaunt (2008) fand ein solches »maternal gatekeeping«-Verhalten vor allem bei schlecht oder gar nicht verdienenden Müttern, für welche die Mutterrolle für die weibliche Identität zentral ist. Ein solches elterliches Verhalten findet sich natürlich verstärkt in klinisch auffälligen Familien. Dennoch sollte bedacht werden, dass 60–80 % aller Mütter nach einer Trennung nicht möchten, das sich der Vater mehr involviert (Schoppe-Sullivan et al., 2008). Das ist ein beängstigend hoher Prozentsatz!

Überlegungen für Beratung und Therapie

Durch die Verschiebung in den Lebensphasen, die in Kapitel 2 beschrieben wurde, müssen wir in der Arbeit mit den Eltern der Patienten – gemeinsam mit den Eltern – Verständnis dafür entwickeln, dass Aeneas länger tragen muss. Aber auch Erwachsene müssen heute länger für ihre alten Eltern sorgen, wir sollten also das Verständnis für intergenerationale Solidarität (Steinbach, 2008) fördern. Allerdings müssen wir auch auf eine unangemessene, zu lange Unterstützung von Seiten der Eltern achten, die dem Autonomieprozess nicht förderlich ist (von Irmer & Seiffge-

Krenke, 2008). Dies kann nicht nur im Jugendalter, sondern auch noch im Erwachsenenalter der Kinder der Fall sein, denn Eltern sind sehr viel stärker an ihren Kindern interessiert als diese an ihren Eltern (Papastefanou & Buhl, 2002). Dieses Phänomen wird seit 20 Jahren konsistent gefunden (Giarrusso et al., 1995). Unter den heutigen Bedingungen verlängerter finanzieller Abhängigkeit ist es besonders schwierig für Eltern, eine unangemessen große emotionale und praktische Unterstützung zu reduzieren und den Kindern, auch im »Hotel Mama«, Unabhängigkeit zuzugestehen und die Übernahme von Pflichten einzufordern. Es wurde aber auch offenkundig, dass zwar viel vom familiären Kontext abhängt, dass es aber auch enorme gesellschaftliche Barrieren in Bezug auf einen zeitgerechten Übergang zum Erwachsenenalter gibt, deren Beseitigung nicht in der Macht des Einzelnen und seiner Familie steht.

Aus therapeutischer Sicht stimmt es nachdenklich, dass Exploration deshalb Angst und Schuldgefühle bewirkt, weil sie mit dem Infragestellen der internalisierten elterlichen Werte verbunden ist (Luyckx et al., 2011). Die Zunahme an Depressivität in Zusammenhang mit dem Prozess der Exploration verweist des Weiteren darauf, dass hier eine Ablösung von den Eltern – der innere Objektverlust nach Blos (1973/2001) – erfolgt. Es ist aber vor allem zu betonen, dass es die für die Identitätsentwicklung notwendige Exploration in die Breite war, die mit Depressivität assoziiert war (Luyckx et al., 2007) – es geht also um eine belastende Identitätsarbeit und wir werden an die Identitätskrise erinnert.

In Beratung und Therapie ist die Vermittlung von Kenntnissen wichtig, um den Referenzrahmen für die Behandlung einer möglicherweise vorliegenden krankheitswertigen Störung bereitzustellen. In diesem Kapitel wurde die frühe Verbindung zwischen Selbst, Identität und sozialen Beziehungen herausgearbeitet und auch gezeigt, dass die frühen Identifizierungen fürs Leben prägend sind. Die unterschiedlichen Identitätsentwicklungen von Männern und Frauen, die alternativen Identitätsentwürfe für Mütter und Väter wurden betrachtet und darauf hingewiesen, dass in neu zusammengesetzten Familien die Zeit bis zur Entwicklung einer Familienidentität länger dauert.

Für die Identitätsbildung im Beziehungskontext ist es allerdings, so erwies sich, auch von großer Bedeutung, dass es einen »familiären Wandel« gegeben hat, mit einer bedenklichen Zunahme des Wertes von Kindern für die Identität von Eltern und einer Zunahme psychologischer Kontrolle. Insbesondere angesichts der Tatsache, dass die Familien kleiner geworden sind, dass also Möglichkeiten, sich mit anderen Personen als den Eltern zu identifizieren, weggefallen sind, ist dies eine problematische Entwicklung. Die Identifikationsmöglichkeiten sind zwar einerseits stärker eingeschränkt, auf der anderen Seite aber auch durch Patchworkfamilien diverser und vielfältiger geworden, was zu diffusen Identitätskonzeptionen beitragen kann.

Wir müssen darüber hinaus die Effekte psychologischer Kontrolle auf die Identitätsentwicklung von Kindern beachten und elterliche Separationsängste in den Blick nehmen. Für den therapeutischen Prozess und die Interventionen besonders bedeutsam sind die Fragen: »Besteht zu viel Bemutterung?«, »Gibt es *maternal gatekeeping*?«, »Erkennen wir gefährliche Symbiosen?« und: »Müssen wir von einem falschen Selbst sprechen?« Zu besprechen sind die therapeutischen Konsequenzen, die man in der Elternarbeit, aber auch in der Erwachsenentherapie daraus ziehen sollte, dass das Familienleben heute viel komplizierter geworden ist, dass väterliche und mütterliche Identität im Wandel sind und dass wir insbesondere Identitätsdefizite bei Vaterlosigkeit bzw. emotional nicht verfügbaren Vätern haben. Unsere Studien haben gezeigt (Seiffge-Krenke & Schneider, 2012), dass Väter heutzutage Väterlichkeit v.a. von ihren Müttern lernen. Das zeigt die große Schwierigkeit von Vätern heute, zu einer positiven väterlichen Identität zu gelangen – was schwieriger ist als der Erwerb einer »mütterlichen« Identität durch heutige Mütter –, und erklärt die Zunahmen an »mütterlichen Vätern«, die wir in den letzten Jahren haben (Seiffge-Krenke, 2012). In der Psychotherapie muss es dann gelingen, die »Leerstelle Vater« zu besetzen, d.h. zum mütterlichen Prinzip des Containens sollte das väterliche Prinzip der Strukturierung hinzukommen.

Es wurden viele Beispiele dafür gegeben, wie die Individuation misslingt, und es wurde in diesem Zusammenhang auf die ungute Möglichkeit einer Symbiose, »eines Körpers für zwei«, hingewiesen und auf eine mögliche Art der Beziehung zwischen einem behinderten Kind und seiner Mutter. In therapeutischen Kontexten müssen wir also darauf achtgeben, ob, wenn Identität in Beziehungen stattfindet, noch Platz für das Selbst da ist. Wir sehen besonders häufig Patienten, die von ihren Eltern als Selbstobjekte benutzt werden und die daher nicht wissen, wer sie wirklich sind. Hier muss eine behutsame Führung stattfinden, um vom »enteigneten Selbst« (Erdély, 1989) oder »falschen Selbst« (Winnicott, 2002) zu einer Wahrnehmung zu kommen, wer man ist, was man möchte, welche Ziele einem im Leben wichtig sind und inwieweit man ähnlich, aber auch verschieden von seinen Eltern ist. Das Gefühl für das Gewordensein der eigenen Identität aus wichtigen sozialen Beziehungen, vor allem der Herkunftsfamilie, gilt es zu vermitteln und nach Lösungen zu suchen, wie die eigene Identität akzeptiert bzw. gegebenenfalls verändert werden kann. Bei Schriftstellern finden wir zahlreiche Zeugnisse für solche familiären Zuschreibungen, z. B. bei Klaus Mann als »ewigem Sohn«. Ein Beispiel aus jüngster Zeit gibt der Politikersohn Walter Kohl (2011), der in seinem Buch *Leben oder gelebt werden* zeigt, wie man sich von diesen »Schatten« auf der Identität befreien und eine selbstbestimmtes Leben führen kann.

An verschiedenen Stellen in diesem Kapitel wurde deutlich gemacht, dass für solche Reflexionen ein »Du« notwendig ist, das man sich manchmal selbst erschafft. Der therapeutische Kontext mit seiner Zurückhaltung, wie es die analytische Therapie bzw. die Psychoanalyse vorschlägt, ist ein ideales Medium der Identitätsexploration und Veränderung im Beziehungskontext. Dem Patienten wird viel Raum für seine persönliche Entwicklung gegeben. Es ist aber auch deutlich, dass die Patienten ein Stück Identität von uns wollen (vgl. dazu die in Kap. 7, S. 94, geschilderte Patientin: »Meine Mutter ist schlecht, Sie sind gut, und ich will auch gut werden«). Dieser Wunsch der Patienten, sich mit uns zu identifizieren und so neue innere Objekte aufzubauen, ist wichtig, bringt aber auch technische Probleme wie Verletzungen des therapeutischen Rahmens, die Gefahr der unangemessenen Idealisierung des Therapeuten bzw. der Rettungsphantasien auf beiden Seiten mit sich.

In diesem Kapitel wurde relativ stark auf die Familie als Kontext gelingender und misslingender Identitätsentwürfe fokussiert und nur am Rande berührt, in welchem Umfang Freunde und der Peerkontext von Bedeutung sind. Eine weitere wichtige therapeutische Perspektive, worauf an dieser Stelle aber nur kurz hingewiesen werden soll, ist die Verbindung von Gruppenidentität und Omipotenzphantasien bei gewalttätigen Jugendlichen. Günter (2008) hat beschrieben, wie diese Jugendlichen in ihren dissozialen Handlungen verzweifelt nach einem Objekt suchen, das Stabilität und Zuverlässigkeit, Rahmen und Grenzsetzung gewährleistet. So schilderte er den Fall eines Jugendlichen, der in ein Haus einbrach, es sich im Zimmer des Kindes und schließlich vor dem Fernseher gemütlich machte und sich sichtlich »in dieser neuen Familie« wohl fühlte. Andere Jugendliche schließen sich einer jugendlichen Bande mit hohem Gewaltpotential an und berichten, die Gruppe sei für sie so etwas wie eine Familie gewesen. Mario Erdheim (1982, S. 321) schrieb dazu: »Die in der Kindheit nicht geglückten Objektbeziehungen, Identifizierungen, Über-Ich-Bildungen machen aus dem pubertären Triebschub einen Brennstoff, der die destruktiven Potenzen der Adoleszenz verstärkt. Was ausbrennt, ist das, was die Adoleszenz zur zweiten Chance macht.«

Diese Perspektive ist in unserer Arbeit mit dissozialen Patienten nachdenkenswert.

5. Kapitel Identität und Intimität in Partnerbeziehungen

»ich liege bei dir. deine Arme / halten mich. deine arme / halten mehr als ich bin. / deine arme halten, was ich […] bin«
Ernst Jandl, liegen bei dir

In welchem Umfang Partnerschaften die Identität voranbringen oder blockieren können, wird uns nun in diesem Kapitel beschäftigen. Eine gelingende Identitätsfindung bringt es mit sich, dass der Mensch befähigt wird, »zu lieben und zu arbeiten« (was nach Freud Bedingung von Gesundheit ist). Wie wir in Kapitel 2 gesehen haben, gilt aber heute eine verstärkte Exploration und weniger Commitment nicht nur im beruflichen Bereich, sondern ebenfalls in Partnerbeziehungen, und zwar nicht nur für die Generation zwischen 20 und 30 Jahre (»emerging adulthood«; Arnett, 2004), sondern auch für die ältere Generation.

Wie entwickeln sich Partnerbeziehungen, und ist dabei eine ähnlich weit entwickelte Identität beider Partner eine Voraussetzung, um miteinander glücklich zu sein? Erikson (1982, S. 28) postulierte: »Intimacy is the ability to fuse your identity with somebody else's without fear that you're going to lose something yourself« – haben seine Vorstellungen, dass nur Menschen mit einer klaren Identität zu intimen, engen Partnerbeziehungen in der Lage sind, heute noch Gültigkeit?

Für geglückte Partnerbeziehungen ist eine Balance zwischen Verbundenheit und Eigenständigkeit der Partner kennzeichnend. Im klinischen Kontext sehen wir dagegen häufiger Paare, die ihre Identitätsentwürfe getrennt verfolgen und wenig Gemeinsames aufweisen, und auch besonders häufig Personen, bei denen durch die zu enge partnerschaftliche Symbiose kein Platz für das Selbst da ist. Bei solchen zerstörerischen Symbiosen sind beide Objekte untrennbar miteinander verbunden, die Differenzierung zwischen dem Selbst und dem Objekt geht verloren. Wir werden wiederum auf einen wichtigen Geschlechtsunterschied stoßen, nämlich dass sich Frauen sehr viel stärker in Bezug auf die Beziehungen definieren, in denen sie leben, während Männer sich eher darüber definieren, was sie tun und was sie sind.

Intimität in Partnerbeziehungen: Männer individuieren anders, Frauen auch

Echte Identität erlangt nach Erikson nur derjenige, der sich auf Bindung einlässt und sie nicht umgeht. Wir hatten im vorangegangenen Kapitel die Bedeutung von Partnerbeziehungen für eine zeitgerechte Individuation, einen zeitgerechten Auszug aus dem Elternhaus und die Inangriffnahme von erwachsenen Identitätsentwürfen dargestellt. Für die Identitätsentwicklung ist aber nicht nur das Timing, sondern vor allem die Qualität einer Partnerbeziehung relevant. In der entwicklungspsychologischen Forschung wird ein für die Identitätsentwicklung optimaler Partnerschaftsstatus mit dem Begriff »intim« bezeichnet. Wir wollen nun klären, was darunter zu verstehen ist, wie sich die Intimität in Partnerbeziehungen entwickelt und auf welche Weise Identität und Intimität für Männer und Frauen zusammenhängen.

Entwicklungssequenz romantischer Beziehungen: Vom Selbst zum Wir

Paare in längerdauernden Beziehungen im Erwachsenenalter haben eine Entwicklung hinter sich, an deren Beginn romantische Beziehungen in der Jugendzeit stehen, die durch eine große Konzentration auf das Selbst, die eigene Identität und die eigene Geschlechtsrolle gekennzeichnet sind (Brown, 1999). In diesen frühen Phasen ist das »Du« noch gar nicht recht gemeint, weil der Jugendliche stark mit sich selbst und seiner Wirkung auf andere bzw. mit seinem Status in der Freundesgruppe beschäftigt ist: Man »hat« einen Freund bzw. eine Freundin, weil es bei den Gleichaltrigen auch so ist. Phantasien darüber, mit wem man »geht« – und der Betreffende weiß nichts davon –, kommen bei immerhin 24 % aller Jugendlichen in diesen Frühphasen der romantischen Entwicklung vor (Seiffge-Krenke, 2003).

Als die Entwicklung der Geschlechtsidentität beschrieben wurde (vgl. Kap. 3, S. 54), wurde erwähnt, das Jungen und Mädchen während der gesamten Kindheit in streng nach dem Geschlecht segregierten Gruppen spielen. In der Frühadoleszenz, mit 11 bis 13 Jahren, wird dies aufgelöst, indem sich große Gruppen von Jungen und Mädchen an öffentlichen Plätzen treffen, einander beobachten und wieder miteinander in Kontakt kommen. Die Aufnahme des Kontakts zum anderen Geschlecht geschieht dann in kleineren Gruppen; Gruppen von Jungen und Mädchen gehen miteinander aus oder verabreden sich. Nach wie vor spielen das

Selbst, der eigene Körper und der Status in der Gruppe eine große Rolle für solche heterosexuellen Kontakte. Der Partner ist nicht wirklich gemeint, obgleich die Treffen zweifellos sehr aufregend sind. Die Beziehungen sind obsessiv, häufig sexuell »getönt«, aber von einer echten Reziprozität weit entfernt und dauern in der Regel nur kurz an. Beim Kontakteknüpfen und der Verarbeitung der vielen Trennungen assistieren die besten Freunde.

Nach unseren eigenen Studien dauert es bis in die mittlere bis späte Adoleszenz (etwa 17 bis 19 Jahre), bis dyadische Beziehungen von hoher Affektivität und Nähe entstehen. Jetzt definieren sich beide Partner auch als Paar und gehen gemeinsam aus; die Beziehungen dauern länger, haben aber durchaus etwas Idealistisches (Montgomery, 2005). Erst etwa mit Anfang/Mitte zwanzig lässt die Idealisierung nach, die Beziehung zu einem (möglicherweise neuen) Partner enthält mehr Tiefe und das Paar handelt zunehmend mehr Verbundenheit, auch Individualität in der Beziehung aus, entwickelt sich also in Richtung einer intimen Partnerbeziehung. Wie unsere Untersuchungen gezeigt haben, erfolgt der beschriebene Entwicklungsverlauf in nicht-klinischen Gruppen häufig auf diese Weise, wenn sich auch die Altersmarkierungen verschieben können, und trotz – oder gerade aufgrund – der Tatsache, dass Partnerwechsel häufig sind.

Was nun Partnerbeziehungen im Erwachsenenalter angeht, so hat man insbesondere auf die Abnahme der Qualität von Partnerbeziehungen über die Zeit hingewiesen – was mit der Entidealisierung zusammenhängen mag, aber auch mit der zunehmend engen Bindung, in deren Verlauf die aufregende Sexualität etwas zum Erliegen kommen kann. Insbesondere Schnarch (2006) und Clement (2004) haben auf dieses Phänomen in langdauernden Partnerschaften hingewiesen. Den Grundtenor von Schnarchs Buch könnte man mit »Liebe dich selbst, und es ist egal, wen du heiratest«, umschreiben (Precht, 2009). Damit trifft er zwar den Zeitgeist der hochindustrialisierten Gesellschaften des Westens, aber Selbstliebe kann nicht als Patentrezept gelten. Ganz im Gegenteil, die Zusammenhänge zwischen Identität, worum es uns ja in diesem Buch geht, und Intimität in Paarbeziehungen sind viel komplexer. Zunächst ist aber noch zu klären: Was versteht man unter einer reifen Partnerbeziehung, einer solchen mit hoher Intimität im Sinne Eriksons?

Der Intimitätsstatus in Paarbeziehungen

Die Qualität von Paarbeziehungen im Erwachsenenalter ist recht gut untersucht. In Anlehnung an das Identitätsparadigma von Marcia und auf Eriksons Konzept der Intimität aufbauend hat Orlofsky, ein enger Mitarbeiter Marcias, sechs unterschiedliche Qualitäten von Partnerbeziehungen unterschieden. Kennzeichnend ist jeweils, wie gut die Balance zwischen Selbst und Partner realisiert wurde, d.h. wie viel eigenständige Identität und Entwicklung verfolgt werden können und wie viel Gemeinsames das Paar teilt. Zur Erfassung des Intimitätsstatus entwickelten Orlofsky und Roades (1993) ein halbstrukturierte Interview; es fragt danach, wie sehr man die Verpflichtung und Nähe gegenüber dem Partner mit den eigenen Bedürfnissen nach Unabhängigkeit zur Deckung bringt. Ähnlich wie das Identitätsinterview von Marcia enthält es also wieder eine Commitment-Dimension (vgl. Kap. 2).

(1) Wenn eine gute Balance in der Beziehung herrscht, bringen beide Partner einen Teil ihrer Identität in die Beziehung ein, verfolgen aber auch noch getrennt davon eigenständige Aspekte; dieser Partnerschaftsstatus wird als »intim« bezeichnet. Bei solchen Paaren bringen die Partner echtes Interesse füreinander auf, zeigen Fürsorge und Verantwortung für den jeweils anderen und respektieren zugleich seine Autonomie. (2) »Präintim« sind Paare, bei denen sich schon ein gewisses Commitment füreinander zeigt, aber noch relativ viel Eigenständiges verfolgt wird. Die Paare sind aber auf einem guten Weg zu einer ausgeglichenen Balance zwischen eigenständiger Identität und Gemeinsamkeit. (3) »Pseudointimität« ist dagegen dadurch charakterisiert, dass beide Partner zwar unabhängig voneinander ihre Ziele verfolgen, aber durchaus über lange Zeit zusammenbleiben können. Diese Paare erwecken den Anschein von Nähe und Commitment, sind aber nicht wirklich aufeinander bezogen, und die Beziehung bleibt flach. (4) Bei Paaren mit einem »stereotypen Status« fehlt sowohl das Commitment als auch die Individualität; hier handelt es sich häufig um Partner, die erst sehr kurzfristig zusammen sind. (5) Eine Symbiose beider Identitäten zu einem Gemeinsamen (entspricht bei Orlofsky dem *merger*-Status) bedeutet, dass das Ich vollständig in der Partnerschaft aufgeht. (6) Als »isoliert« wurden die Personen bezeichnet, die ihre Identität völlig unabhängig von ihrem Partner verfolgen bzw. gar keine Partnerbeziehungen eingehen, sondern sich ausschließlich auf sich selbst konzentrieren. Orlofsky hat später den pseudointimen und den stereotypen Partnerschaftsstatus zu einer Gruppe zusammengefasst.

In unserer Stichprobe waren Männer etwas häufiger pseudointim/stereotyp, während gleich alte Frauen häufiger als intim in ihren Partnerbeziehungen kategorisiert wurden. Ein intimer Beziehungsstatus findet sich bei knapp der Hälfte der gesunden Personen, während Patienten, die eine körperliche Erkrankung wie Diabetes haben, vor allem durch einen pseudointimen/stereotypen Beziehungsstatus auffielen (Sidor et al., 2006). Es bestanden also teilweise lange Beziehungen, aber die Patienten waren nicht sehr stark in die Partnerschaft involviert. Wir vermuten, dass dies mit der körperlichen Erkrankung zusammenhängt, die sehr viel Besetzungsenergie abzieht und auf den eigenen Körper und das Selbst lenkt.

Frauen individuieren in Beziehungen, Männer fokussieren auf Individualität

Unsere Ergebnisse untermauern frühere Befunde, die auf einen Entwicklungsvorsprung von Mädchen bzw. Frauen in der Intimitätsfähigkeit hinweisen. Studien, die Freundschaftsbeziehungen, Partnerbeziehungen und Identität miteinander in Beziehung setzen, belegen, dass Mädchen und Frauen einen Vorteil haben, weil sie schon früher in gleichgeschlechtlichen Freundschaften Intimität entwickeln, und zwar parallel in der Phase, in der sie ihre Identität neu konstruieren (Montgomery, 2005; McNamara Barry et al., 2009). Obwohl auch in Jungenfreundschaften Intimität z. B. durch den Austausch persönlicher, privater Informationen wichtig wird (Seiffge-Krenke & Seiffge, 2005), haben Jungen ein gewisses Defizit, weil gemeinsame, geteilte Handlungen wichtiger bleiben und sie ein in etwa gleich hohes Niveau der Intimität rund zwei Jahre später erreichen, gegen Ende der Adoleszenz.

Es sind aber nicht nur die Freunde, die dabei die Rolle der »Entwicklungshelfer« (Seiffge-Krenke, 2010 b) spielen, auch Eltern fördern durch unterschiedliche Sozialisationsmuster diese Entwicklung. Beispielsweise fördern Eltern die Identität ihrer Kinder nachhaltig und sie tun dies auf eine geschlechtsspezifische Weise. Eltern bemühen sich bei Töchtern mehr, emotionale Konflikte zu lösen, und sozialisieren sie stärker über Beziehungsthemen (McLean & Breen, 2009). So entsteht schon früh ein elaborierteres Selbstkonzept der Mädchen, das sich auf Gefühle und soziale Beziehungen bezieht. Entsprechend enthalten die Narrativa von Mädchen, bezogen auf ihre Identität, auch mehr Beziehungsthemen. Wie wir bereits gesehen haben, entwickeln sie auch Intimität früher, d. h. sie sind früher an einem engen Austausch interessiert und bringen ihn dann aus den engen Freundschaftsbeziehungen verstärkt in die Partnerbeziehung ein.

Gilligan (1982, 1996) hat herausgearbeitet, dass aufgrund der unterschiedlichen Sozialisation Beziehungen für beide Geschlechter eine unterschiedliche Bedeutung haben: Die ersten Beziehungserfahrungen der Mädchen beruhen vor allem auf Nähe und gegenseitiger Empathie mit der Mutter, Jungen hingegen wenden sich, um ihre Geschlechtsidentität zu entwickeln, schon früh von der Mutter ab (vgl.

auch Kap. 3). Dementsprechend definieren sich Mädchen durch Bindung und Beziehungen und Jungen durch Trennung und Autonomie.

Insbesondere zu früheren Zeiten war weibliche Identität über die Beziehung zum Mann definiert. Besonders deutlich wird dies in den Tagebüchern und Briefen von Sofja Tolstaja, der Frau von Leo Tolstois Ehefrau (Tolstaja, 1982, S. 304), wo u. a. das Vermeiden des Personalpronomens (»ich«) auffällt:

> »14. Dezember: L. N. hat Gallenschmerzen und die Verdauung ist nicht in Ordnung. Befürchte, daß er krank wird, wie auch ich diese Tage. Hatte die schlimmsten Magen- und Gallenbeschwerden. Heute herrscht ein entsetzlicher Schneesturm. Vielleicht kommt L. N.s Unwohlsein vom Wetter? Er hat sich Schlittschuhe gekauft, und gestern wie auch heute lief er Schlittschuh und es freute ihn, daß es ihn gar nicht ermüdete. Tatsächlich ist er nun bei Kräften, seit gestern aber niedergeschlagen und weiß nicht wieso. Von Gorewitsch kam ein verzagter Brief, weil L. N. den Aufsatz zurückgezogen hat. Sicher ist L. N. deshalb zornig auf mich. Um nicht schuld zu sein, bitte L. N. ständig, alles so zu machen, wie es ihm genehm sei, verspreche, mich nirgends einzumischen und ihm keine Vorwürfe zu machen. Er schweigt hartnäckig und finster.«

Identität und Intimität in Partnerbeziehungen: Wie ähnlich müssen Partner einander sein und wie wird Intimität kommuniziert?

Obwohl Frauen heute weniger abhängig von Beziehungen sind als früher und auch mehr Gestaltungsmöglichkeiten haben, bleiben die starken Bedürfnisse nach nahen und verbindlichen Beziehungen nach wie vor bestehen. Der von ihnen beklagte Mangel an Intimität ist einer der häufigsten Gründe für die Paarberatung. Welche Faktoren beeinflussen Intimität in Paarbeziehungen? Es wurde bereits darauf hingewiesen, dass es insofern einen entwicklungspsychologischen Unterschied gibt, als Mädchen Intimität früher entwickeln, Frauen also auf einem höheren Niveau Intimität praktizieren und in die Paarbeziehung einbringen, während Männer eher die Lernenden sind. Angesichts der zunehmenden Scheidungszahlen ist es eine Frage, welche Kriterien für zufriedenstellende und langdauernde Partnerschaften gelten. Wir können davon ausgehen, dass eine gute Balance zwischen Verbundenheit und Individualität, die kennzeichnend für den Partnerschaftsstatus »intim« ist, sicher sehr förderlich ist.

Typische Kommunikationsmuster bei Männern und Frauen

Ursache für viele Konflikte in Paarbeziehungen ist in der Tat, dass Frauen stark auf Intimität abzielen, Männer dagegen eher auf Fakten. Mitchell et al. (2008) zeigten anhand von Videoaufnahmen und Interviews mit Paaren, dass bei Frauen das Erleben von Intimität eng mit dem empathischen Eingehen des Partners auf sie zusammenhängt. Bei Männern ist es dagegen so, dass stärkere Selbstenthüllung zu größerer Intimität führt. Je mehr Selbstenthüllung sie praktizieren, desto mehr Intimität weist die Paarbeziehung auf. Allerdings ist wichtig, dass es eine *emotionale* Selbstenthüllung sein muss, keine kognitive oder an Fakten orientierte (»Ich bin Borussen-Fan«). Zusammengefasst zeigt also diese Studie, dass sich Frauen intimer mit ihrem Partner verbunden fühlten, wenn dieser empathisch auf sie einging, dass dagegen Männer sich intimer mit ihrer Partnerin verbunden fühlten, wenn sie selbst zuvor etwas Persönliches von sich mitgeteilt hatten. Hier zeigt sich also wiederum der schon beschriebene Unterschied, dass für Männer Intimität mit einer eigenen Handlung zu tun hat, während sie für Frauen durch Bezogenheit und Empathie entsteht, also durch etwas Relationales.

Auch in den typischen Kommunikationsmustern lässt sich dieser Unterschied ausmachen. Interessant ist die Studie von Korobov & Thorne (2006), die die Kommunikationsmuster von Männern untersuchten, die über ihre Partnerinnen sprachen. Dabei fanden sie einen auffallenden Wechsel von intimen und distanzierenden Bemerkungen. Die Beziehungen, über die sie sprachen, hatten einen unterschiedlichen Intimitätsgrad. Bei den sehr oberflächlichen, stereotypen Partnerbeziehungen überwogen distanzierende Bemerkungen der Männer über ihre Partnerinnen. Aber selbst bei Partnerbeziehungen, die als intim, also durch eine gute Balance von Individualität und Verbundensein im Sinne von Orlofsky gekennzeichnet waren, ergab die Diskursanalyse zweimal so viele distanzierende wie intime Äußerungen (559 vs. 225). Wenn Männer intime, hochemotionale Äußerungen über ihre Partnerinnen machten, so war dies fast immer von distanzierenden begleitet oder eingerahmt, als müssten sie Erstere ungültig machen – und dies galt selbst für Partnerbeziehungen von hoher Qualität. Man kann sich leicht denken, dass diese distanzierenden, teilweise ironischen Bemerkungen durchaus Irritationen bei den Partnerinnen wecken. Die Sicht der Männer ließ aber keinen Zweifel daran aufkommen, dass sie ihre Partnerinnen wirklich liebten und wertschätzen – es zeigte sich einfach ein anderer, ein männlicher Kommunikationsstil.

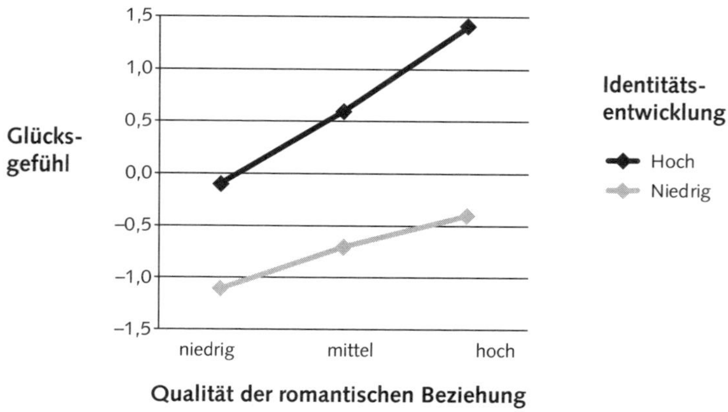

Abbildung 10: Interaktion zwischen Identitätsentwicklung und der Qualität von Partnerbeziehungen

Wie ähnlich müssen Partner in ihrer Identitätsentwicklung sein?

Untersuchungen über gescheiterte Beziehungen haben gezeigt, dass die Partner in diesen Beziehungen oftmals unfähig waren, ihre Identität so zu verändern, dass sie mit ihrem neuen Status in der Partnerschaft zusammenpasste, dass also eine gute Balance zwischen individuellem Identitätsentwurf und Verbundenheit in gescheiterten Beziehungen nicht möglich war. Spielt nun der Identitätsstatus eine Rolle bei der Wahl des Partners? Wie ähnlich müssen Partner diesbezüglich sein, um zufrieden in ihrer Beziehung zu leben? Zunächst einmal zeigt die Untersuchung von Demir (2008), dass Paare, die in ihrer Identitätsentwicklung vorangeschritten sind und ein hohes Niveau erreicht haben, auch glücklicher in ihrer Beziehung sind. Paare, die einen niedrigen Identitätsstatus hatten, erlebten ihre Beziehung demgegenüber als weniger glücklich. Das Niveau der Identitätsentwicklung hatte also einen direkten Einfluss auf die Partnerschaftsqualität.

Der Zusammenhang zwischen Intimität und Zufriedenheit in der Paarbeziehung ist noch stärker, wenn auch im beruflichen Bereich ein gewisses Commitment erreicht wird (Zimmer-Gembeck & Petherick, 2006) – ein Befund, der nochmals die Bedeutung der beruflichen Identitätsbildung für die Partnerbeziehung unterstreicht, worauf bereits in Kapitel 2 hingewiesen wurde. Was aber passiert, wenn sich Partner in einer Beziehung im Niveau der Identitätsentwicklung unterscheiden? Cook und Jones (2002) untersuchten die Kongruenz der Identitätsstile bei verheirateten Paaren während der ersten vier Jahre der Ehe und fanden, dass bei

54 % der Paare der Identitätsstatus ähnlich war. Das spricht für die Homogamie-These (»gleich und gleich gesellt sich gern«), zeigt aber auch, dass knapp die Hälfte der Paare aus Partnern bestand, die sich in ihrer Identitätsentwicklung unterschieden. Wenn allerdings die Differenz im Reifungsniveau der Identität zu groß war, d. h. wenn beispielsweise die Frau eine reife Identität hatte, der Partner sich aber im Moratorium oder in der Diffusion befand, sank die eheliche Zufriedenheit rapide, v. a. bei den Frauen. Das sagt natürlich noch nichts über die Stabilität der Beziehungen aus, denn wir wissen aus der Bindungsforschung, dass Beziehungen zwischen einem unsicher-vermeidenden Mann und einer unsicher-ambivalenten Frau die stabilsten sind, aber eine solch starke Differenz könnte ein Anlass für Konflikte zwischen den Partnern sein.

Gefahr für die Intimität durch verzögerte Identitätsentwicklung?

Wie in Kapitel 2 beschrieben hat Erikson in seinem Modell eine eindeutige Entwicklungssequenz für Identität und Intimität festgelegt: »It is only after a reasonable sense of identity has been established, that real intimacy with the other sex is possible. The youth, who is not secure of his identity, shies away from interpersonal intimacy; but the surer he become of himself, the more he seeks it in the form of friendships, combat, leadership, love and inspiration.« (Erikson, 1968, S. 101).

Es stellt sich allerdings die Frage, ob die Überlegung, dass eine reife Identität die Voraussetzung für intime Partnerschaften ist, auch heute noch gültig ist und wie dies zu dem verlängerten Übergang zum Erwachsenenalter passt. Hat die verzögerte Identitätsentwicklung negative Auswirkungen auf die Entwicklung von qualitativ anspruchsvollen Partnerschaften?

Braucht man überhaupt Partner für die Identitätsentwicklung?

Von Freud wurde schon früh auf die Bedeutung der Wahl eines nicht-inzestuösen Liebesobjekts hingewiesen. Blos (1973/2001) hat dies durch die Idee des inneren Objektverlusts ergänzt, der für die Weiterentwicklung zentral sei (vgl. Kap. 3, S. 47). In aktuelleren Konzepten wie denen von Gray & Steinberg (1999) wird die Bedeutung der Wahl eines nicht-inzestuösen Liebesobjekts eher noch mehr betont, und zwar wegen der längeren finanziellen und emotionalen Abhängigkeit von den Eltern. Sie arbeiteten heraus, dass beim verlängerten Übergang zum Erwachsenenalter der romantische Partner gegenwärtig der einzige und sicherste Indikator für eine Autonomie von den Eltern ist – er wird also heute dringender gebraucht als je zuvor. Wie schon verdeutlicht wurde, gehören kontinuierliche Partnerbeziehungen mit durchaus verschiedenen Partnern über die gesamte Adoleszenz und das junge Erwachsenenalter zu den entscheidenden Merkmalen, die zeitgerecht ausziehende junge Erwachsene von Nesthockern trennen (vgl. Kap. 4, S. 92). Dabei ist aber schon deutlich geworden, dass die Qualität der Beziehungen zu den romantischen Partnern sehr verschieden ist von der Qualität im Erwachsenenalter, die mit dem Merkmal »intim« beschrieben wird, und dass Partnerwechsel häufig und für den Lernprozess hin zu echter Intimität notwendig sind.

Wie wir gesehen haben, durchlaufen romantische Beziehungen beim Übergang vom Jugend- zum frühen Erwachsenenalter typischerweise ein Muster von Phasen. Dabei werden Neugier, sexuelle Bedürfnisse sowie Statuserwägungen zunehmend von den Bedürfnissen nach einem zuverlässigen Partner ersetzt (Brown, 1999). Verbindliche und enge Partnerbeziehungen werden in der Regel frühestens im Verlauf des dritten Lebensjahrzehnts erreicht, wobei die Dauer der Beziehung in dieser Altersgruppe länger ist als in jüngeren Gruppen. Wie sehr dieser Schritt gelingt, hängt nicht unerheblich sowohl von der Qualität früherer Beziehungen zu den Eltern, Freunden und den ersten romantischen Partnern ab (Seiffge-Krenke, 2003) als auch vom Selbstkonzept, der Identität (Seiffge-Krenke et al., 2001) sowie der Fähigkeit, partnerschaftliche Auseinandersetzungen konstruktiv zu lösen (Nieder & Seiffge-Krenke, 2001).

Die Beziehung zwischen Identität und Intimität ist komplex. Es wurde bereits erläutert, dass Mädchen Intimität in ihren engen Freundschaftsbeziehungen erlernen und das hohe Intimitätsniveau auch in die Paarbeziehung transferiert wird, während Männer Intimität vor allem aus Paarbeziehungen lernen (Sidor et al., 2006; Johnson et al., 2007). Es ist allerdings für beide, Männer wie Frauen, zu bedenken, dass die Verpflichtung im beruflichen Bereich, d. h. das Commitment für eine berufliche Identität, mit Intimität in der Partnerschaft interferieren kann (Seginer & Noyman, 2005). Die gegenwärtigen beruflichen Bedingungen der Mobilität z. B. überlagern also Ziele der Verpflichtung und Nähe in Partnerschaften bzw. können dazu in Widerspruch stehen. Frauen scheinen eher geneigt, berufliche Karriere und Exploration zurückzustellen, um die Beziehung zu ihrem Partner nicht zu gefährden (Mullis et al., 2003).

Hatte Erikson recht – ist Identität für Intimität notwendig?

Erikson hat die beiden Stadien *Identität* und *Intimität* in Beziehung gesetzt und eine eindeutige Entwicklungssequenz festgelegt. Für ihn ist das Jugendalter die Entwicklungsphase, in der sich Identität entwickelt *(identity vs. role confusion)*. Der Jugendliche versucht herauszufinden, wer er ist, d. h. entwickelt eine ethnische, soziale, sexuelle, berufliche Identität oder ist konfus in Bezug auf diese zukünftigen Rollen. Im jungen Erwachsenenalter liegt die Lösung der Entwicklungskrise von *intimacy vs. isolation* an: Junge Leute suchen nach Nähe und Liebe im Bezug zu einer anderen Person oder sind isoliert: »The youth who is not secure of his identity shies away from interpersonal intimacy« (Erikson, 1959, S. 128).

In seinen späteren Schriften hat Erikson (1982) die These einer strikten Abfolge von Identitäts- und Intimitätsentwicklung allerdings etwas modifiziert. Er gab zu bedenken, dass für viele Frauen die beiden Entwicklungsstufen 5 und 6 zusammenfallen, weil sich die Identität von Frauen durch die Erfahrung in ihren Beziehungsnetzwerken entwickelt. Wie bereits erwähnt, hat Carroll Gilligan (1982, 1996) diese Idee aufgegriffen, als sie schrieb, dass Frauen sich sehr viel stärker in Bezug auf die Beziehungen definierten, in denen sie lebten.

Die ursprüngliche These Eriksons schließt eine festgelegte Sequenz ein – erst Identität, dann Intimität –, die nicht umkehrbar ist und die im Grunde in letzter Konsequenz bedeutet, dass eine gering entwickelte Identität zu einer Verzögerung der Entwicklung intimer Partnerbeziehungen führt. Im Alltag und in der Therapie zeigt sich aber, dass Sexualität ohne klare Identität und in nicht intimen Partnerschaften möglich und häufig ist. Es ist eine Frage, ob sich auf der Basis einer unklaren Identität nicht doch eine intime Partnerbeziehung entwickeln kann oder ob sich, wie bei Frauen vermutet wird, beides in enger Abhängigkeit voneinander entwickelt.

Zur echten Prüfung der These Eriksons braucht man ein Längsschnittdesign, eine Analyse beider Merkmale über einen Zeitraum von mehreren Jahren, um die wechselseitigen Einflüsse zu bestimmen. Die Klärung dieser Frage ist von großer Aktualität, denn wie wir gesehen haben, ist es zu einer hinausgeschobenen Identitätsentwicklung gekommen. Die Identitätskrise nach Erikson findet nämlich nicht mehr länger im Jugendalter, sondern im jungen Erwachsenenalter statt (Arnett, 2004). Die enormen Anstrengungen der Identitätsexploration, z. B. im beruflichen Bereich, könnten möglicherweise Besetzungsenergien abziehen, die früher für eine Partnerschaft zur Verfügung standen. Auch das Finden eines Partners, mit dem eine Beziehung von einer gewissen Verbindlichkeit eingegangen wird, hat sich ins dritte Lebensjahrzehnt hinausgeschoben, wie in Kapitel 2 beschrieben wurde. Dies könnte darauf hinweisen, dass aufgrund einer verzögerten Identität verbindliche Partnerschaften noch nicht in Angriff genommen werden, könnte aber auch auf gestiegene Ansprüche verweisen.

Wir haben die Annahme Eriksons in einem Modell getestet, indem wir die Identitäts- und Intimitätsentwicklung einer Gruppe von Jugendlichen bis ins Erwachsenenalter hinein verfolgten (Beyers & Seiffge-Krenke, 2010). Dazu wurde bei unserer Stichprobe die Intimität in Partnerbeziehungen im Alter von 25 Jahren erhoben und das halbstrukturierte Interview nach Orlofsky und Roades (1993) durchgeführt und ausgewertet, das den Intimitätsstatus erfasst. Es fragt, wie erwähnt, danach, wie sehr man die Verpflichtung und Nähe gegenüber dem Partner mit den eigenen Bedürfnissen nach Unabhängigkeit zur Deckung bringt. Jeder Teilnehmer wurde auf der Basis dieses Interviews einer der vier Kategorien zugeordnet:

- *intim:* eine gute Balance zwischen Nähe und Individuation (42 % der Stichprobe);
- *pseudointim/stereotyp:* lange bzw. kurze Beziehung mit oberflächlichem Charakter (39 %);
- *merger:* ängstliche Versuche, durch Symbiose den Partner zu halten (15 %);
- *isoliert:* keine Beziehung (4 %).

Ein intimer Partnerschaftsstatus wurde also in unserer Stichprobe von etwa 40 % der jungen Erwachsenen erreicht. Ein gutes Beispiel für eine solch ausgewogene Balance zwischen Individuation und Verbundenheit findet sich etwa auch in der Partnerschaft der Sängerin Lotte Lenya und des Komponisten Kurt Weill, wo jeder auf seinem beruflichen Weg durch den anderen gefördert wurde und wo trotz eigener Initiativen und häufigen Trennungen eine starke Verbundenheit bestand.

Wir haben bei unserer Stichprobe auch die Bindung im Alter von 21 Jahren gemessen und fanden im Adult Attachment Interview bei 57 % eine sichere Bindung, ganz in Übereinstimmung mit den bisherigen Verteilungen in normalen, nicht-klinischen Stichproben. Das Bild vom Selbst war positiv und sicher, das Bild von den anderen ebenfalls positiv. Außerdem haben wir über den gesamten Zeitraum vom Jugendalter bis zum Erwachsenenalter auch die Identität erfasst, u. a. den Identitätsstatus im Alter von 21 Jahren mit dem Marcia-Interview (vgl. Kap. 3, S. 26). Wir fanden, dass eine *achieved identity* immerhin von 50 % unserer Stich-

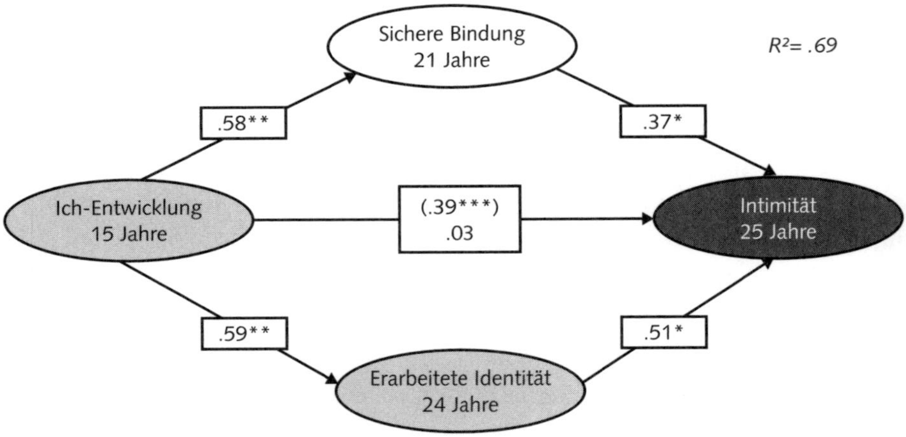

Abbildung 11: Längsschnittliche Vorhersage (R^2) von Intimität in Partnerbeziehungen im Alter von 25 Jahren durch Identität in der Jugend und im jungen Erwachsenenalter

probe erreicht wurde – das ist ein gutes Ergebnis und zeigt, ebenso wie der relativ hohe Prozentsatz an sicheren Bindungen, dass es sich um eine insgesamt repräsentative Normalstichprobe handelte.

Die Ergebnisse zeigen zusammengenommen, dass sich qualitativ hochwertige Partnerbeziehungen, d. h. solche mit dem Partnerschaftsstatus »intim«, durch hohe Werte in der Identitätsentwicklung im Jugendalter und insbesondere im Erwachsenenalter sehr gut vorhersagen lassen (.53*) und dass dabei eine sichere Bindung auch eine wichtige vermittelnde Rolle (.37*) spielt. So ließ sich Eriksons Annahme, dass eine intime Partnerschaft erst auf dem Hintergrund einer stabilen Identität gelingt, auch empirisch belegen. Dies gilt für die qualitativ hochwertige Paarbeziehung. Es soll aber nicht darüber hinwegtäuschen, dass beide Entwicklungsziele, also Intimität Partnerschaft und Identität, wohl auch parallel und transaktional verschränkt sein können, insbesondere bei Paaren, deren Partnerschaftsstatus pseudointim ist oder mit dem Begriff *merger* gekennzeichnet werden kann.

Partnerbeziehung und Identität: Gefährliche Symbiosen und Isolation

Auch heute noch finden wir eine große Bedeutung von Liebe und Partnerschaft für die Identität. Der Stellenwert von Partnerschaften für die Selbstverwirklichung hat sich sogar erhöht. Die Partnerbeziehung rückt als zentrale Grundlage für die Lebenszufriedenheit mehr und mehr in den Vordergrund. In der Shell-Studie (2006, S. 147) findet sich folgendes Zitat einer 19-Jährigen: »Es gibt immer weniger Sicherheit, was Arbeitsmarktlagen, Normen und Werte angeht. Wenn man liebt und geliebt wird, fühlt man sich sicherer, hat man Geborgenheit, eine Konstante im Leben, wo alles im Fluss ist.«

Unterschiedliche Paarkonstellationen in Bezug auf Identität und Intimität

Zu erfahren, wer man in Bezug auf andere ist, ist ein wichtiger Prozess in der Identitätsentwicklung. Für geglückte Partnerbeziehungen ist ein gewisses Maß an Harmonie zwischen der Selbstwahrnehmung und dem, wie der Partner einen sieht, bedeutsam. Hinzu kommt, wie Aspekte des Selbst, der eigenen Identität und der des Partners in Beziehung stehen. Die Beziehung zwischen Identität und Intimität ist in der folgenden Abbildung dargestellt, die im therapeutischen Kontext hilfreich ist, wo wir insbesondere isolierte Personen oder solche, die in gefährlichen Symbiosen leben, sehen.

Im Folgenden geht es um Identität ohne Beziehungen und um gefährliche Symbiosen. Wir haben gesehen, dass in der Normalbevölkerung der Intimitätsstatus *merger*, d. h. »symbiotisch verschmolzen«, bzw. sein Gegenstück *isoliert«* nicht sehr

Grad der Intimität	Beziehung zwischen den Identitäten der Partner	Bildliche Darstellung	Intimitätszustand
Hoch, gute Balance	Gleich	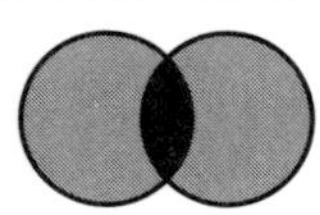	Gegenseitige Intimität
Niedrig, da einseitig	Gleich	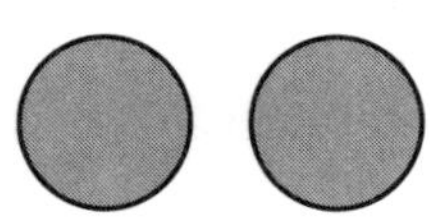	Pseudointimität
Unabgegrenzt hoch	ungleich	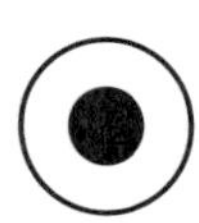	Fusion

Abbildung 12: Unterschiedliche Konstellationen von Identität und Intimität bei Paaren

häufig vorkommen. Zwischen 4 und 15 % der Erwachsenen wird ein solcher Status zugeschrieben. Im therapeutischen Kontext sehen wir solche Patienten aber sehr häufig. Insbesondere in den 1970er Jahren wurden von Psychoanalytikern, die den Narzissmus erforschten (z. B. Kernberg, 1975), die gestörten Paarbeziehungen mit narzisstischer Benutzung des Objekts beschrieben. Vor einigen Jahren hat Hirsch (1989b) dies in einem Aufsatz mit dem treffenden Titel »Die Unfähigkeit, gemeinsam zu frühstücken. Über eine Beziehungsstörung an der Grenze zur sexuellen Perversion« herausgearbeitet. Auch gegenwärtig werden das Fehlen einer echten Bezogenheit und die Zunahme an Narzissmus verstärkt in der Öffentlichkeit diskutiert. So zeigt eine Analyse Nathan DeWalls von Texten der Popmusik aus der Zeit zwischen 1980 und 2007, dass Narzissmus in dieser Kunstform signifikant angestiegen ist (DeWall et al., 2011). In diesen Liedern ist also in der Beziehung vor allem »Platz fürs Selbst«.

In der Praxis sehen wir Patienten mit einem *merger*-Status, d. h. solche, bei denen die Identität ganz in der Paarbeziehung aufgeht, häufiger. Hier kann man in den Erstgesprächen – ähnlich wie in Loriots Film *Pappa ante portas* – hören: »Wir machen alles gemeinsam. Wir waren in 25 Jahren noch nicht einen Tag getrennt«. Bei diesen Patienten überlappen sich, dem Schema in Abbildung 12 folgend, Identität und Intimität vollständig. Entsprechend kommen die Patienten verstärkt in eine Therapie, wenn ein Partnerverlust droht. Demgegenüber kommen Patienten, die einen isolierten Status haben, also ihre Identität vollständig unabhängig vom Partner leben, eher selten. Hier fehlen, wegen der geringen Bezogenheit, oft der Leidensdruck für eine Therapie und die Voraussetzung für das Eingehen einer therapeutischen Beziehung.

Paare, in denen die Partner zu separat sind

Paare, in denen die Partner zu separat sind, wurden häufig von männlichen Malern gemalt, während der *merger*-Status – d. h. der symbiotische Status, wo die eigene Identität ganz mit der des Partners verschmolzen ist –, was vielleicht kein Zufall ist, von Frauen gemalt wurde, z. B. von Frida Kahlo. Bei mehreren Malern, z. B. Hopper, Magritte und Munch, wird besonders deutlich, wie sie in ihren Bildern, in denen die Partner einer Beziehung zu stark voneinander getrennt sind, einen isolierten Status ausdrücken. Hopper hat sehr viele Bilder gemalt, auf denen Menschen beziehungslos einander vorbeischauen oder isoliert in einem Zimmer sind, nach dem sexuellen Akt aus dem Fenster schauend.

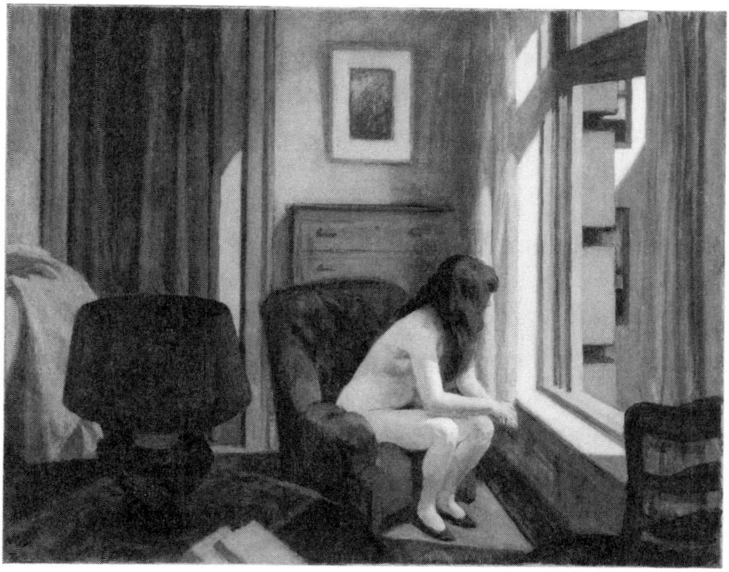

Abbildung 13: Edward Hopper, 11 Uhr vormittags, 1926

Auch René Magritte malte viele Bilder, wo die Partner einander nicht wirklich nahekommen können, z. B. weiße Tücher um den Kopf gewickelt haben und einander so umarmen.

> Magritte ist in Belgien aufgewachsen. Das Leben seiner Mutter war voller Probleme. Als Magritte 14 Jahre alt war, ging seine Mutter bei Nacht in den Fluss; sie wurde mit dem Nachthemd über dem Kopf aufgefunden. Er selbst hat in einer sehr engen, nahezu symbiotischen Beziehung zu seiner Frau gelebt. Ähnliches wird von Hopper berichtet.

Wenn Partner sich nicht ausreichend verbunden fühlen, führt dies zu Eifersucht und Depression.

> Die Bilder von Edvard Munch zeigen isolierte, einsame und eifersüchtige Menschen, die durch Sexualität verführt werden. Als er 32 Jahre alt war, malte er das Motiv der sündigen Eva, die nach dem Apfel greift. Ihr Mantel ist sinnlich offen und einladend gezeichnet. Der Mann, der vor ihr frontal abgebildet ist, hat ein fahles, grünliches Gesicht. Andere sehr bekannte Bilder dieses

Malers wie »Eifersucht« oder »Depression« symbolisieren unglückliche Partnerbeziehungen. Als er das Bild »Eifersucht« malte, war er in dem Sommer Zeuge eines Eifersuchtsdramas seines Freundes Jappe und dessen unglücklicher Liebe zu einer Frau; zu diesem Zeitpunkt war Munch selbst unglücklich verliebt. Er selbst hat alleine gelebt, war gerne mit seinen Hunden in seinen Häusern in Norwegen alleine und hatte nur kurze Beziehungen zu Frauen, aber viele Männerfreundschaften.

Patienten, die viel Abwehr darauf verwenden, Identität und Intimität ganz getrennt zu halten, versuchen oft im therapeutischen Kontext, uns unbewusst dazu zu bringen, ihnen bei der Realisierung ihrer nichtgelebten Identitätsentwürfe zu helfen. Dies kann zu einem gemeinsamen Agieren führen, es ist aber eine Botschaft, bei der man aber viel von dem Problem des Patienten versteht.

Ein 48-jähriger Beamter wurde nach mehreren stationären Aufnahmen auf eigenen Wunsch erneut stationär in einer Klinik für Psychosomatik aufgenommen. Der Patient war verheiratet und Vater eines Kindes. Er klagte über Depression und Hoffnungslosigkeit, über zahlreiche Körperbeschwerden am Rücken, am Hals, an den Genitalien, am ganzen Körper. Er habe sein Leben aufgegeben, es müsse sich etwas ändern, so gehe es nicht weiter. Der Patient, ein großer, schlanker, gutaussehender Mann, hatte große Angst vor Aggressionen. Er lebte in einer sehr distanzierten Beziehung zu seiner Frau und verweigerte seit Jahren den Geschlechtsverkehr, was er mit Schmerzen in den Genitalien begründete. Körperkontakt mit seinem Kind konnte er ebenfalls kaum zulassen. Als Kind – und später als Erwachsener – war er häufig weggelaufen, was bei seinen Angehörigen zu großer Sorge führte. Wenn er verschwunden war, hatte seine Frau oft große Ängste ausgestanden, er könne sich umbringen. Er kam dann ohne Angabe von Gründen nach einigen Tagen zurück. Der Patient lebte sozial sehr zurückgezogen, sein einziges Hobby waren Juwelen, die er seit Jahren heimlich sammelte und verkaufte.

Auf der Station beeindruckte der attraktive, sehr angepasste Patient sichtlich. Er verliebte sich in eine Patientin und äußerte den Wunsch, mit dieser, die am nächsten Morgen entlassen werden sollte, die letzte Nacht im Hotel zu verbringen. Das Stationspersonal wollte ihm diesen Wunsch, der ihm helfen konnte, einen positiven Zugang zu seinem Körper zu bekommen, nicht verwehren, sah sich allerdings auch in der Aufsichtspflicht und stimmte zu, nachdem der Patient ein Schreiben unterzeichnet hatte, dass er für diesen Alleingang die Verantwortung trug. Er verließ die Station und kehrte erst am nächsten Nachmittag zurück. In der Nacht gab es eine dramatische Folge von Telefonaten und Suchaktionen, nachdem der Patient durch ein Schreiben, das er in seinem Zimmer hinterlassen hatte, die vom Tagdienst nicht informierte Nachtschwester auf seine Abwesenheit aufmerksam gemacht hatte.

In der Supervision dieses Falles wurde deutlich, dass der Patient ein verborgenes Leben führte, in dem Teile seiner Identität ausgelebt wurden (Juwelenhandel, Verschwinden). Seine große Attraktivität, die viele Menschen physisch anzog, und seine geheimnisvolle Aura kontrastierten mit seiner ablehnenden Haltung gegenüber jeglichem Kontakt. Der Patient hatte insbesondere Schwierigkeiten, sexuelle und aggressiv-männliche Bestrebungen in seine Identität zu integrieren. Aggressionen durften nicht benannt werden, Verbote wurden projektiv verarbeitet, so dass sich das Stationspersonal und die Therapeutin als Aggressoren erlebten. Der Patient war selber sehr aggressiv (Verweigerung der sexuellen Beziehung zu seiner Frau, der emotionalen und körperlichen Beziehung zu seinem Kind) und ließ andere »für sich arbeiten« (Berentung, Suchaktionen). An dem Agieren konnte aufgezeigt werden, wie sehr der Patient seine Umgebung verführte, ihn als Opfer zu sehen, und wie wenig seine Aggression benannt und eingegrenzt wurde. Das Fehlen des väterlichen Neins, der Grenzsetzung, wurde erkannt und der Oberarzt wurde dazu ausersehen, die Aggression des Patienten zu benennen, diese damit einzudämmen und dem Patienten einen Zugang zu seinen abgespaltenen Identitätsanteilen zu ermöglichen.

Gefährliche Symbiosen

Symbiotische Beziehungen sind nicht nur bei Paaren bekannt. Wir haben in Kapitel 4 gefährliche Mutter-Kind-Symbiosen kennengelernt; auch bei Geschwistern kommen solche engen Symbiosen vor, z. B. bei Erika und Klaus Mann (Strohmeyer, 2000). Bei Paarbeziehungen ist zu bedenken, dass wir eine lange Tradition der Idealisierung von geradezu symbiotischen Beziehungen haben. Die Romantik idealisierte die Verschmelzung mit dem Partner so sehr, dass innerhalb dieser Sicht für selbständiges Leben kaum noch Raum blieb (Precht, 2009). Wer sich geliebt fühlt, fühlt sich aufgewertet. Er empfindet sich in dem Maße als etwas Besonderes, in dem er für einen anderen etwas Besonderes ist. Dieser narzisstische Aspekt ist zu bedenken, wenn wir von symbiotischen Partnerbeziehungen sprechen, die besonders häufig Anlass für Psychotherapien sind. Beide Partner sind untrennbar miteinander verbunden, die Beziehung zwischen Selbst und Objekt geht verloren. Bei diesen zerstörerischen Symbiosen erleben die Partner einen Identitätsverlust, wenn ein Partner sich trennt. Trennungsangst ist daher ein häufiges Symptom, was auch auf den Ursprung der symbiotischen Beziehung in der Bindungsbeziehung zu den Eltern verweist.

Im Wesentlichen bringt eine solche Symbiose zwischen zwei Partnern die Auslöschung der individuellen Identität des Einzelnen mit sich. So ist es auch folgerichtig, dass Suizide und erweiterte Suizide auftreten, etwa wenn sich die schwangere Freundin von Modigliani unmittelbar nach dessen Tod aufgrund einer Tuberkulose aus dem Fenster stürzte. Weitere Beispiele sind das Schicksal von Petra Kelly und Gert Bastian, von Stefan Zweig und seiner Frau Charlotte, wo erweiterte Suizide stattfanden, weil für einen Partner das Leben nicht mehr länger

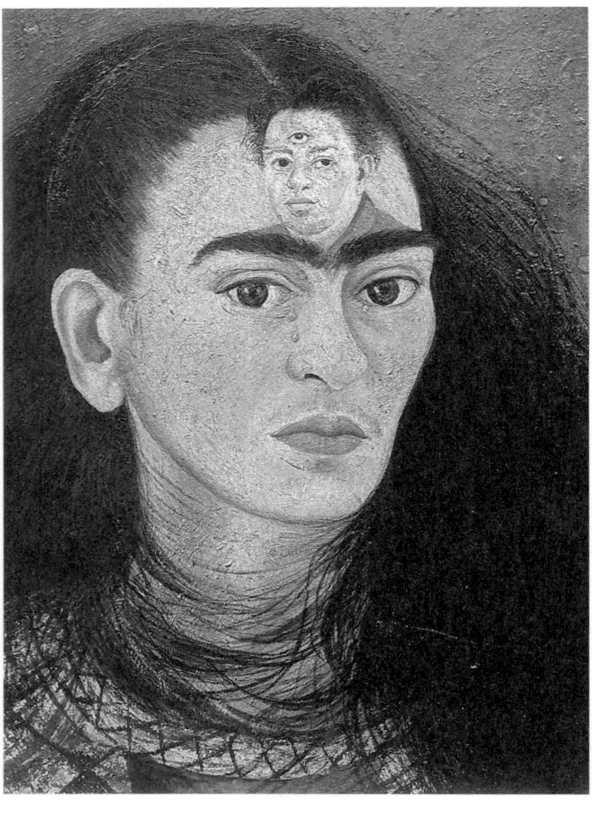

Abbildung 14: Frida Kahlo: Diego und ich (1949)

lebenswert war und der andere durch die Koppelung an das Selbst des Partners keine eigene Lebensberechtigung mehr zu haben glaubte.

Frida Kahlo hat symbiotische Beziehungen gelebt, nicht nur mit ihrem späteren Mann Diego Rivera. Es gibt insgesamt drei Selbstportraits von Frida Kahlo, wo sie die Symbiose mit ihrem Mann bildlich darstellt, z. B. wo sie sich selbst mit dem Bild ihres Mannes auf der Stirn zeichnet.

Bekannt geworden ist auch das Doppelbildnis *Diego und Frida* (1944), das sie anlässlich des 58. Geburtstags von Rivera gemalt hat, wo die beiden Gesichtshälften jeweils aus einem Teil von Frida und einem Teil von Diego Rivera zusammengesetzt sind. Ihre Neigung, symbiotische Beziehungen einzugehen, zeigte sich schon früh, etwa in den Liebesbriefen an einen ihrer ersten Freunde, und setzte sich mit Diego Riviera fort, den sie auch sehr vereinnahmte und zweimal heiratete.

> An ihren Freund Alejandro Gomez Arias schrieb sie am 14. Juni 1928, damals war sie 18 Jahre: »Ich spüre mehr denn je zuvor, dass du mich nicht mehr liebst, aber ehrlich gesagt, glaube ich nicht daran, ich bin zuversichtlich … Es darf nicht sein, im Grunde verstehst du mich. Du weißt, warum ich das gemacht habe. Außerdem bete ich dich an. Das weißt du. Du bist nicht nur ein Teil von mir, Du bist mein ganzes Ich, einfach unersetzlich!« (Jamis, 2006, S. 41)

Virtuelle und reale Partner: Einflüsse auf Identität und Intimität

Die Anzahl von Haushalten in allen westlichen Ländern, die Internet zur Verfügung haben, steigt, das Internet wird immer mehr zum Teil des Alltagslebens jedes Einzelnen und beeinflusst auch die Häufigkeit und Qualität von Partnerbeziehungen. Wie unterscheiden sich virtuelle und reale Partner und welchen Einfluss haben Internetbeziehungen? Was hat sich in unserem Umgang mit Intimität historisch geändert, und sind die gegenwärtigen Entwicklungen Anlass zu Sorge? Diese Fragen sollen uns im vorletzten Abschnitt unseres Kapitels über Identität in Partnerbeziehungen beschäftigen, vor den abschließenden Überlegungen zu Beratung und Therapie.

Partnerbörsen früher und heute: Von »Vente d'amour« zu »Meet your soulmate in the internet«

Von einem befreundeten Berliner Kollegen, Dieter Sens, stammt die Beschreibung des Falls eines 16-Jährigen Jungen, Jules, eines Jugendlichen, der in seinen Beiträgen in Blogs ganz besonders kreativ und originell war und der so phantastisch schreiben konnte, dass jedes Mädchen ihn kennenlernen wollte. Die wirklichen Treffen, die dann arrangiert wurden, waren aber Desaster. Irgendetwas fehlte oder, wie er sich in der Therapie ausdrückte: »Da war nichts dazwischen, kein Bildschirm, keine Tastatur«. Jules hatte große Schwierigkeiten, sich mit den Mädchen bei den Treffen über ganz normale alltägliche Dinge zu unterhalten. Schon beim ersten Treffen versuchte er, mit den Mädchen die großen philosophischen Probleme der Welt zu lösen, was natürlich, wie man sich denken kann, dazu führte, dass es keine weiteren Treffen gab. Jules wusste überhaupt nicht: »Wie macht man Smalltalk?«

Es gibt inzwischen zahlreiche Partnerbörsen im Internet, die kommerzielle Partnerbörsen wie z. B. die von Claudia Püschel-Knies in der *ZEIT* ersetzen bzw. ergänzen. Bei beiden Formen ist die Passung, das *matching* zwischen verschiedenen Dimensionen der potentiellen Partner, ein wichtiger Gesichtspunkt. Pettman (2009) fand in seinem Aufsatz »Love in the time of tamagotchi«, dass in der Regel Profile mit bis zu 29 Dimensionen erstellt werden, die miteinander verglichen werden, um den optimalen Partner in Internetforen zu finden – sozusagen ein romantisches Kastensystem. Immerhin 20 % der Personen erwiesen sich als *unmatchable* – es ist erfreulich, dass es noch so viel Individualität gibt. Schließlich, und auch das ist bemerkenswert: Nur 6 % aller Hochzeiten entstanden durch das Internet (Sprecher, 2009).

Was wird bei einer Partnerbörse *(internet courting)* mitgeteilt, was wird angeboten vom Selbst? Ein Blick zurück zeigt, dass ritualisierte Spiele früher Paare mit vergleichbaren Lebensumständen (Reichtum, Beruf, Schicht) zusammenbrachten.

Damit sich Paare finden konnten, gab es schon immer ritualisierte Spiele, z. B. höfische Spiele am Hof der Herzöge von Burgund (»ventes d'amour«), und wir wissen aus alten Dokumenten, wie die Passung der Eigenschaften und der Herkunft spielerisch ermittelt wurde. Hopkin (2003) schilderte beispielsweise die Paarbildung in der Lorraine kurz nach dem 30-jährigen Krieg, also um 1648, anhand von Dokumenten aus Metz. Heiraten erfolgten nach der Homogamie-Regel, d.h. geheiratet wurde in der eigenen Schicht: Bauern heirateten Bauern, Bürger heirateten Bürgertöchter. Die Gruppen waren streng nach dem Geschlecht segregiert, die Treffen waren ritualisiert und das Bekanntwerden wurde durch Spiele ermöglicht, ein sogenanntes *public courting*, vor allem in der Zeit von November bis Februar, in der man sich draußen in der freien Natur nicht oder nur selten begegnen konnte. Eines dieser Spiele, *vente d'amour*, bestand darin, dass die Männer sich draußen auf den Straßen und Gassen aufhielten und die Frauen im Raum. Vor der geschlossenen Tür – und also für die Frauen unsichtbar – boten die Männer im Spaß Verschiedenes an, und die Frauen mussten reagieren, d.h. die Identität von beiden blieb verborgen. Er musste Mädchennamen rufen, und an ihrer Reaktion merkte man dann, ob es der richtige war. In ihren Antworten konnte sie nach und nach immer mehr ihre Identität preisgeben. Die Angebote wurden immer persönlicher, auch mit sexuellen Anspielungen: »Ich verkaufe dir … (Liebe)«. Wenn sie seine Angebote annahm, durften sie sich offiziell verabreden, und er durfte sie dann zu einem Fest begleiten, d.h. das weitere Miteinander-Bekanntwerden fand unter der sozialen Kontrolle der anderen statt.

Die Bedeutung von Zeit und akzelerierter Intimität

Seit geraumer Zeit ist beobachtet worden, dass virtuelle Kontakte im Internet, die öfters auch zu realen Kontakten werden, Ehe und Partnerschaft beeinflussen. So findet man zunehmend Scheidungsfälle in den USA (de Angelis, 2010), die auf Cybersex und Cyberaffären zurückzuführen sind. In China überlegt man, ob virtuelle Affären in die Ehegesetze aufgenommen werden sollen (Pettman, 2009). Hier ist aus therapeutischer Sicht Verschiedenes zu bedenken: das Zerfallen der Zeitperspektive, das Nicht-warten-Können, die akzelerierte Intimität, die Gefahr des Ersatzes für reale Beziehungen und die herabgesetzte Hemmschwelle.

Wenn man die Qualität von virtuellen und realen Beziehungen vergleicht, was Mesch & Talmud (2006) beispielsweise in Bezug auf Freundschaftsbeziehungen getan haben, so werden reale Freundschaftsbeziehungen als komplexer (d.h. es werden mehr Themen diskutiert), emotional erfüllender und näher beschrieben, und es wird die Bedeutung der Zeit, die man miteinander verbracht hat, die Geschichte der Beziehung, hervorgehoben. Zumeist hält man den Kontakt mit wirklichen Freunden und Partnern über E-Mails und Chatrooms, z.B. wenn man weggezogen ist. Die Beziehung zu Freunden, die man nur virtuell hat, wird als schwächer, weniger eng und kürzer in der Dauer beschrieben.

Ein besonderes Augenmerk hat die Forschung diesbezüglich auf Studenten gerichtet, die relativ viel freie Zeit und eine vergleichsweise unstrukturierte Woche haben. Insbesondere bei Studienanfängern fand man die Gefahr, dass sie sich in Internetbeziehungen auslebten und ansonsten im neuen Kontext sozial isoliert blieben. Es gibt inzwischen Hinweise, dass wir in Bezug auf Identität und Intimität bei Studenten, die internetabhängig sind, Defizite finden (z. B. Huang, 2006). Es ist allerdings die Frage, was Ursache und was Wirkung ist. Wenn junge Leute Beziehungen vermeiden, weil sie einen Verlust der Identität fürchten, ist die Flucht in Scheinbeziehungen im Internet sehr verführerisch. Die von Huang (2006) untersuchten Studenten, die viele Stunden im Internet in Kontaktbörsen und Chatrooms verbrachten, hatten selten den Identitätsstatus der erarbeiteten Identität nach Marcia (*achieved identity*, vgl. Kap. 2, S. 27) und eher starke Tendenzen zur Identitätsdiffusion. Ihr Intimitätsstatus war entsprechend häufig der der Isolation im Sinne von Orlofsky. Es sind also eher junge Leute, die in ihrer Identitäts- und Intimitätsentwicklung zurückliegen, die für eine extensive Nutzung von Online-Beziehungen mit virtuellem Charakter besonders anfällig sind. Die Verführung durch Avatare und Blogs wurde in Kapitel 3 bereits erwähnt.

Pettman (2009) beschreibt Dating Sims in den asiatischen Ländern, Dating Simulation Games, in denen Verabredungen virtuell durchgespielt werden. Man hat bemerkt, dass durch die Anonymität sehr viel Persönliches, Intimes mitgeteilt wird, wie ja überhaupt der Ausfall von Augenkontakt auffällig schnell zu großer »Pseudointimität« führt. Was wird in einem Chatroom, beim Dating Sims, bei einer Partnerbörse mitgeteilt, was wird vom Selbst angeboten?

Man muss in diesem Zusammenhang bedenken, dass es schon immer Personen gab, die sich ineinander verliebten, obgleich sie sich real kaum gesehen hatten. Heloise und Abaelard haben vermutlich kaum miteinander gesprochen, geschweige denn einander berührt. Phantasien sind in romantischen Beziehungen schon immer sehr wichtig gewesen, insbesondere zu Zeiten, in denen der reale Kontakt sehr eingeschränkt war. Über die lange Verlobungszeit von Freud mit Martha Bernays wissen wir, dass sie einander fast täglich schrieben – es existiert ein Konvolut von 1500 Briefen –, dass aber unter den wachsamen Augen der Verwandtschaft in vier Jahren nur sehr wenige reale Besuche stattfanden (Grubrich-Simitis & Hirschmüller, 2011).

> Die Briefe wurden von den Nachlassverwaltern Freuds lange unter Verschluss gehalten. Anna Freud hatte die Briefe 1981, ein Jahr vor ihrem Tod, für den Beginn des dritten Jahrtausends freigegeben. Im Jahre 2011 wurden sie vollständig veröffentlicht, allein der erste von fünf Bänden umfasst 625 Seiten. Wie Freuds Sohn Ernst anlässlich der Herausgabe einer ersten Auswahl von »Brautbriefen« im Jahr 1968 (Freud 1968, S. 8) schreibt: »Wir verdanken die Entstehung der *Brautbriefe* letzten Endes dem energischen Eingreifen von Marthas Mutter […]. Sie setzte jedem Widerstand der Verlobten zum Trotz die Rücksiedlung ihrer Familie nach Wansbek durch, um dort die schließliche Habilitierung und wirtschaftliche Unabhängigkeit des Bräutigams abzuwarten«. Freud hat das Problem zweifach gelöst: Er konnte sich mit ganzer Kraft seiner wissenschaftlichen und medizinischen Weiterbildung widmen – also Fortschritte in der beruflichen Identität machen – und konnte zugleich das Idealbild seiner zukünftigen Frau von der Ferne aus formen. Dies hieß für diese vor allem, die zukünftige Mutter seiner Kinder zu werden und dem Haushalt vorzustehen. In dieser Erziehungsarbeit hatte Martha viel Düsteres und Hartes von ihrem »Tyrannen«, wie sie Freud nannte, auszustehen und gab sich redlich Mühe, seinen Erwartungen zu entsprechen. Er liebte sie für das, was sie war, aber auch für das, was sie seiner Meinung nach sein sollte. *Sei mein, wie ich mir's denke* lautet der Titel des ersten Bandes der nun aus dem Nachlass herausgegebenen Briefe.

Für ihre Beziehung sind ein Wartenkönnen und -müssen und eine Entwicklung der Beziehung über einen Zeitraum von vier Jahren typisch. Der Zeitaspekt ist demnach von großer Bedeutung, aber auch, dass mit großer Diskretion und großem Respekt eine Beziehung aufgebaut wurde. Vergleichen wir dies mit heutigen Online-Beziehungen, so sind sich beide in den eher seltenen Realkontakten ähnlich, die zu Phantasien und Idealisierungen Anlass geben können, auffällig bei den Online-Beziehungen sind aber das Nicht-Wartenkönnen, denn online kann man immer sein, sowie die akzelerierte Intimität, die in solchen Portalen in geradezu exhibitionistischer Weise ausgebreitet wird. Es werden nicht nur private, intime, körperbezogene Details in Wort und Bild ins Internet gestellt, sondern auch Filme über Privates wie Geschlechtsverkehr und Geburt (»Atmen! Pressen! Twittern!«, Süddeutsche Zeitung, 27.12.2011).

Die Konsequenzen dieser öffentlichen Teilhabe auf partnerschaftliche Beziehungen sind enorm. Muise, Christofides und Desmaris (2009) beschreiben eindrucksvoll, wie das, was man über den eigenen Partner in Facebook liest, schon das »green-eyed monster of jealousy« hervorbringen kann. Die Informationen, die sogenannte Freunde publik machten, hatten negative Auswirkungen auf die eigenen Partnerbeziehungen. Das, was andere über den eigenen Partner schreiben – das können Freunde, Ex-Partner oder Arbeitskollegen sein –, führt dazu, dass man unsicher wird. Die Eifersucht steigt und sie führt zu noch stärkerer Beschäftigung mit Facebook, was wiederum die Eifersucht anheizt. 46 % der Varianz der gemessenen Eifersucht konnten nur durch die Zeit, die man bei Facebook verbrachte, erklärt werden. Obwohl die meisten Nutzer wissen, in welche Gefahr sie sich begeben, hat sie dies nicht davon abgehalten, weiterhin äußerst private, intime, sexuelle Details anzugeben.

Die Veränderungen in der Intimität (Giddens, 1993), das mangelnde Schamgefühl sind äußerst problematisch, denn wir müssen uns vergegenwärtigen, dass die Entwicklung von Schamgefühl ein langer zivilisatorischer Prozess war. Elias (1976) hat ihn wie folgt beschrieben: Über mehrere Jahrhunderte zog sich die Entwicklung von Intimität in Familien- und Partnerbeziehungen hin. Zunächst wurde die Intimität der Beziehungen durch äußere Marker verdeutlicht, so die Abgrenzung des Bereichs des Paares oder der Familie von dem Lebensraum der Knechte, Mägde und Verwandten. Es fanden dann Veränderungen der Schlaf-, Baderiten und Essgewohnheiten statt, besonders deutlich im 17. Jahrhundert, wo Tischsitten und Bekleidung (Taschentuch, Serviette, Gabel) dazu dienten, körperliche Bedürfnisse so durchzuführen, dass keine Scham entstand. Die Entblößung des Körpers wurde dann in der Folge als Strafe eingesetzt oder als Beschämung aufgefasst. Es wird heute also, und das ist nachdenkenswert, ein langer zivilisatorischer Prozess auf den Kopf gestellt, die Schamgrenzen werden nicht mehr länger gewahrt.

Überlegungen für Beratung und Therapie

Sachbücher und Ratgeber über Paarbeziehungen haben Konjunktur, und schon Erich Fromms 1956 geschriebenes Buch *Die Kunst des Liebens* war ein Bestseller. 5 Millionen Exemplare wurden weltweit verkauft – es ist vermutlich eines der erfolgreichsten Sachbücher aller Zeiten über Liebe. Auf den großen Wunsch nach Rezepten stoßen wir auch im therapeutischen Kontext immer wieder, und Klagen über Partnerprobleme sind häufig die Ausgangssituation für eine Psychotherapie. Dieses Kapitel hat einen wichtigen, zu Unrecht vernachlässigten Aspekt von geglückten oder gescheiterten Paarbeziehungen aufgenommen, nämlich den Zusammenhang zwischen Identität und Intimität. Wir sind wiederum auf einen therapeutisch bedeutsamen Unterschied zwischen den Geschlechtern gestoßen, dass nämlich Frauen sich sehr viel stärker in Bezug auf Beziehungen definieren, in denen sie leben, während die Männer sich eher über das definieren, was sie tun und was sie sind. Von Gilligan (1982) schon vor 30 Jahren beschrieben, hat dies heute immer noch Gültigkeit und vor allem in der Therapie Relevanz; bei vielen Krankheitsbildern ist dieser Geschlechtsunterschied zu berücksichtigen.

Es ist aber auch deutlich geworden, dass Frauen nicht generell zu mehr Intimität fähig sind. Sie sind lediglich früher dazu in der Lage als Männer. Sie sind aufgrund der Erziehungspraktiken begünstigt und bauen diese Kompetenzen auch später in ihren Freundschafts- und ihren Partnerbeziehungen energisch aus. Männer andererseits gehen mit einem gewissen Intimitätsdefizit in die Beziehung und sind zu Beginn vor allem Lernende, von daher sind Partnerbeziehungen für ihre Weiterentwicklung besonders wichtig.

Aus therapeutischer Sicht mag man den frühen Beginn von Liebesbeziehungen, insbesondere wenn sie mit Sexualität verknüpft sind, durchaus kritisch sehen. In diesem Buch wird aber herausgearbeitet, dass romantische Beziehungen bewusst oder unbewusst der einzige Marker sind, der heutzutage, in einer Gesellschaft mit verlängerter Abhängigkeit von der Familie, Autonomie und Abgegrenztheit signalisiert und die Lösung aus dem Elternhaus erleichtert. Es ist wichtig, sich die verschiedenen Stadien klarzumachen, durch die junge Leute gehen, bis sie sich zu reifer Intimität in Partnerbeziehungen entwickelt haben, und es ist auch wichtig, dass sie bei den notwendigen Explorationen mit unterschiedlichen Partnern auch ausreichend Schutz für sich und ihren Körper in Anspruch nehmen.

Heute können Identität und Intimität in ihrer Entwicklung einander überlappen. Die Identitätsentwicklung zieht sich, wie bereits beschrieben, durch die erhöhte Exploration länger hin. Die Partnerbeziehungen werden zugleich durch gestiegene Ansprüche und abnehmendes Commitment schwieriger. Ein höherer Identitätsstatus ist aber nach wie vor auch mit einem höheren Intimitätsstatus assoziiert.

Bei der Einschätzung der Qualität von Partnerbeziehungen, auf die man im therapeutischen Kontext stößt, ist die Einteilung von Orlofsky hilfreich. Letztlich kann es ein Therapieziel sein, einen intimen Status in der Paar- oder Einzeltherapie zu erreichen, d.h. eine gute Balance zwischen Verbundenheit und Nähe sowie Autonomie und Eigenständigkeit. Auch der Hamburger Psychotherapeut Michael Mary (2008, S. 139) wird nicht müde, die enorme Bedeutung der Distanz zu betonen, weil »Individuen, genauso nötig, wie sie Verbundenheit suchen, auf Getrenntsein angewiesen sind«. In therapeutischen Kontexten müssen wir also, wenn Identität in Beziehungen stattfindet, darauf achtgeben, ob noch Platz für das Selbst da ist. Insbesondere gefährliche Symbiosen zwischen der eigenen Identität und der des Partners stellen uns vor große therapeutische Herausforderungen, die sich auch in langen, intensiven Übertragungsgeschehen bis hin zu pseudopositiven Übertragungen äußern können. Hier ist die Bearbeitung negativer Übertragungsaspekte besonders notwendig, zugleich aber wegen der starken Idealisierung des Therapeuten besonders schwierig. Es kann hilfreich sein (vgl. Kap. 7), die Einteilung des Intimitätsstatus des Patienten nach Orlofsky mit der Wiederholung des zentralen Beziehungskonfliktes (ZBK) des Patienten in der Übertragung zusammenzubringen, z. B. anhand der von Albani, Kühnast, Pokorny, Glaser & Kächele (2001) ins Deutsche übertragenen Methode von Luborsky (1990). Es ist interessant zu sehen, dass die Beziehungen real sehr negativ, in den Träumen aber sehr positiv – im Sinne der Freudschen Idee der Wunscherfüllung – gesehen werden (Albani et al., 2001).

Ein weiter wichtiger Aspekt, der uns besonders in Kapitel 7 beschäftigen wird, betrifft die Paartherapie mit älteren Paaren (Riehl-Emde, 2009 a, b). Hier wird besonders deutlich, wie Verletzungen über Jahre die Paarbeziehung beeinträchtigen, und zwar insbesondere solche, wo ein Partner meint, sein Verhalten wäre nur für seine Identität von Bedeutung (z. B. ein Seitensprung), während der andere der Meinung ist, es wäre sehr wohl die Partnerziehung und die eigene Identität in Mitleidenschaft gezogen.

Wir müssen therapeutisch differenzieren: Online-Beziehungen sind nicht notwendigerweise schlechter. Sie folgen den gleichen Gesetzmäßigkeiten mit typischen Geschlechtsunterschieden. Allerdings sollte man auf die beschriebenen Merkmale der veränderten Zeitperspektive und der akzelerierten Intimität achten.

Im therapeutischen Kontext ist auch der Einfluss einer chronischen Erkrankung auf Identität und Intimität zu beachten. Wir haben eine relativ große Gruppe von chronisch körperlich Kranken, die gleichzeitig auch psychisch auffällig sind. Hier ist zu bedenken, dass die Partnerschaftsbeziehung bei chronisch Kranken häufiger beeinträchtigt ist. So haben wir beispielsweise gefunden (Sidor et al., 2006), dass an Diabetes erkrankte junge Erwachsene häufiger stereotype und pseudointime Beziehungen haben, d. h. langdauernde Beziehungen von einem flachen Niveau. Wir haben vermutet, dass der Fokus auf den Körper – für Diabetes ist eine enorme Kontrolle des Körpers notwendig – Besetzungsenergien abzieht, die ansonsten auf die Partnerbeziehung gerichtet wären. Auffällig war jedenfalls, dass nur wenig in die Partnerschaft investiert wird, sowie eine Neigung, den Partner zu instrumentalisieren, zumindest in der von uns untersuchten Stichprobe von Diabetikern. Es ist möglich, dass dies auch für andere Patienten mit chronischen körperlichen Krankheiten gilt.

6. Kapitel Identität, Geschlecht und Kultur

»Wenn die Identität schwach ist, wird es schwierig werden, in der pluralen Welt zu überleben.«
Jérôme Clément

Wir wollen in diesem Kapitel Identität unter Aspekten des kulturellen Kontexts betrachten und die Diversität verstärkt in den Blick nehmen. Der Begriff Identität umfasst auch, wie man glaubt, nicht zu sein; die Identität entwickelt sich entsprechend in einem Wechselspiel von »Dazugehören« und »Sichabgrenzen« (Ermann, 2011). Wenn Identität das Ergebnis sozialer Bezogenheit ist, dann wird auch verständlich, wie sehr der Einzelne auf die Einbettung in beständige soziale Kontexte angewiesen ist, um eine positive Identität zu entwickeln und aufrechtzuerhalten, und es wird deutlich, dass Brüche in der Beziehung zum sozialen Umfeld Labilisierungen des Identitätserlebens bewirken. Solche Brüche sind z. B. der Verlust der Heimat, Migrationserfahrungen mit kultureller und sozialer Entwurzelung oder das *coming out* einer nicht gesellschaftskonformen Sexualität.

In diesem Kapitel geht es daher darum, wie Geschlecht und ethnische Zugehörigkeit die Identität beeinflussen. Es wird deutlich werden, wie viel Irritationen sexuelle Diversität weckt, wie lange es dauert, bis man Identitätsfragmente aus seinem Herkunftsland und seinem Einwanderungsland zusammenbringen kann, und wie viel ethnische Identität bewahrt sein muss, damit man noch Kohärenz und Stabilität der eignen Identität erlebt. Veränderungen sind möglich, bringen aber möglicherweise hohe psychische Kosten mit sich.

»Sohn ihres Vaters«: Geschlecht und Identität als soziale Kategorien

Laut Ridgeway (2009) ist die Zuordnung zu einem Geschlecht eine der wichtigsten und nahezu automatischen Reaktionen, wenn man die Identität von jemandem beschreiben soll. Dies wird auch an dem Unbehagen deutlich, das sich einstellt, wenn man anhand des Vornamens unsicher wird, ob man einen Mann oder eine Frau anschreibt. Wir haben schon einiges über Unterschiede zwischen den Geschlechtern gehört, nun geht es um Geschlecht und Kultur als soziale Kategorien (Moon, 2008). Ein Blick in die Geschichte und in verschiedene Kulturen wird zeigen: Es ist alles gar nicht so eindeutig mit dem Geschlecht und den ihm zugeordneten Farben, und auch Geschlechtsrollen sind im jeweiligen historischen und sozialen Kontext veränderbar – wenn dies auch, wie wir sehen werden, mit psychischen und gesundheitlichen Kosten verbunden ist.

»Pink is not just a colour«: Rosa als Geschlechts- und sexueller Marker

Für uns sind Farben mit bestimmten kulturellen Gebräuchen eng assoziiert: Weiß für die Hochzeit, Schwarz für die Beerdigung, Rosa für weiblich und Hellblau für männliche Babys. Ein Blick in andere Kulturen zeigt sofort, dass dies alles gar nicht so eindeutig ist: Leuchtendes Rot wird auf Hochzeiten in Indien getragen, während man sie in China in Gold und Rot feiert. Bei islamischen Beerdigungen bedeckt ein besticktes grünes Tuch den Sarg, denn Grün ist die Farbe des Propheten Mohammed. Auch über Gelb kann man sich streiten: In Europa symbolisiert Gelb meistens Licht und Leben, wird jedoch auch mit Gold und Sonne assoziiert, bei den Kelten war Gelb jedoch auch die Farbe der Trauer. Neid, Geiz, Eifersucht, Verlogenheit und Egoismus werden ebenfalls mit Gelb in Verbindung gebracht, nicht so in China, wo es die Farbe der Harmonie und der Weisheit ist. Auch die typischen Jungen- und Mädchenfarben sind nicht so eindeutig festgelegt und haben sich über die Jahrzehnte verändert.

Veronica Koller (2008) schreibt, es sei der »Schock ihres Lebens« gewesen, als sie von Österreich nach England zog und sich vielen Frauen und Mädchen gegenübersah, die von Kopf bis Fuß in Pink, in Rosa, gingen. Rosa ist ein Zeichen für Femininität; in Büchern, Flyern und bei Fernsehauftritten signalisiert der Verweis auf die Farbe bzw. ihr Gebrauch, dass es hier um weibliche Belange geht. So werden z. B. Joghurts oder Handys mit Rosa beworben, wenn man sich junge Mädchen als Käufer wünscht. Rosa wird ganz stark in den Medien benutzt, um den Text zu feminisieren und um Frauen als potentielle Leser, Zuschauer und Käufer anzuziehen. Rosa wird aber generell nur von 7 % der Frauen als Lieblingsfarbe bezeichnet.

Welche Bedeutung hat es nun, dass Rosa auch mit Homosexualität gleichgesetzt wird? Generell ist Farbe ein Marker sozialer Identität, z. B. kleiden sich Vertreter der Gothic-Szene in Schwarz. Rosa wird allgemein in den westlichen Industrienationen mit Femininität und Homosexualität, d. h. eher mit weiblichen Eigenschaften, in Verbindung gebracht. In Kapitel 3 wurde erläutert, dass nicht männlich zu sein (»schwul«) für Jungen das schlimmste Schimpfwort ist, die eine Ausgrenzung aus der Jungengruppe bedeutet. Auf den Film *Mein Leben in Rosa* wurde auch hingewiesen, in dem es um die Suche eines 10-jährigen Jungen nach seiner sexuellen Identität geht.

Vor etwa 30 Jahren war Rosa als Farbe im öffentlichen Leben eher selten. Es kam so gut wie nie vor, dass jemand komplett »in Rosa« ging. Das Klischee »Rosa« signalisiert heute: Das sind Kleider für kleine Mädchen. Auch bei Spielzeugen wird diese Farbgebung stark eingehalten. Gegenwärtig gibt es in Deutschland eine starke Lilifee-Bewegung. Das Zimmer für etwa 5-Jährige ist vollständig in Rosa gehalten, und Rosa mit Glitzer ist bei kleinen Mädchen sehr begehrt. Mittlerweile gibt es über 300 verschiedene Lilifee-Produkte.

Dabei war die Farbe Rosa früher nicht mit dem weiblichen Geschlecht verbunden. Sie galt noch zu Beginn des 20. Jahrhunderts als Jungenfarbe: Die Wiege wurde einmal in Erwartung eines Jungen in Rosa dekoriert, es wurde dann ein Mädchen, eine 1920 geborene belgische Prinzessin. Die Mädchenfarbe war zum damaligen Zeitpunkt Blau gewesen, weil in der Kunstgeschichte seit Jahrhunderten die Farbe Blau mit Maria, ihrem blauen Schutzmantel, in Verbindung gebracht wurde. Das änderte sich dann nach der Geburt der kleinen belgischen Prinzessin. Auch Rot würde heute niemand mehr als männliche Farbe identifizieren, doch es galt über die Jahrhunderte als Indikator für Männlichkeit und wurde mit Blut, Kampf und Königswürde assoziiert (Koller, 2008).

Kleidung, Geschlecht und Identität

Kleidung wurde bereits in Kapitel 3 als für Identität wichtiger Marker beschrieben. Hier hat sich viel verändert: Kleine Jungen trugen Mädchenkleider, Mädchen tragen schon lange Jungensachen, und noch heute gibt es in Albanien »Mannfrauen«, also Frauen, die männliche Rollen übernehmen und sich männlich kleiden, insbesondere in einer Welt, in der Männer fehlen.

Wenn man Kinderbilder von Jean-Paul Sartre (von 1907) und Thomas Mann (von 1877) vergleicht, ist die Ähnlichkeit auffallend: Beide wurden im Alter von um die 15 Monate, wie es damals üblich war, mit langen Haaren und Mädchenkleidern abgebildet. Weibliche Bekleidung kann man auf keinen Fall mit homosexuellen Orientierungen in Verbindung bringen, wie es in manchen Biographien über Thomas Mann (z. B. Krüll, 1991) versucht wird, sondern hier zeigt sich offenkundig eine Tradition, die sehr lange anhielt, sich aber inzwischen verändert hat. Es gab im Übrigen zu allen Zeiten und in allen Kulturen Versuche von Frauen, sich durch männliche Bekleidung und Verhaltensweisen ein Stück der mit Männlichkeit assoziierten Freiheit zu erobern. Ein Beispiel dafür ist George Sand alias Aurore Dudevant. Es ist bekannt, dass sie gerne Männerkleider trug und Zigarren rauchte. Ein Blick in ihre Biographie zeigt aber auch, dass möglicherweise von Kindheit an der Wunsch da war, von ihrer Mutter so geliebt zu werden wie der Bruder (vgl. dazu die Bemerkungen zur Identität von Ersatzkindern in Kap. 4, S. 99).

> George Sand wuchs auf einem Landsitz in Nohant-Vic im französischen Berry auf. Sie erkrankte mit 4 Jahren und steckte ihren jüngeren Bruder an, der starb. Ihre Mutter war untröstlich und grub nach dem Begräbnis im Garten des Anwesens das Kind wieder aus und hatte es tagelang in ihrem Zimmer. Wenige Wochen danach starb der Vater. Aurore Dupin (später verheiratete Baronin Dudevant) wuchs also in einem reinen Frauenhaushalt auf. Als junge Frau begann sie, Männerkleidung zu tragen, um sich mehr Freiheiten zu erobern (wie alleine reisen, reiten etc.), und schrieb später unter dem männlichen Pseudonym »George Sand« (abgeleitet vom Namen des Schriftstellers Jules Sandeau, mit dem sie nach der Trennung von ihrem Mann nach Paris ging). Auch in ihrer Beziehung zu Chopin hatte sie – neben der Mutterrolle gegenüber ihren beiden Kindern aus der Ehe mit Baron Casimir Dudevant – eindeutig das Sagen.

Auch Frida Kahlo bietet sich hier als Beispiel an, insbesondere ihr Bild »Selbstbildnis mit abgeschnittenem Haar« (1940), bei dem sie in Männerkleidung auf einem Stuhl sitzt, umgeben von den Haaren, die sie gerade abgeschnitten hat. Es gibt aber auch ein weniger bekanntes Foto aus dem Jahr 1926, das sie als 18-Jährige mit kurzen Haaren, Jungenschnitt und Krawatte in einem Anzug zeigt.

Frida Kahlo hatte bekanntlich einen aus Ungarn eingewanderten deutschen Vater – Wilhelm Kahlo, ein Photograph, der sehr warmherzig war und den sie sehr liebte – und eine kühle Mutter, die sie, wie Frida behauptete, nie geliebt hatte. Frida Kahlo hat schlimme Erfahrungen gemacht: Sie erkrankte, wie beschrieben, mit 6 Jahren an Kinderlähmung (sie wurde von den Kindern »Frida Hinkebein« genannt) und gehörte im Alter von 18 Jahren zu den Opfern eines Busunglücks, bei dem sich eine Stange durch ihren Unterleib bohrte. Zahlreiche Operationen

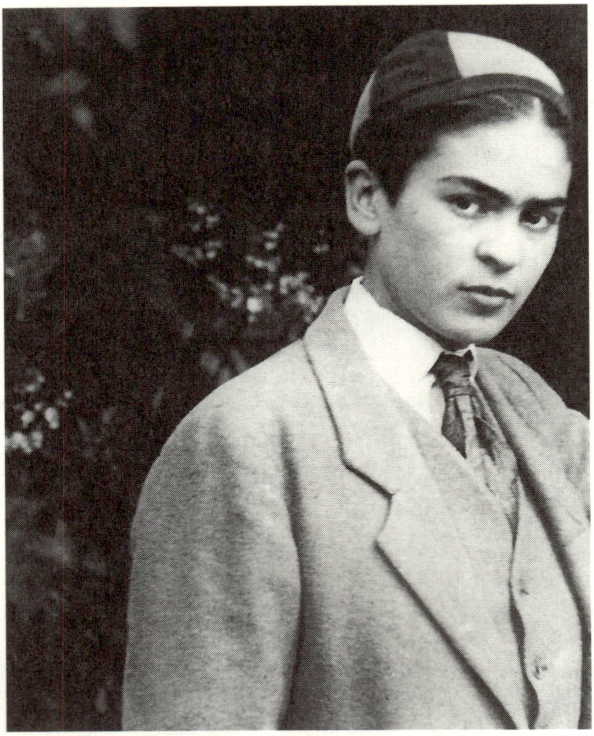

Abbildung 15: Frida Kahlo trug bisweilen Männerkleidung (1926)

sollten im Laufe ihres Lebens folgen, sie trug lange Zeit Gipskorsetts. Frida hat sich als Erwachsene sehr exzentrisch mit traditionellen langen Kleidern und Schmuck stilisiert. Insbesondere unter dem Aspekt der *possible selves* kennen wir von ihr drei Fridas, die »zwei Fridas« aus dem gleichnamigen Bild von 1939, auf dem sie sich mit der traditionellen und der modernen Tracht gemalt hat – ihre zwei Welten –, und Frida Kahlo als junger Mann, mit abgeschnittenen Haaren. Sie hat ihre Liebesbriefe öfter mit dem Zeichen für Männlichkeit unterschrieben – das Spiel mit dem Geschlecht lag ihr also, ebenso wie das Spiel mit den verschiedenen Kulturen.

Mannfrauen in Albanien und der »Sohn ihres Vaters«

Es gibt also historische Veränderungen, was die Zuweisung von Farben, Kleidung und Verhaltensweisen zum Geschlecht angeht, aber es gibt auch bestimmte biographische Konstellationen, die zu einem Spiel mit einer anderen Geschlechtsidentität führen können. Obwohl wir heute bei Männern eine gewisse Feminisierung finden können (vgl. die Ausführungen zum mütterlichen Vater in Seiffge-Krenke, 2010d), ist es doch überwiegend so, dass die Inkorporation der jeweils anderen Geschlechtsidentität bei Frauen ausgeprägter ist, dass Frauen sich durch männliche Kleidung und männliche Verhaltensweisen ein Stück der mit Männlichkeit assoziierten Freiheit erobert haben. Bezogen auf die in Kapitel 3 beschriebene andere Individuation von Frauen (Frauen individuieren in Beziehungen, sind eher interdependent eingestellt) bedeutet dies, dass Individualität, Leistungsorientierung und Autonomie auch bei Frauen unter bestimmten Entwicklungsbedingungen stärker gewichtet sein können als Bezogenheit. In der *Operationalisierten Psychodynamischen Diagnostik für Erwachsene* (OPD-E) wird unter »Identitätskonflikt« u.a. auch das Thema »Männlich Karriere machen und weiblich bleiben« subsummiert (vgl. Kap. 7, S. 188), was die Dissonanzen zwischen diesen beiden Identitätsentwürfen und die Schwierigkeit der Integration verdeutlicht. Dort wird auch geschildert, dass bei den weiblichen Identitätsentwürfen, die stark männlich ausgerichtet sind, ein Leistungsversagen (»she died for glory«) zu Suizidversuchen führen kann.

Manchmal sind es aber auch gesellschaftliche Bedingungen, die zu einer Veränderung der äußerlich sichtbaren Merkmale und der zugehörigen Verhaltensweisen führen. Sie unterstreichen, dass das Geschlecht eine soziale Kategorie ist. Noch heute gibt es beispielsweise in Albanien »Mannfrauen«, d.h. Frauen, die sich entschließen, als Mann zu leben (bezogen auf Kleidung, Haarschnitt, Beruf), und auch in Motorik und Stimme Männern erstaunlich ähneln, d.h. vom Phänotypus her eindeutig männlich wirken. Diese Annahme der männlichen Identität wurde notwendig, weil in der Gesellschaft Männer fehlten, z.B. in bestimmten Berufen, und weil entsprechend einige Frauen diese Funktion ausüben mussten. Gibt es in einer Familie z.B. keine Männer mehr, muss eine Frau diese Rolle übernehmen, mit allen Pflichten. Sie muss sich wie ein Mann kleiden und für den Rest ihres Lebens einen Keuschheitsschwur ablegen. Sie ist fortan gezwungen, als Mann zu leben. Solche Frauen blieben »männlich orientiert«, gründeten keine Familien und lebten nur für ihren (männlichen) Beruf. Aufgrund dessen erben sie auch den Besitz der Familie, was sonst nicht möglich wäre.

In seinem Buch *Sohn ihres Vaters* beschreibt Tahar Ben Jelloun (1989) im Stil eines orientalischen Geschichtenerzählers das Schicksal von Ahmed:

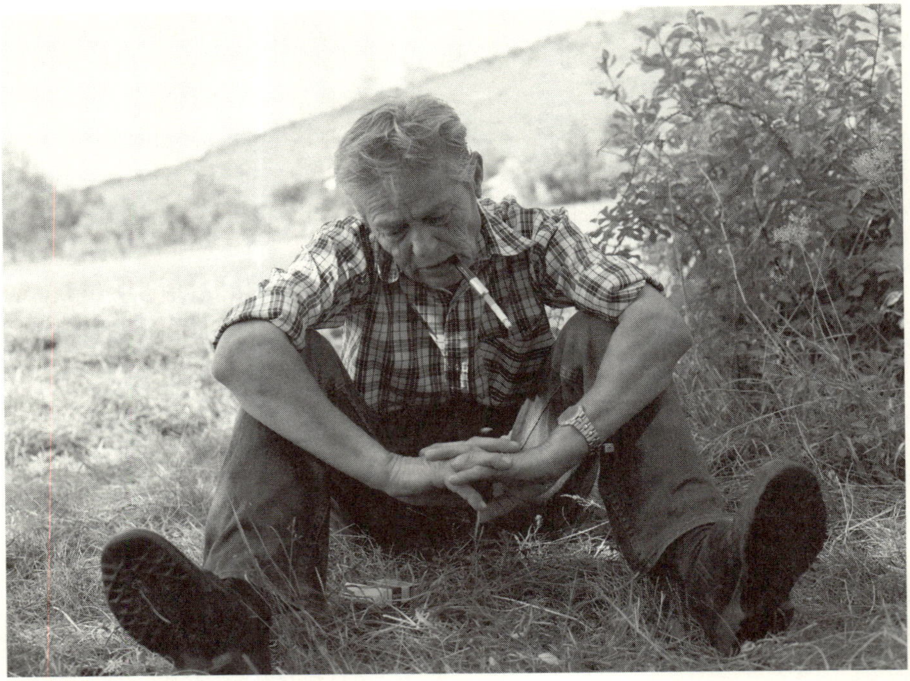

Abbildung 16: Die 53-jährige Drande in ihrem Garten

Verzweifelt darüber, nur Töchter gezeugt zu haben, erklärt ein marokkanischer Vater sein achtes weibliches Kind zum Sohn: »Das Kind, das du zur Welt bringst, wird männlichen Geschlechts sein. Er wird Ahmed heißen, auch wenn es ein Mädchen ist. Ich habe alles geregelt« (S. 21). So wurde ein Pakt zwischen den Eltern geschlossen, und der Vater glaubt auch nach der Geburt, obwohl er ein Mädchen gesehen hat, fest daran, dass es ein Junge ist. Die Taufe wird mit großem Pomp gefeiert, die Ehre des Vaters ist wiederhergestellt und die Tochter wird als Sohn gekleidet und erzogen. Selbst bei der rituellen Beschneidung kann der Vater durch einen kleinen Trick verhindern, dass bekannt wird, dass es ein Mädchen ist (»Wie beschneidet man eine imaginäre Vorhaut?«, S. 29).

Als Ahmed »ihr« Schicksal entdeckt, entscheidet er/sie sich, sich dem Wunsch des Vaters zu beugen. In der Pubertät werden die Brüste abgebunden, die Stimme wird tiefer, und Ahmed hat auch nur kurz eine Menstruation. Der heranwachsende Ahmed verspürt den psychischen und physischen Zweispalt, in dem er sich befindet, und erkennt die Ausweglosigkeit seiner Lage. Die

Männerkleider verschaffen ihm die Freiheiten, die ihm in Frauenröcken versagt geblieben sind. Als der Vater stirbt, ist er der Herr im Haus, Mutter und Schwestern zollen ihm Respekt. Sogar eine arrangierte Hochzeit mit einer körperlich behinderten jungen Frau, die allerdings erkennt, dass sich hier »zwei Schwestern« mit unterschiedlichen Gebrechen zusammengetan haben, findet statt. Nach deren Tod wird allerdings die Frage der Geschlechtsidentität immer drängender. Er lernt, sein Spiegelbild zu betrachten, erkundet den weiblichen Körper und fragt sich, wie er all die Jahre, die ihn der »männliche Körper« gekostet hat, nachholen kann – wie wäre er/sie als Kind, als Jugendliche, als junge Frau gewesen? Er/sie entschließt sich, in einem Zirkus aufzutreten, mit einer Nummer, in der sich ein Mann in eine Frau verwandelt – eine sehr erfolgreiche Nummer. Erst nach Ahmeds Tod stellt man bei der Leichenwäsche fest, dass in dem Männerkörper eine Frau gesteckt hat.

Identitätsveränderungen haben auch Kosten: »Smoke like a man, die like a man«

Die Emanzipation hat für Frauen heute eine starke und geschichtlich neue Veränderung erbracht, wodurch sie an (fast) allen Bereichen des gesellschaftlichen und beruflichen Lebens partizipieren (können), die ihnen früher verschlossen waren. Das ist in Abhängigkeit von der Kultur unterschiedlich leicht und durchgängig möglich. Selbst in streng muslimischen Gesellschaften, in denen Frauen- und Männerwelten deutlich getrennt werden, können Frauen praktisch alle Bereiche einer höheren schulischen und akademischen Ausbildung erobern, wenn auch sorgfältig darauf geachtet wird, dass dies in einer anderen Welt, verborgen vor den Blicken der Männer, geschieht. Wenn heute bei muslimischen Einwanderern in Europa auffällt, dass die Frauen in einigen besonders strengen Subgruppen nicht Auto fahren dürfen, keinen Beruf außerhalb des Hauses ergreifen und nur in Begleitung eines Mannes zum Arzt gehen dürfen, sollten wir uns daran erinnern, dass auch in Deutschland früher eine Frau nur dann arbeiten durfte, wenn es der Ehemann ausdrücklich gestattete und sie ihre Pflichten als Hausfrau und Mutter nicht vernachlässigte. Ein entsprechendes Gesetz wurde erst 1973 abgeschafft. Die Freiheiten, die für Kinder selbstverständlich geworden sind, standen den Eltern noch nicht zur Verfügung. Dies ist im therapeutischen Kontext immer wieder zu bedenken, wenn wir bei den vordergründig modernen Eltern *(forever punk)* auf die ihnen unbewussten Begrenzungen stoßen.

Durch die Übernahme des männlichen Lebensstils haben Frauen inzwischen auch in Bezug auf viele typische Männerkrankheiten »aufgeholt« und nahezu ebenso hohe Prävalenzraten im Hinblick auf gesundheitsschädigendes Verhalten. Die Inkorporation von männlichen Anteilen bringt Gesundheitsrisiken wie Lungenkrebs und Herzinfarkt mit sich. So sinkt in Deutschland seit Jahren der Anteil der Raucher, während der der Raucherinnen steigt (Kolip, 2008). Frauen rauchen außerdem verstärkt bei Stress und haben größere Schwierigkeiten als Männer, mit dem Rauchen aufzuhören. Rauchen ist generell in den meisten Industrieländern im Rückgang begriffen, vor allem bei Männern. Bei Frauen sind dagegen die Raten nur leicht zurückgegangen bzw. es haben sich inzwischen bei jungen Frauen die Raten nahezu an die der Männer angeglichen. Aber nicht nur in den Industrieländern haben Frauen einen in Bezug auf ihre Gesundheit riskanteren Lebensstil entwickelt, auch in den Entwicklungsländern und den Schwellenländern steigt der Anteil von Frauen, die Alkohol und Nikotin konsumieren (Payne, 2001). Wir finden gegenwärtig die meisten Lungenkrebstoten in den Entwicklungsländern, v.a. in den Schwellenländern wie China, Indien. Hier sind junge Männer stark betroffen, vor allem aber haben die Raten der Frauen enorm zugenommen. In China sind gegenwärtig zwei Drittel der Männer Raucher, 15% der Raucher sind weiblich – früher waren es 0%. Seit 1980 haben 20 Millionen Frauen in China mit dem Rauchen begonnen – das sind enorme Zuwachsraten.

Sexuelle Diversität bei Eltern und Kindern: Gefahren für die sexuelle Identität?

Der Körper ist in der heutigen postmodernen Gesellschaft ein sehr prominentes Merkmal von Identität (Adelman & Ruggi, 2008). In Kapitel 3 wurde der Körper als zentral für die Entwicklung von Identität beschrieben, und es wird in Kapitel 7 noch dargestellt, dass die Beseitigung und Beschädigung des Körpers durch selbstverletzendes Verhalten und Suizid zentrales Merkmal von Krankheitsbildern ist, bei welchen die Identität beeinträchtigt ist. Wir werden dort auch auf Patienten mit uneindeutigem Geschlecht stoßen und auf die Problematik, dass bei ihnen oft schon relativ früh ein operativer Eingriff erfolgt. In diesem Abschnitt des 6. Kapitels sollen uns dagegen Störungen und Konfusionen der Geschlechtsidentität beschäftigen, bei denen das biologische Geschlecht eindeutig ist. Dabei wird in der Trauerarbeit der Eltern deutlich, wie wichtig die eindeutige sexuelle Orientierung des Kindes für die Eltern und wie stark die sexuelle Orientierung kulturgebunden ist; so gibt es Religionen und Kulturen, in denen Homosexualität radikal abgelehnt wird.

Geschlechtsrollenkonfusion bzw. -störung

Das fundamentale Gefühl, einem bestimmten Geschlecht anzugehören, sich männlich bzw. weiblich zu fühlen, ist ein Teil der Identität. Obwohl die Psychoanalyse schon früh, insbesondere in den Arbeiten C. G. Jungs, die Integration von männlichen und weiblichen Anteilen im Selbst beschrieben hat, ist es eine Tatsache, dass die meisten Menschen sich eindeutig als männlich oder weiblich fühlen. Allerdings gibt es auch Kinder, Jugendliche und Erwachsene, bei denen dieses Grundgefühl beeinträchtigt oder in Frage gestellt ist. Diese quälende Identitätsunsicherheit kann für die Betroffenen unterschiedlich gravierend sein.

In der ICD-10, F64, werden verschiedene Symptome beschrieben, die mit einer Geschlechtsrollenkonfusion oder -störung einhergehen können. Es ist wichtig, sich zu vergegenwärtigen, dass »Gender Identity Disorders« (GID) bei Kindern und Jugendlichen erst 1960 entdeckt wurden. Sie haben eine sehr niedrige Prävalenzrate, und es gibt nur drei Kliniken weltweit, in Amsterdam, London und Toronto, die sich auf GID bei Kindern und Jugendlichen spezialisiert haben. Zucker (2005) erläuterte anhand von Fallbespielen das unterschiedliche Ausmaß der Schwere und Beeinträchtigung sowie die Irritationen der Eltern:

> Robert, 34 Monate. Er entwickelte im Alter von 18 Monaten ein obsessives Interesse an einem rosafarbenen Regenmantel und schrie eine Stunde lang, bis seine Mutter sich entschloss, diesen zu kaufen. Mit 24 Monaten hat er sich selbst als Mädchen bezeichnet, die nächsten zehn Monate war ein starkes Interesse am Spiel mit Mädchen auffällig. Im Alter von 34 Monaten stellten die Eltern ihn vor. Er liebte es, in den Zimmern von Mädchen zu spielen, mit deren Puppen und Puppenhäusern, und wollte im Spiel immer nur das Mädchen oder die Frau sein. Er malte nur in Rosa. Er versteckte seinen Penis zwischen den Beinen und behauptete beim Baden, er hätte eine Vagina. Im Fall von Robert ging es vor allem darum, die Eltern zu beraten und zu stützen, dem starken Wunsch ihres Kindes positiv gegenüberzustehen.
>
> Samantha, 17 Jahre. Sie ist biologisch weiblich und nahm den Namen Sam an. Sie wurde in der Kindheit als Tomboy bezeichnet, spielte lieber mit Jungen

und nahm in Rollenspielen typische männliche Rollen an, z. B. Polizist. Sie kleidete sich immer männlich. Mit 15 Jahren bemerkte sie ihr sexuelles Interesse an anderen Mädchen, dachte zunächst, sie sei lesbisch, und war dann bei der Menarche und als ihre Brüste sich zu entwickeln begannen entsetzt. Samantha trug mehrere Lagen enganliegender T-Shirts, um das Brustwachstum zu verstecken und zu stoppen. Sie hatte extreme Schwierigkeiten, ihren femininen Körper anzuschauen, beim Duschen schaute sie starr geradeaus und zählte bis hundert. Sie schnitt sich und hatte viele suizidale Ideen. Als Samantha bemerkte, dass es ihr Übelkeit verursachte, wenn sie sich Lesbierinnen beim Sex vorstellte, kam sie zu Ken Zucker in die Gender Identity Service Klinik von Toronto, mit der Bitte, ihr Wunschgeschlecht annehmen zu dürfen: »Ich möchte einfach nur normal sein, d. h. ein Mann«.

William, 15 Jahre. Er wurde vom Stiefvater jahrelang missbraucht und entwickelte viele Symptome wie selbstverletzendes Verhalten, Depression und Suizidversuche. In der Therapie ging es darum, dass es ihm möglich wurde, das (verhasste) männliche Geschlecht auch bei sich zu akzeptieren.

Bekanntlich gibt es in der ICD-10 klare Kriterien für die hier vorliegenden Störungsformen, etwa die Klassifikationen F64.0 (Transsexualität) und F64.2 (Störung der Geschlechtsidentität im Kindesalter). Davon unterschieden wird F66.0 (sexuelle Reifungskrise). Bei dieser Klassifikation handelt sich um eine Unsicherheit bezüglich der Geschlechtsidentität oder sexuellen Orientierung, was zu Ängsten und Depressionen führt, oft bei Heranwachsenden, die sich im Hinblick auf eine heterosexuelle oder homosexuelle Orientierung unsicher fühlen. Hier geht es um Jugendliche, die im Moratoriumsstadium ihrer sexuellen Identität stehen. Die sehr umfangreiche Studie von Rose, Rodgers & Small (2006) über Geschlechtsidentitätskonfusion wurde mit 12 600 Jugendlichen durchgeführt, wovon 2,9 % eine Geschlechtsidentitätskonfusion aufwiesen, darunter mehr Jungen. Die Forscher fanden gehäuft Depressionen, Delinquenz und Drogengebrauch, öfter waren die Probanden von zu Hause weggelaufen. Besonders häufig fand man Suizidgedanken und -versuche (20 bis 40 % der Jugendlichen mit einer Konfusion der Geschlechtsidentität hatten bereits einen Suizidversuch gemacht) und nur selten unterstützende Elternbeziehungen. Substantielle Korrelationen wurden zwischen Geschlechtsidentitätskonfusion und Suizidgedanken (.55), Depression (.33), Weglaufen (.39) und Substanzgebrauch (.39) gefunden. Die Irritationen der Eltern, die auch aus den Fallbeispielen von Zucker (2005) sprechen, und das wenig unterstützende Elternverhalten sind ein durchgängiger Befund, der bei allen Störungen zu beobachten ist, wo Kinder und Jugendliche ihr eigenes Geschlecht hinterfragen oder ein biologisch uneindeutiges Geschlecht haben, wie in Kapitel 7 beschrieben.

Irritierte Eltern und Betrauern: »Gender mourning«

In einer weiteren Studie hat Zucker (2004) die Ursachen für Gender Identity Disorders (GID) zusammengestellt: Die meisten Jugendlichen, die solche Störungen haben und schon in der Kindheit durch *cross-dressing* auffielen, fühlen sich vom gleichen Geschlecht angezogen und werden später homosexuell. Kinder, die spät – erst als Jugendliche – auffallen, sind oft Transvestiten, Fetischisten und sexuell an das andere Geschlecht gebunden. Wir haben bei GID ein Verhältnis von Jungen zu Mädchen von 5 zu 1, vielleicht weil die Umgebung (Eltern, Lehrer) stärker auf einen Jungen reagiert, der sich wie ein Mädchen verhält, als umgekehrt. Wenn man die Patienten langfristig beobachtet, wie es Zucker getan hat, sind die meisten Jungen mit einer GID später als homosexuell klassifiziert worden, nämlich zu 75 %. Es gibt wenige biologische Merkmale, die mit einer GID in Verbindung stehen könnten, aber es gibt bei dieser Art der Störung z. B. auffällig viele Linkshänder.

Der Einfluss der Eltern ist bedeutsam, was therapeutisch besonders zu bedenken ist. Es ist einleuchtend, dass Eltern sich Konzepte vom ungeborenen Kind machen und auch Phantasien über das Geschlecht haben und dass möglicherweise ein Trauerprozess einsetzt, wenn man vom »Wunschgeschlecht« des Kindes Abschied nehmen muss. Zu bedenken ist in diesem Zusammenhang auch, dass das Geschlecht des Kindes für homosexuelle Eltern von noch größerer Bedeutung ist als für heterosexuelle Eltern (Siegenthaler & Bigner, 2000). Problematisch ist allerdings die pathologische Trauer *(pathological gender mourning):* Die Mutter wünscht sich ein Mädchen, zieht ihren Sohn dann oft als Mädchen an und kauft ihm Mädchenspielsachen. Damit hat sie ihn ganz deutlich in Richtung auf ein falsches Selbst (vgl. Kap. 3, S. 42) eingeschränkt und ihm ihre Wunschidentität aufgezwungen. In Kapitel 3 wurde auch eine Patientin beschrieben, die aus einer Familie mit vielen (unerwünschten) Töchtern stammte, die alle mit einem Jungennamen gerufen wurden. Auffällig ist auch, dass Väter von femininen Söhnen, verglichen mit Vätern von maskulinen Söhnen, während der ersten Lebensjahre nur die Hälfte der Zeit mit ihnen verbrachten. Aber auch die Mütter verbrachten weniger Zeit mit diesen femininen Söhnen. Dies zeigt nochmals deutlich die Irritation der Eltern, wenn das Kind nicht dem Geschlechtsrollenstereotyp für ein typisches Mädchen bzw. einen typischen Jungen entspricht. Eine weitere Ursache für eine Geschlechtsrollenkonfusion bzw. -störung liegt darin, dass Eltern weibliche oder männliche Extreme besetzen, überbetonen oder auch sehr stark abwerten. Die Idee, das Geschlecht operativ verändern zu lassen, tritt zumeist erst in der Adoleszenz auf, wenn Jugendliche sich vom gleichen Geschlecht angezogen fühlen.

Fehlklassifikation bezüglich der Geschlechtsidentität – da wird man aktiv!

Wie bedeutsam eine klare Geschlechtszuordnung für unsere Identität ist, kann man sehen, wenn man Menschen dazu zu bringen versucht, etwas zu tun, was ihrer Geschlechtsrolle widerspricht. In Experimenten gelingt das sehr selten, selbst bei hoher Bezahlung. Ein Verhalten, das der gängigen Geschlechtsrolle widerspricht, birgt die Gefahr der Stigmatisierung und des sozialen Ausschlusses in sich.

Prewitt-Freilino und Busson (2008) machten ein Experiment, bei dem Männer einem anderen Mann in der Öffentlichkeit das Haar stylen sollten *(public hair styling)* und dabei Angst hatten, fälschlicherweise als schwul klassifiziert zu werden. Nur eine von fünf Gruppen erklärte sich überhaupt dazu bereit. Auffällig war, dass die meisten aus dieser Gruppe als Erstes die Zuschauer darüber informierten, dass sie nicht homosexuell seien. Es hatte sie keiner danach gefragt. Aber diese »öffentliche Verteidigung« war offenkundig wichtig, um Kohärenz ins Selbst zu bringen. Die Männer, die das nicht taten, fanden die Aufgabe extrem unbehaglich und haben sich sehr »gewunden«, es zu tun. Das macht deutlich: Viele Leute aus stigmatisierten Gruppen laufen, wenn sie sich öffentlich dazu bekennen oder damit identifizieren, Gefahr, ausgeschlossen zu werden. Das widerspricht aber ihrem fundamentalen Wunsch dazuzugehören. Den stigmatisierten Status verborgen halten hilft in Bezug auf das Zugehörigkeitsgefühl, heißt aber auch, die eigene Identität zu verleugnen. Das führt zu großen Unbehaglichkeitsgefühlen und zeigt das Dilemma auf.

Sexuelle Identität von Homosexuellen: Noch viel im Fluss!

Die sexuelle Identität als homosexuell oder lesbisch ist durchaus nicht so stabil, wie ursprünglich angenommen. Insbesondere bei Jugendlichen ist noch viel im Fluss: Etwa 11 % geben an, homosexuell, lesbisch oder bisexuell zu sein, und etwa 5 % wissen noch nicht so recht, wie sie sich orientieren sollen oder wollen. Aber auch im Erwachsenenalter ist weniger Stabilität da als ursprünglich angenommen. Russell, Clarke und Clary (2009) zitieren Befunde, in welchen viele lesbische Frauen ihre sexuelle Orientierung noch verändern und 50 % ihre lesbische Identität über eine Periode von 8 Jahren ganz aufgaben. Manchen ist auch die Zuordnung als homosexuell oder lesbisch zu eng und sie präferieren eine bisexuelle Orientierung.

Die Narrative, die Hammack, Thompson und Pilecki (2009) von nicht-heterosexuellen jungen Leute ausgewertet haben, zeigen sehr verschiedene Pfade zur Homosexualität und machen deutlich, wie sehr sich die Individuen bemühen, ihrer sexuellen Orientierung Bedeutung zuzuordnen. Relativ viele dieser Erzählungen hatten einen typischen Verlauf *(descent and gain)*, in dem zunächst ein Abwärtstrend berichtet wurde, d. h. eine Irritation durch die Entdeckung, dass man sich für Personen des eigenen Geschlechts sexuell interessierte, gefolgt vom sozialen Ausschluss, den man erlebte, und dann wurde beschrieben, wie man schließlich zu seiner sexuellen Identität stehen und dies u. a. auch durch ein *coming out* als Gewinn betrachten konnte.

Homosexuelle Eltern, homosexuelle Kinder: Stützen Eltern die sexuelle Diversität ihrer Kinder?

Wie Meyer (1990) nachgewiesen hat, haben männliche Homosexuelle zwar das gleiche Bedürfnis nach Intimität in Partnerschaften wie Heterosexuelle, aber es ist sehr viel schwieriger zu erfüllen. Sie sind in heterosexuellen Haushalten sozialisiert worden, in denen permanente, dauerhafte Beziehungen als Ideal angestrebt werden. Es besteht entsprechend ein Wunsch nach dauerhaften Bindungen, dagegen zeigt die Realität bei Homosexuellen häufig wechselnde Partnerschaften von kurzer Dauer. Die Zuneigung ist hier nicht das Wichtigste, sondern der sexuelle Vollzug mit einer großen Zahl unverbindlicher sexueller Begegnungen. Diese Diskrepanz zu den Werten, die sie in ihrer Familie erlebt haben, ist für viele Homosexuelle eine schmerzhafte Erfahrung (»We gays are the most lonely people around, no blessing from the family«; Meyer, 1990, S. 69). Manche Homosexuelle können die Intimität ihrer Beziehungen nur bewahren, indem sie sich von anderen Homosexuellen fernhalten (»to protect that relationship by staying away from the gay community«; ebd., S. 70).

Die Forschung hat sich mit der Frage beschäftigt, wie Eltern die sexuelle Identität ihrer Kinder unterstützen und fördern, und sie hat dies mit Fokus auf homosexuelle Eltern getan. Generell zeigte sich, dass Kinder von homosexuellen Eltern nicht häufiger homosexuell werden als Kinder von heterosexuellen Eltern (Selekman, 2007). Während heterosexuelle Eltern durchaus mit Abwehr und Irritation reagieren, wenn ihre homosexuellen Kinder ihre Partner vorstellen (»Guess who's coming to dinner this time?«, heißt der Beitrag von Meyer, 1990, hierzu), zeigt erstaunlicherweise die Forschung mit homosexuellen Eltern, dass diese ebenfalls mit geringer Unterstützung reagieren, wenn ihre Kinder über eine unklare Geschlechtsrollen-Orientierung sprechen wollen oder gar einen Partner des gleichen Geschlechts mit nach Hause bringen. In Familien mit lesbischen Müttern sind die Geschlechtsrollen zwar nicht so streng festgelegt und die Kinder reagieren mit weniger streng fixierten Geschlechtsrollenstereotypen (Kuvalanka & Goldberg, 2009), d. h. die Töchter spielen durchaus auch Jungenspiele. Zugleich aber berichten diese Kinder als Jugendliche, sie hätten einen enormen Druck der Umwelt erlebt und sich stark beobachtet gefühlt, so dass sie auf jeden Fall eine heterosexuelle Orientierung annehmen mussten. Homosexuell zu werden hätte bedeutet, eine schlechte Mutter zu haben, die einen indoktriniert. Irritierend war auch für Jugendliche aus solchen Partnerschaften, dass sie, wenn sie ihren Eltern dann ihre lesbische, homosexuelle oder bisexuelle Orientierung gestanden, von diesen nicht unterstützt wurden. Über die Hälfte der Befragten erlebte ihre ebenfalls homosexuellen Eltern nicht als Quelle der Unterstützung für die eigene Homosexualität. Meist begründeten die Eltern dies in der Befragung damit, dass sie für ihre Kinder die gleiche Diskriminierung fürchteten, die sie selber erfahren hätten. Für ihre Kinder war dagegen enttäuschend, dass es selbst in einem solchen Familienkontext eher keinen »Segen der Familie« für ihre sexuelle Orientierung gab.

Identität und Kultur: Gesundheitsprobleme von Migranten

Für Erikson steht das Ich immer im Spannungsfeld zur sozialen Gruppe. Der Identitätsbegriff ist also eng mit dem Gefühl der Partizipation, der Übereinstimmung mit Gruppen und Gemeinschaften verbunden. Seine Feldforschung bei Sioux-Indianern hatte Erikson gezeigt, dass jede Kultur bestimmte Akzente setzte. Er pflegte engen Kontakt mit Margaret Mead, Ruth Benedikt, Gregory Bates und anderen Ethnologen und Anthropologen und nahm selbst lebhaften Anteil an den völkerkundlichen Forschungen, sofern sie mit der Psychoanalyse verknüpft waren. So wollte er in einem Indianerreservat in Süd-Indiana herausfinden, warum die dort ansässigen Sioux-Indianer so apathisch waren. Er konnte die Apathie der Sioux-

Indianer als einen Verlust früherer Lebensformen und Identitäten begreifen, für die kein Ersatz gefunden worden war. Wir werden in Kapitel 7 sehen, dass dies eine der häufigsten Ursachen für hohe Selbstmordraten in den Indianerkulturen ist.

In diesem Abschnitt geht es zunächst um das sich drastisch verschlechternde Befinden von Personen der zweiten oder dritten Migrantengeneration, die aus anderen Ländern nach Deutschland, in die Schweiz oder Österreich gekommen sind. Wir gehen auf den Gesundheitsstatus ein, auf unterschiedliche Werte sowie auf Selbst und Identität in verschiedenen Kulturen. Dabei werden wir auf erhebliche Identitätsprobleme der jüngeren Generation, der Jugendlichen, stoßen.

Zunehmende kulturelle Diversität und Identitätsprobleme

Die gegenwärtig zu beobachtende Mobilität und zunehmende kulturelle Diversität hat auch Auswirkungen auf die Identitätsbildung. Immer mehr Menschen reisen in ferne Länder, und immer mehr Menschen aus anderen Kulturen arbeiten in westlichen Industrienationen. Wir finden eine kontinuierliche Migration der Familien aus den armen in die reicheren Länder.

Der Ausländeranteil lag nach Angaben des Bundesamts für Migration und Flüchtlinge (Stand: 31.12.2005) bei 8,2 % der Gesamtbevölkerung in Deutschland und hat sich 2011 nur unerheblich erhöht (8,4 %). Der größte Teil der Ausländer ist zwischen 15 und 45 Jahre alt, sie gehören häufig der zweiten, zum Teil auch der dritten Generation an. Dabei sind Personen türkischer Herkunft (37 %) die größte Gruppe der hier lebenden ausländischen Mitbürger. Der Ausländeranteil ist regional sehr verschieden und auch in den Altersstufen sehr unterschiedlich verteilt. Je jünger das Kind, desto höher die ethnische Diversität des Entwicklungskontextes, d. h. in den Kindergärten und Grundschulen findet sich ein höherer Anteil von Kindern mit Migrationshintergrund als in den Gymnasien. Immerhin 21 % aller Kinder stammen aus interethnischen Ehen, eine Problematik für die Identitätsbildung, die im Laufe dieses Kapitels noch beleuchtet werden wird.

Ein Drittel der Kinder unter sieben Jahren, deren Eltern Sozialhilfe beziehen, ist ausländischer Herkunft (Boos-Nünning & Karakasoglu, 2002). Ein Problem ist die »Ghettobildung« in einigen Städten; das Wohnumfeld ist geprägt von hoher Arbeitslosigkeit, einer hohen Ausländerzahl und schlechten Infrastrukturen (Stichwort »sozialer Brennpunkt«). Die aus dieser Ghettobildung resultierenden defizitären Deutschkenntnisse haben wiederum negative Auswirkungen auf die schulische und berufliche Leistung dieser Kinder und Jugendlichen. Ausländische

Kinder haben demnach ein höheres Risiko, in Schule und Beruf zu scheitern, als ihre deutschen Altersgenossen. Almendinger und Nikolai (2006) verweisen auf die deutschen und internationalen Vergleichstests, die belegen, dass Schülerinnen und Schüler nichtdeutscher Herkunft in der BRD im Mittel ein geringeres Bildungsniveau erreichen. Über 70 % der türkischen Jugendlichen und über die Hälfte der jugoslawischen Jugendlichen erreichen nur einen niedrigen Bildungsabschluss, wobei die Mädchen besser qualifiziert sind als die Jungen.

Nach Worbs (2003) zeigt sich eine transgenerationale Weitergabe des Bildungsniveaus zu Gunsten der deutschen Kinder und zu Ungunsten vor allem der türkischen Kinder. Gleichzeitig zeigen sich jedoch auch Tendenzen dahingehend, dass Migrantenkinder ihre Eltern im Bildungsniveau überholen, vor allem bei Kindern jugoslawischer Herkunft (32 % *upward mobility*) war dies der Fall. In der Längsschnittstudie von Roebers (1997) wurden über zwei Jahre hinweg Grundschulkinder mit Migrationshintergrund im Alter von zwischen 8 und 12 Jahren mit Kindern ohne Migrationshintergrund hinsichtlich der sozialen und emotionalen Situation verglichen. Auch Fortschritte in der Sprachentwicklung und das Selbstkonzept der Kinder wurden in Bezug auf den Akkulturationsprozess diskutiert und untersucht. Schon nach einem Jahr zeigten sich nur noch wenige Unterschiede im Wohlbefinden der Kindergruppen, wobei die nicht-deutschsprachigen Kinder dennoch insgesamt etwas schlechter abschnitten. Allerdings bewegten sich etwa 21 % der Migrantenkinder im unteren Bereich der »Wohlbefindensskala«. Es zeigte sich weiterhin, dass die Migrantenkinder von ihren Mitschülern zwar nicht gemieden, dennoch aber seltener z. B. als Sitznachbar gewählt wurden.

Die Tatsache, dass sich Migrantenkinder vorzugsweise »in den eigenen Kreisen« mit anderen Kindern befreunden, ist besonders bei türkischen Kindern ausgeprägt und bleibt bis in Jugendalter erhalten (Seiffge-Krenke, 2002). Die Beziehungen in interethnischen Freundschaften sind oft spannungsreicher (Reinders & Mangold, 2005) und kreisen um Fragen der ethnischen Identität. In unseren eigenen Studien sind wir auf ein starkes Rückzugsverhalten von jugendlichen Migranten im Vergleich zu deutschen Altersgenossen gestoßen, wenn es um die Auseinandersetzung mit Stress bereitenden Situationen geht (Seiffge-Krenke, 2007). Auffallend waren die sehr hohen Belastungswerte bezüglich identitätsbezogener Stressoren (z. B. »Ich weiß nicht, wer ich bin«, »Ich möchte gerne meine wahren Interessen herausfinden«) bei immigrierten Mädchen (Haid & Seiffge-Krenke, 2012). Auch im Hinblick auf das Verhältnis zu den Eltern unterschieden sich immigrierte Mädchen von Jungen, indem sie beispielsweise den Stressor »Meine Eltern sind nicht mit meinen Freunden einverstanden« als deutlich belastender einstuften. Zusammengenommen zeigen die Befunde bei immigrierten Kindern und Jugendlichen, dass sie sich an die Situation des anderen Landes relativ schnell anzupassen scheinen, dass jedoch identitätsbezogene Stressoren insbesondere bei Mädchen mit Migrationshintergrund hoch belastend sind. Das Hin- und Hergerissensein zwischen den Kulturen ist auch ein häufiger Grund, um sich bei einem Kinder- und Jugendlichentherapeuten vorzustellen.

Gesundheitsstatus von Migranten: Warum sind sie gegenwärtig kränker als vor Jahrzehnten?

Aus therapeutischer Sicht ist des Weiteren bemerkenswert, dass sich der Gesundheitszustand von erwachsenen Ausländern, die in Deutschland leben, aber auch derjenigen, die seit einigen Jahren eingebürgert sind, rapide verschlechtert hat (Ross et al., 2004). Im Verlauf der Geschichte hatte die Migration in Deutschland unterschiedliche Funktionen bzw. fand in verschiedenen Situationen statt; entsprechend war das Krankheitsverhalten der Migranten unterschiedlich. In den Jahren 1950 und 1960 waren die Migranten »Gastarbeiter«, sie wurden positiv aufgenommen, es bestand eine Rückwanderungsperspektive. Insgesamt gab es eine positive Selektion, verbunden mit einem – gegenüber dem Herkunftsland – starken sozialen Aufstieg. Diese Gastarbeiter waren überwiegend gesund, etwas »nostalgisch«, und schlimmstenfalls litten sie unter Heimweh. Ab 1970 sprach man über Migranten allgemein (ausgrenzend) als »Ausländer«. Bei den Migranten wurde nun eine erhöhte Vulnerabilität festgestellt. Auf psychiatrischen Stationen stieg der Ausländeranteil auf 6 %; es gab jetzt erstmals systematische Beratungsangebote.

Wir haben seit 2005 ein neues Zuwanderungsgesetz und unterscheiden zwischen Arbeitsmigranten (43 %) und Asylsuchenden (10 %). Es wurde deutlich, dass die Migration in Deutschland stark verleugnet (Stichwort: Deutschland als Einwanderungsland?) und die Situation der Migranten verdrängt wurde; Letzteres ist aber gegenwärtig nicht mehr möglich, weil wir viele stationäre Aufnahmen von Migranten mit schwerwiegenden Diagnosen haben. Wir haben inzwischen rund 17 % Patienten mit Migrationshintergrund in Psychiatrien, und auch in Praxen niedergelassener Kollegen häufen sich die Fälle, bei denen ein Migrationshintergrund Störungen mit verursacht. Sehr häufig sind Schmerzsymptome, insbesondere bei türkischen Patienten (Glier & Erim, 2003), sowie Persönlichkeitsstörungen und psychosomatische Symptome als Ausdruck einer mit einer Migration zusammenhängenden Stressbelastung (Ross et al., 2004).

In einer Studie von Koch, Hartkamp, Siefen und Schouler-Ocak (2009) wurde nicht nur nachgewiesen, dass Patienten mit Migrationshintergrund inzwischen häufig in Psychiatrien aufgenommen werden, sondern auch, dass diese Patienten sehr schwerwiegende Diagnosen haben wie paranoide Psychosen oder posttraumatische Belastungsstörung (PTBS; 36 %). Bei diesen Patienten handelt es sich zu 75 % um männliche Türken, die länger als fünf Jahre in der BRD sind, davon wurden über 50 % bereits in Deutschland geboren. Die Hälfte aller Migrantenpatienten hat also die deutsche Staatsbürgerschaft, dennoch bestehen erhebliche sprach- und kulturbedingte Probleme. Sowohl das Krankheitsverhalten als auch die soziale Integration haben sich demnach stark verändert. Wie später noch deutlich wird, leidet gerade die zweite Generation der Migranten in Deutschland häufig unter dem Leben zwischen zwei Kulturen und hat Probleme aufgrund der Schieflagen im deutschen Bildungssystem.

Zusammengenommen zeigt die Forschung, dass die erste und zweite Generation gesünder ist als die dritte Generation. Andererseits: Warum sind manche frisch Migrierte gesünder als Landsleute, die schon länger im Einwanderungsland leben – eine Frage, die sich nicht nur für Deutschland stellt. Wie kann man beispielsweise erklären, dass in den USA Philippinos als Migranten weniger Gesundheitsprobleme haben als diejenigen, die bereits in den USA geboren wurden? Dieser Frage ging Mossakowski (2007) nach. Sie weist darauf hin, dass kollektivistische Kulturen es leichter haben, mit Stress umzugehen, da sie auf soziale Unterstützung und ein breites Netzwerk rekurrieren können. Eine solche ethnische Identität ist eine wichtige Copingressource, sie ist noch intakt und wird unmittelbar nach der Einwanderung genutzt. Bei denjenigen, die schon länger im Einwanderungsland leben, sind solche sozialen Bindungen dagegen bereits aufgelöst bzw. zerstört. Ein weiterer Grund, warum gerade erst Migrierte gesünder sind, könnte ein Selektionseffekt sein – eventuell wandern nur die gesünderen aus.

Leben zwischen den Kulturen: Bikulturelle Identität

Die ethnische Identität, die eigene Sprache, der eigene Name sind sehr zentral für die Identitätsentwicklung. In der Literatur gibt es zahlreiche Beispiele für die Identitätssuche, z. B. Parzival (er kannte seinen Namen nicht; seine Mutter hatte ihm seinen Namen nicht gesagt, weil sie nicht wollte, dass auch er wie sein Vater Gahmuret ein Ritter würde und in die Welt zöge, aber sie konnte – *foreclosure* – es letzten Endes nicht verhindern) oder Lohengrin (dieser, der Sohn Parzivals, kannte seinen Namen, durfte ihn und seine Herkunft aber nicht bekanntgeben, weil er sonst diejenigen, die er mit Hilfe seiner göttlichen Kräften beschützte, verlassen musste). Der geheime Name ist ein Thema in vielen Mythen, z. B. beim Sonnengott Re, der viele Namen hat, wovon er einen nie verrät, weil er ihm Macht verleiht.

Bei vielen »Umerziehungsprozeduren« wurde ein solches Wissen auf schreckliche Weise benutzt. So ist bekannt, dass in den USA im 19. Jahrhundert die indianischen Kinder ihren Eltern weggenommen und in Heime und Boarding Schools gesteckt wurden; sie mussten ihren Namen aufgeben und einen amerikanischen Namen annehmen. Der Name ist in indianischen Kulturen stark mit der Identität verbunden. So hat der 1911 in der Nähe von San Francisco gefangene erwachsene Yahi-Indianer, der später bei dem deutschstämmigen Forscher Kroeber an der Universität lebte, seinen Namen nie bekanntgegeben und Kroeber hat ihn »Ischi« genannt, was in der Yahi-Sprache »Mensch« bedeutet (Kroeber, 1989).

Im Folgenden geht es darum, wie sich die ethnische Identität entwickelt, was ein »falsches Selbst« bei einem kulturellen Bruch bedeutet und welche Anpassungsstrategien verwendet werden, wenn man in eine neue Kultur kommt.

Entwicklung der ethnischen Identität

In den deutschsprachigen Ländern hat man sich bislang noch nicht sehr intensiv mit der ethnischen Identität beschäftigt, möglicherweise, weil man das Thema »Migration« – obwohl es Migration schon seit 60 Jahren gibt – zu verdrängen versuchte. In den USA, die sich von Anbeginn als Einwanderungsland verstanden haben, gibt es dagegen viel Forschung über ethnische Identität, worauf wir nun zurückgreifen müssen. Die Entwicklung der ethnischen Selbstkategorisierung wird von Quintana und Segura-Herrera (2003) beschrieben:

- Stufe 0: 3 – 7 Jahre. Physische und weitere beobachtbare Eigenschaften sind Merkmale ethnischer Selbstkategorisierung, wie z. B. Hautfarbe, Kleidung. Wenn ich indianische Kleidung trage, bin ich ein Indianer.
- Stufe 1: 4 – 12 Jahre. Kinder dieser Altersstufe können andere klassifizieren, bemerken aber bereits, dass die permanenten, teilweise nicht beobachtbaren Qualitäten wichtiger sind als die gesprochene Sprache oder Essenspräferenzen

(ich mag chinesisches Essen, er spricht Englisch). Diese Qualitäten werden aber noch nicht so sehr auf das eigene Selbst bezogen. Es sind mehr Eigenschaften der Vorfahren, nicht des Selbst.

- Stufe 2: 6–12 Jahre. Subtile Aspekte wie ethnische Diskrimination werden bemerkt. Kinder dieser Altersstufe bemerken und internalisieren, wie sie durch die Augen anderer gesehen werden. Sie sind aber noch nicht völlig mit ihrer ethnischen Gruppe identifiziert.
- Stufe 3: 10–15 Jahre. Kinder und Jugendliche dieser Altersstufe können jetzt generalisieren, was ihre Ich-Entwicklung beschleunigt. »Wir« und »sie« sind Gruppen. Alles wird nun nicht nur aus der individuellen, sondern auch aus der Gruppenperspektive betrachtet: Unterschiedliche Erziehungsprinzipien und anderes Verhalten in sozialen Gruppen werden bemerkt.

Insbesondere in der Arbeitsgruppe um Oyserman (z.B. Oyserman et al., 2003) wurde belegt, dass die ethnische Identität in der Adoleszenz für die Identitätsbestimmung zentral wird. Wie Franieck & Günther (2010) in einer der wenigen deutschen Arbeiten zu diesem Thema schreiben, verstärkt sich das Gefühl für Selbst und ethnische Identität in der Adoleszenz, und es kommt zu einer Transmission des kulturellen Ideals. Durch die Identifizierungsprozesse ist die ethnische Identität bei Migranten aber nicht nur in der Adoleszenz von sehr großer Bedeutung,

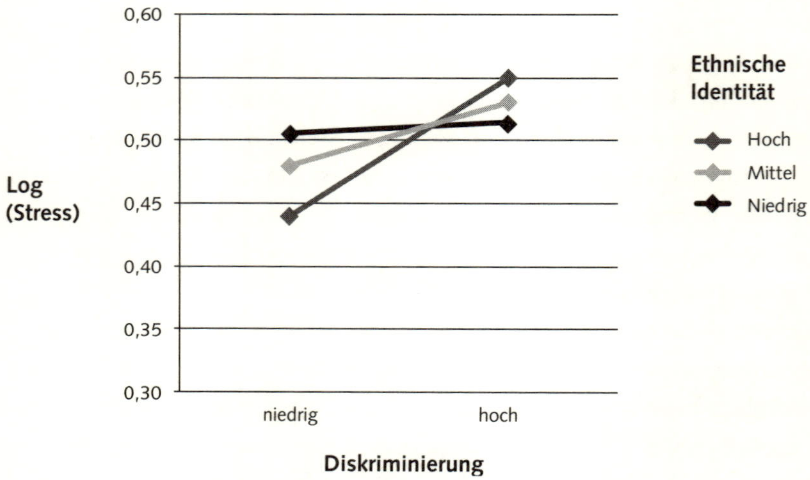

Abbildung17: Moderierender Effekt der ethnischen Identität bezüglich des Zusammenhangs von Diskriminierung und erlebtem Stress

sondern auch noch im höheren Erwachsenenalter: Der gesundheitsschädigende Effekt der Rassendiskriminierung ist beispielsweise bei 30- bis 40-Jährigen viel stärker als bei 50- bis 75-Jährigen, und er ist besonders gravierend, wenn die ethnische Zugehörigkeit bei der Einwanderung eine große Bedeutung für die Identität hatte (Yip et al., 2008).

Der unterschiedlich starke Fokus auf das Selbst: Individualistische und kollektivistische Kulturen

Bei den Mitgliedern individualistischer und kollektivistischer Kulturen kann man in den verschiedenen Altersstufen in ihren Selbstbeschreibungen bereits eine unterschiedliche Schwerpunktsetzung bemerken (Oyserman et al., 2003): In individualistischen Kulturen wie den USA und in Mitteleuropa ist der Fokus ganz aufs Selbst gerichtet. Individuelle Leistungen und Erfolg sind sehr wichtig, was auch in den Selbstbeschreibungen (»I'm happy«, »I'm successful«, »I'm getting good grades«) deutlich wird. In kollektivistischen Kulturen wie denen der Indianer, den asiatischen, afrikanischen und arabischen Kulturen und überwiegend auch der türkischen Kultur dagegen liegt der Fokus auf den anderen: Harmonie mit der sozialen Gruppe oder Familie ist am wichtigsten, was auch in Selbstbeschreibungen zum Ausdruck kommt (»I'm a good friend«, »I'm a good daughter«). Das gilt auch für die Bedeutung von Arbeit und Leistung (»I wonder how I best serve my people and honor my ancestors«).

Besonders häufig ist der Unterschied zwischen individualistischen und kollektivistischen Kulturen in den USA beim Vergleich zwischen US-Amerikanern und den indianischen Einwohnern untersucht worden, die sich als »aliens in their own country« fühlen (Fryberg & Markus, 2003, S. 328). Es gibt derzeit ca. 350 Stämme mit eigenen Sprachen und Kulturen; insofern stehen Indianer vor der doppelten Aufgabe, sich einerseits mit ihrer spezifischen Kultur zu identifizieren und sich andererseits an die umgebende amerikanische Kultur anzupassen. Hilfsbereitschaft und Bezogenheit sind für sie wichtig, und Einsamkeit wird als unangenehm, ja als Bedrohung angesehen. Autonomie wird nur insofern zugelassen, als sie nicht die Gemeinschaft bedroht. Da die Leistung etwas ist, was für den Stamm erbracht wird, sind die Ablehnung der amerikanischen Leistungsgesellschaft und die geringen Raten von Hochschulabgängern z. B. bei Indianern schlüssig. Eine ähnliche Ablehnung der Leistungskriterien als »non black« findet man bei schwarzen US-Amerikanern, die einer kollektivistischen Herkunftskultur angehören (Hermann et al., 2008). Durch Zeremonien und Rituale, Tänze und Feste, auch durch Geschichten fühlt man sich zugehörig, in kollektivistischen Kulturen herrscht also überwiegend eine Erzählkultur. US-Amerikaner geben dreimal so viele positive Selbstbeschreibungen, und diese sind independent, d.h. sie betonen stark ihre Individualität. Bei den untersuchten Indianern bzw. schwarzen US-Amerikanern halten sich positive und negative Selbstbeschreibungen die Waage, sie geben sowohl independente als auch interdependente Selbstbeschreibungen ab. Dies zeigt bereits eine Integration in die US-amerikanische Identität an.

In kollektivistischen Kulturen ist also die Identität in sozialen Netzwerken begründet. Kinder lernen, in Wir-Begriffen zu denken, Schamgefühle haben eine große Bedeutung und die Beziehung hat Vorrang vor der Aufgabe oder Leistung. Was man besitzt, wird geteilt (Akande, 2009). Partnerfindung und Familiengründung orientieren sich u.a. daran, wer am besten in die Familie passt; die eigene Partnerwahl des Kindes kann nachträglich zugelassen werden, wenn beispielsweise ein Vermittler einbezogen wird (Erim, 2001). In individualistischen Kulturen ist, wie erläutert, die Identität im Individuum begründet. Kinder lernen, in Ich-Begriffen zu denken, Schuldgefühle haben eine große Bedeutung, die Aufgabe oder Leistung hat Vorrang vor der Beziehung; Eigentum ist privat. Es nimmt also nicht wunder, dass wir in Mitteleuropa besonders ausgeprägte Anpassungsprobleme und Schulprobleme bei Kindern und Jugendlichen aus kollektivistischen Kulturen haben, etwa aus asiatischen, arabischen, afrikanischen Kulturen und der Türkei. Entsprechend diesen unterschiedlichen Orientierungen sind die Bedeutung von Intimität in nahen Beziehungen (Mullis et al., 2003), von Aggressivität am Arbeitsplatz (Galin & Avraham, 2009) und die Vorstellungen von Glück (Pflug, 2009) unterschiedlich. Deutsche sind beispielsweise in ihren Glücksvorstellungen sehr hedonistisch und selbstbezogen ausgerichtet, während für Afrikaner Harmonie in sozialen Beziehungen Glück ausmacht. Auch die japanische Kultur unterstreicht, dass Wohlbefinden und Glück sich nur interdependent definieren lassen (Kan et al., 2009). Das kann manchmal so weit gehen, dass gilt: »personal identity is lost in community«, wie es Adams & Dzokoto (2003) für manche afrikanischen Kulturen beschrieben haben. Man sollte aber die starke Interdependenz und die relationale Identität nicht romantisieren. Wie die Autoren belegen, ist das relationale Selbst in manchen afrikanischen Kulturen mit anderen Lebenden und Toten (Vorfahren) verbunden. Viele Sprüche – wie »Hüte dich vor Freunden« – unterstreichen, dass Afrikaner oft mehr Feinde in ihren nahen Beziehungen sehen als wir.

Wir sind dagegen so auf independente Ziele hin geprägt und sozialisiert, dass wir Fehlschlüssen und Fehleinschätzungen unterliegen, von denen wir schon einige in Kapitel 2 (»Getting better all the time«) beschrieben haben. In Bezug auf die Abhängigkeit von der jeweiligen Kultur kommen noch zwei weitere Fehleinschätzungen hinzu:

- *superiority bias:* Wenn wir andere im Vergleich zu uns beurteilen, schreiben wir uns immer die positiveren Fertigkeiten und Persönlichkeitseigenschaften zu;
- *independent bias:* Wir glauben, wir seien unabhängiger als andere, das ist aber eine systematische Verleugnung der Tatsache, dass man von anderen beeinflusst wird.

Da wir aber auch auf Beziehungen angewiesen sind, ergibt sich ein Dilemma, auf das Hornsey & Jetten (2005) in ihrem bemerkenswerten Aufsatz »Loyality without conformity« hingewiesen haben: In individualistischen Kulturen werden persönliche Ziele über kollektive Ziele gestellt. Man definiert sich unabhängig von Gruppen. Allerdings ist hier eine Balance notwendig; komplette Autonomie würde Ausschluss bedeuten, Ablehnung – deshalb sind Loyalität mit der Gruppe und Unabhängigkeit widerstreitende Bedürfnisse, die für uns wichtig sind und die wir integrieren müssen. Das sind Gedanken, die im Hinblick auf die therapeutische Arbeit nachdenklich stimmen.

Kolonisation des falschen Selbst und Minderheitenstatus

Bei bikulturell aufgewachsenen Kindern und Jugendlichen verläuft der Lernprozess, der zum Erwerb der ethnischen Identität führt, besonders rapide. So etwa wird die ethnische Identität bei Jugendlichen mit afrikanischen, asiatischen und Latino-Wurzeln viel schneller erworben und auch stärker exploriert, verglichen mit amerikanischen Jugendlichen, die europäischen Ursprungs sind (French et al., 2006). Die Kontextabhängigkeit ist auch sehr unterschiedlich: Menschen aus kollektivistischen Kulturen sind viel kontextabhängiger. Kashima und Mitarbeiter (2004) haben beispielsweise zwei kollektivistische Länder (Japan und Korea) und drei individualistische Länder (Australien, Deutschland und Großbritannien) miteinander verglichen. Es zeigte sich, dass die eigene Identität in den beiden asiatischen Ländern viel stärker im Hinblick auf die sozialen Kontakte definiert wurde (der Begriff für Selbst = japanisch *jibun,* ist abgeleitet von *ji* = selbst und *bun* = Teil vom Ganzen), während Personen aus den individualistisch orientierten Ländern in ihrer Identitätsbeschreibung nur auf sich selbst achteten.

Diese starke Bezogenheit auf andere ist – neben dem »Clash der Kulturen« – vermutlich auch einer der Gründe dafür, dass Menschen aus kollektivistischen Kulturen bei einer Migration besonders stark bemüht sind, sich anzupassen, andererseits aber auch recht häufig darin scheitern. Durch ihre starke Bezogenheit auf andere in ihrer Identitätsexploration und -konstruktion nehmen sie auch die Zuschreibung des negativen Selbst auf, die sie von ihrer Umwelt erfahren.

Quintana und Segura-Herrera (2003) haben auf diese Komplikation in der Entwicklung von Identität bei Personen mit Minderheitenstatus hingewiesen: Stigmatisierte Gruppen wie Quiche-Indianer in Guatemala, also Nachfahren der Mayas, haben einen niedrigen Selbstwert und eine eher negative Identität. 18 % der Quiche wären gerne kein Quiche, viele beschreiben sich mit negativen Attributen wie »hässlich«, »verrückt«, »kriege nichts hin«. Sie sehen sich selbst mit den Augen der anderen, d. h. sie erleben Rassismus und Vorurteile und internalisieren diese in ihr Selbstkonzept und ihre Identität. Dies führt in letzter Konsequenz zu einer internalisierten Inferiorität, geistigen Kolonisation und zum falschen Selbst.

Das sind Konsequenzen, die vor allem ab dem Jugendalter immer stärker zum Tragen kommen. Die Wahrnehmung, wie andere sie sehen, führt zu einer Internalisierung dieser Bilder und zu Selbsthass. Sie identifizieren sich mit der Klassifikation der Umgebungskultur und erleben die Unterdrückung dann auch als gerecht und legitimiert. Die Gruppenkohäsion, die in adoleszenten Gruppen stark ist und in den Clans und Großfamilien kollektivistischer Prägung ganz generell besonders stark ist, trägt also direkt dazu bei, dass man gemeinschaftlich das negative Bild von sich als ethnisch minderwertig übernimmt (Rowley et al., 2003).

Identität und Akkulturation: Anpassungsstrategien in Familien und Paarbeziehungen

Bei der Betrachtung der gesundheitlichen Folgen von Migration und insbesondere der Identitätsprobleme von Kindern, Jugendlichen und Erwachsenen ist also zu bedenken, dass es in Migrantenfamilien unterschiedliche Wertvorstellungen gibt, die einen Bezug zur Identität haben. Inzwischen haben wir viele Studien, die die erste, zweite oder dritte Generation von Migranten miteinander vergleichen und sehr unterschiedliche Identitätsentwürfe belegen (»Meine deutsche und türkische

Identität passen gut zusammen« vs. »Ich fühle mich zwischen den Kulturen als ›Deutschländer‹«). Die Diskrepanz zwischen Eltern und Kindern in der Akkulturation kann sehr groß sein. Außerdem haben wir eine zunehmende Anzahl an interethnischen Heiraten, aber auch vergleichsweise hohe Scheidungsraten in diesen Ehen. Es ist also eine therapeutisch relevante Frage, wie sich Familien und Paare an die komplexe Situation anpassen.

Unterschiedliche Akkulturationsstrategien

Von großer Bedeutung ist, wie Anteile der früheren Identität und die neuen Erfahrungen in ein kohärentes Selbst integriert werden. Akkulturation wird als kulturelle Veränderung definiert, die durch den direkten Kontakt zwischen zwei kulturell verschiedenen Gruppen zustande kommt. Die Veränderungen sind vielfältig und umfassen Bereiche wie Wohnortswechsel, Ernährungsumstellungen, die Sprache, die Ausbildung sowie die Religion. Man unterscheidet dabei verschiedene Formen der Akkulturation:

- Die *Assimilation*, bei der das Individuum seine alte Kultur und Identität gegen die neue, dominante Kultur austauscht;
- die *Integration* hingegen bedeutet das Beibehalten der eigenen kulturellen Identifizierung bei Integration von Bereichen der neuen Kultur;
- die *Separation*, die dadurch gekennzeichnet ist, dass das Individuum sich der neuen Kultur »verweigert«;
- die *Marginalisierung* beschreibt das gleichzeitige Weg- und Hinbewegen eines Individuums zu zwei unterschiedlichen Kulturen, was beim Individuum Verwirrung, Angst und Identitätsverlust bewirken kann.

Das Schema, das Berry (1997) entwickelt hat, integriert diese sehr verschiedenen Adaptationsstrategien; es ist für die therapeutische Arbeit von sehr großer Bedeutung.

Für Kinder und Jugendliche muss die Herkunftskultur als wichtiger Teil der eigenen Identität erhalten bleiben. Das gilt für Kinder und Jugendliche, die adoptiert wurden (vgl. Kap. 4, S. 98), die einen Migrationshintergrund haben, oder auch für solche, die aus interethnischen Heiraten stammen. Familien, in denen beide Eltern Migranten der ersten Generation sind, erleben erhöhte Stresslevels, wenn ihre Kinder (der zweiten Generation) sich entwickeln. Die Eltern leben die ethni-

	Ja	Nein
Ja	Integration	Assimilation
Nein	Separation	Marginalisierung

Abbildung 18: Schema von Berry (1997) zur Integration von kulturellen Werten der Aufnahmegesellschaft und der Aufrechterhaltung der eigenen Identität

sche Identität vor und sind damit gute Rollenmodelle, müssen aber zugleich Autonomie unterstützen, d. h. westliche Werte fördern. Berrys Modell zeigt, dass Herkunftskultur und Einwanderungskultur für eine optimale Anpassung integriert werden müssen. Die Konflikte sind dann besonders häufig, wenn große Unterschiede zwischen beiden Kulturen bestehen (»east meets west«, Farver et al., 2002), d. h. wenn asiatische, arabische, afrikanische Kulturen mit den entsprechenden Religionen Buddhismus, Hinduismus und Islam auf westliche Kulturen treffen. In Deutschland machen, wie erwähnt, Türken die größte Einwanderungsgruppe aus, und so sehen wir entsprechend besonders viele türkische Familien bzw. türkische Patienten in der psychosozialen Versorgung.

Die ethnische Identität von Kindern ist auch von der elterlichen Integration abhängig. Da die Kinder häufig besser integriert sind als die Eltern, besteht ein *acculturation gap:* Es gibt viele Konflikte in diesen Familien, weil zu Hause die traditionellen Werte und Normen gelten und draußen die Einwanderungskultur, der die Kinder folgen wollen (Farver et al., 2002), d. h. es herrscht ein unterschiedliches Akkulturationsniveau zwischen Eltern und Kindern. Eltern aus kollektivistischen Kulturen sind besonders motiviert, die früheren Familienwerte aufrechtzuerhalten (Lalonde, 2003). Marginalisierte und separate Eltern berichten viel mehr Konflikte mit ihren Kindern als integrierte und assimilierte Eltern. Kinder von marginalisierten und separaten Eltern hatten auch ein ungünstigeres Selbstkonzept und große Schwierigkeiten in der Entwicklung einer ethnischen Identität. Auffällig ist, dass viele Migranteneltern überstark die Werte und Traditionen ihrer Herkunftsfamilien pflegen, d. h. eine Kultur aufrechterhalten, die so schon nicht mehr in ihrem Herkunftsland, z. B. der Türkei, existiert. Diese Separation ist als Reflex auf den drohenden Identitätsverlust zunächst verständlich, stellt die Kinder jedoch vor sehr große Probleme, und so ist es kein Zufall, dass wir – wie bereits erwähnt – in unseren eigenen Studien bei Migrantenjugendlichen so hohe Werte in Bezug auf Stress mit den Eltern und identitätsbezogenen Stress fanden (Haid & Seiffge-Krenke, im Druck). Fast alle identitätsbezogenen Stressoren wurden häufiger angekreuzt (»ich fühle mich einsam«, »ich fühle mich oft abgelehnt und traurig«, »ich bin anders als meine Freunde«, »ich habe Schuldgefühle«, »ich möchte herausfinden, was ich wirklich will« und »neue Dinge machen mir Angst«).

Aber auch der Vergleich zwischen Jugendlichen aus unterschiedlichen Ländern zeigt deutlich verschiedene Identitätsbelastungen. Wenn man Jugendliche in sieben Regionen der Welt miteinander vergleicht, so sind südeuropäische und asiatische Jugendliche diejenigen, die über den höchsten Identitätsstress klagen, gefolgt von Jugendlichen aus dem mittleren Osten und Lateinamerika. Jugendliche aus Nordamerika und Osteuropa haben deutlich weniger Stress, am wenigsten identitätsbezogenen Stress haben Jugendliche aus Mitteleuropa, zu denen aus Jugendliche aus Deutschland zählen (Persike & Seiffge-Krenke, 2012). Die relativ hohen Werte im Identitätsstress der südeuropäischen Jugendlichen haben wir – abgesehen von den besonders hohen Arbeitslosenzahlen in diesen Ländern, die die berufliche Identität der jungen Leute bedrohen – auch so verstanden, dass diese Länder mit ihrer starken Familienorientierung zwischen kollektivistischen und individualistischen Werten stehen. Immer sind es die weiblichen Jugendlichen, bei denen der Identitäts- und Elternstress noch größer ist als bei den männlichen Jugendlichen. Dies hängt damit zusammen, dass sie aufgrund ihrer größeren Bezogenheit (vgl. Kap. 3) die Diskrepanzen stärker wahrnehmen, und auch damit, dass sie männliche Anteile (stärkerer Leistungsbezug) in ihre Identität aufnehmen, was zwar zu besseren Schul- und Studienleistungen führt, aber auch Symptome produziert, wie wir sie häufig in psychotherapeutischen Praxen beobachten können. Interessant ist in diesem Zusammenhang das häufigere Vorkommen von dissoziativen Störungen und insbesondere Gangstörungen bei türkischen Mädchen, wo das Symptom gleichsam den Kernkonflikt ausdrückt.

Hier sind auch die viel größeren Restriktionen der weiblichen im Vergleich zu den männlichen Migranten zu bedenken, die diese von ihren Familien erfahren. Erim (2001) beschreibt die gehorsame Haltung gegenüber den Eltern, dem Ehemann und zeigt, wie sehr sich türkische Frauen entwertet fühlen, wie sehr Autonomie und Abhängigkeit im Widerstreit liegen, was oft nur durch die Produktion von schweren körperlichen Symptomen, Angststörungen und Depressionen »gelöst« werden kann. Dies ist vielfach auch bereits für andere Kulturen bei Jugendlichen bestätigt worden. In ihrer Studie an indischen Mädchen mit dem Titel »Brown girls, white worlds« beschreibt Rajiva (2006) die große Identitätskonfusion von in Kanada geborenen Töchtern aus indischen Familien, die vielen Konflikte mit den Eltern, die Respekt und das Einhalten von indischen Regeln verlangen (kein unbegleitetes Ausgehen, arrangierte Heirat). Die Mädchen wollen sich aber in die *mainstream teen culture* integrieren – da ist *dating* wichtig. Ihre Hautfarbe signalisiert ihnen ständig ihr »Anderssein«, und sie erleben schon von Kindesbeinen an viele Stigmata und Vorurteile (»Du stinkst nach Curry«). Sie machen ständig Grenzerfahrungen (nicht genug kanadisch, nicht genug indisch, nicht weiß genug). Die Tiefeninterviews zeigen die Verzweiflung und die enorme Identitätskonfusion dieser Mädchen deutlich, ihr Gefühl, nirgendwo dazuzugehören – und Zugehörigkeit, *belonging,* ist wichtig für die kollektivistische Herkunftskultur, aus der sie stammen. Wir wissen aus unseren therapeutischen Erfahrungen, dass die Erfahrung des »Andersseins« von männlichen Jugendlichen und jungen Erwachsenen häufig zu delinquentem und antisozialem »Anderssein« führt.

Die Frage der Identität – wo gehöre ich hin, kulturell gesehen – ist also eine sehr bedeutsame Frage. Es ist natürlich klar, dass Kollektivismus und Individualismus eher die Endpunkte einer Dimension sind als einander ausschließende Pole und dass in jedem Land unterschiedliche Subgruppen mit unterschiedlich stark ausgeprägten Werten in diesen Dimensionen koexistieren. So fanden Rowley und Mitarbeiter (2003) selbst innerhalb einer Kultur (in diesem Fall der afrikanischen) durch eine Clusteranalyse vier – afrikanische – Gruppen: eine undifferenzierte Gruppe, die Multikulturellen, die Separatisten und die Integrativen. In jedem Fall wurde deutlich, dass der Satz »Die dominante Kultur ist die bessere« eine gefährliche Botschaft ist und dass wir Differenzierungen innerhalb einer ethnischen Kultur auch therapeutisch wirksam machen müssen.

Binationale Ehen: Identität in interethnischen Heiraten

In der gegenwärtigen globalisierten Welt sind die Grenzen aufgehoben und Angehörige verschiedener Länder vermischen sich. Mehr als jemals zuvor sprechen wir – auch durch das Internet – mit und bauen wir Beziehungen über die Grenzen der Nationalitäten hinweg auf. Bei wachsender gesellschaftlicher Bedeutung der Migranten stellt sich die Frage, wie etwa das Heiratsverhalten von Migranten der ersten und zweiten Generation ist und ob sich in Bezug auf Heiraten Hinweise für eine verstärkte Integration finden lassen. Das ist in der Tat der Fall: Schroedter

(2006) untersuchte binationale Ehen in Deutschland und fand eine steigende Tendenz zu interethnischen Heiraten seit 1997. Sie untersuchte auf der Basis des Mikrozensus, was sich geändert hat, und verglich jeweils die Zahlen von Heiraten zwischen Deutschen und Italienern, Spaniern, Griechen, Türken und Einwanderern aus dem früheren Jugoslawien.

Auffällig ist zunächst, dass türkische Migranten eine Sonderstellung einnehmen, woran sich über die Jahre nichts verändert hat: Sowohl die türkischen Männer als auch die türkischen Frauen heiraten von allen Nationalitäten mit Abstand am wenigsten in die deutsche Bevölkerung ein, nämlich 6 % der türkischen Frauen und 15 % der türkischen Männer. Dieser Prozentsatz ist bei Migranten der ersten und zweiten Generation praktisch unverändert geblieben. Dies ist verständlich, wenn man bedenkt, wie sehr sich der Modus der Partnerwahl bei türkischstämmigen Personen von dem bei anderen Bevölkerungsgruppen unterscheidet. Trotz einer zunehmenden selbständigen Partnerwahl, die dann von der Familie nachträglich gutgeheißen wird, gibt es weiterhin noch die arrangierten Ehen mit Verwandten oder auf Betreiben der Familien sowie Fälle, in denen junge Frauen entführt und zur Ehe genötigt werden (Erim, 2001). Demgegenüber gibt es bei Spaniern und Italienern schon in der ersten Generation hohe Heiratsraten mit Deutschen (zwischen 30 und 40 %), die in der zweiten Generation, also bei bereits in Deutschland geborenen Personen, bis auf 53 % ansteigen, wobei die Frauen noch häufiger in die deutsche Bevölkerung einheiraten als die Männer. Bei Personen aus Griechenland und dem früheren Jugoslawien liegen die Raten niedriger (um die 20 %), mit nur leichten Anstiegen in der zweiten Generation. Dies lässt den vorsichtigen Schluss zu, dass für einige Nationalitäten eine zunehmende Integration in die deutsche Gesellschaft gelungen ist, während sie für andere, u. a. auch aufgrund eines anderen religiösen und kulturellen Hintergrundes, schwieriger ist. Das Bildungsniveau hat allerdings einen entscheidenden zusätzlichen Anteil an der Zunahme interethnischer Heiraten: Die Wahrscheinlichkeit, dass ein Italiener der zweiten Generation mit einem Fachhochschul- oder Hochschulabschluss eine deutsche Frau heiratet, liegt fast bei 75 %; bei Türken beider Generationen liegt sie bei 30 %.

Wie geht ein Paar damit um, dass die Partner unterschiedliche ethnische Identitäten haben? Das ist eine für das therapeutische Vorgehen wichtige Frage, denn wir haben bei solchen Paaren eine große Zahl von Trennungen, die zwei- bis dreimal größer ist als bei Paaren mit gleicher ethnischer Herkunft (Toth & Kemmelmeier, 2009). Tseliou und Eisler (2007) untersuchten interethnische Beziehungen, in diesem Fall Ehen zwischen griechischen und britischen Partnern, basierend auf Interviews, die in London und Athen durchgeführt wurde. Die Diskursanalyse zeigt zwei verschiedene Adaptationsstrategien:

- Argumente für die Überlegenheit der griechischen oder englischen Identität werden gesammelt, etwa englisches Benehmen und Ordnung bzw. griechische Kreativität, und ein Partner nimmt Aspekte der ethnischen Identität des anderen gleichsam in sich auf bzw. identifiziert sich damit. So etwa sagt die griechische Frau: »Ich bin schon anglisiert«, oder der englische Mann: »Ich kann mich leicht von einigen typisch englischen Dingen trennen; ich fühle mich der griechischen Mentalität eher verbunden.«
- Jeder konstruiert eine eigene neue ethnische Identität: »Ich bin Nordeuropäer«, »Ich bin Südeuropäerin«, mit dem Signal, dass man die direkte Ethnie, und damit ethnische Stereotype, umgeht, oder beide konstruieren etwas Drittes, Gemeinsames: »Wir betrachten uns als Europäer.«

Hier wird deutlich, dass »Europäer« auf einen gemeinsamen geschichtlichen und religiösen, christlichen Hintergrund zurückblicken können, mit eher individualistischer Werteorientierung, was die Adaptation erleichtert, während Türken mit muslimischem Glauben und einer eher kollektivistischen Orientierung vor viel größeren Problemen stehen, Teile ihrer Identität aufzugeben. Entsprechend gibt es hier mehr konfligierende und weniger harmonierende Tendenzen (Miramontez et al., 2008): Hier sind nicht nur die kulturellen Identitäten sehr verschieden, sondern auch die Erwartungen, warum und wie Heiraten geschlossen werden sollen. Wichtiger als die individuelle Wahlfreiheit ist, ob die Familien zueinander passen. Wir sollten allerdings mit Blick auf unsere eigene Geschichte nicht vergessen, dass sich auch bei uns erst zu Beginn des vergangenen Jahrhunderts die Liebesheirat durchsetzte. Abgesehen von kleinen Eliten, die sich den Luxus der Selbstverwirklichung leisten konnten, besiegelte die Liebe weniger die Beziehung zwischen zwei Individuen, sondern diente in erster Linie der Verbindung zwischen zwei Familien oder Clans, die so ökonomische Sicherheit und Arbeitskraft für das Familienunternehmen hinzugewannen, durch Nachkommen den Besitzstand wahrten und, wenn es sich um Personen aus vermögenden Schichten handelte, Vermögen und Ansehen sichern konnten (Precht, 2009).

Überlegungen für Beratung und Therapie

Wir haben in diesem Kapitel gesehen, dass Eltern durch ihren problematischen Umgang mit dem Geschlecht und der ethnischen Identität des Kindes dessen Identitätsentwicklung behindern können. Aufgrund der starken Bedeutung des Kindes für den Selbstwert der Eltern ist selbst das Geschlecht des Kindes etwas, was Eltern durch starke Zuschreibungen bestimmen und beeinflussen wollen. Deutlich wurde aber auch, dass in Bezug auf die Geschlechtsidentität viel »im Fluss« ist und dass auch die sexuelle Orientierung sich ändern kann. Wenn Eltern bei ihrem Kind eine starke und durchgängige Identifikation mit dem anderen Geschlecht bemerken, wäre es wichtig, dass sie diese zu akzeptieren lernen. In Therapien kann es wichtig sein, die Trauer um das »falsche« Geschlecht des Kindes *(gender mourning)* offen anzusprechen, zugleich aber auch Offenheit für die Exploration des Kindes zuzulassen. Die besonderen Belastungen der Kinder aus homosexuellen Partnerschaften wurden ebenfalls deutlich. Diese Paare »produzieren« nicht mehr homosexuelle Kinder als heterosexuelle Paare (Selekman, 2007), aber der Nachwuchs steht unter einem enormen Druck, heterosexuell zu werden. Außerdem sind die eigenen (homosexuellen) Eltern bei einer homosexuellen Objektwahl oft keine Unterstützung. Hier gilt es, gleichermaßen sensibel für die Gefühle von Eltern wie Kindern zu sein.

In den letzten Jahren gibt es für Migranten verstärkt Angebote für eine Therapie (Gavranidou & Abdallah-Steinkopff, 2007), die eine Bereicherung darstellen und unser ethnozentrisches Weltbild nachhaltig korrigieren helfen. Der Bedarf ist groß; so hat sich etwa die Etablierung eines Versorgungsprojekts für türkischstämmige Patienten an der Klinik für Psychotherapie und Psychosomatik in Essen, das Yesim Erim (2001) aufgebaut hat, als großer Erfolg erwiesen: Innerhalb von zwei Jahren hat sich der Zulauf von drei bis sechs Personen pro Jahr auf 100 pro Jahr erhöht.

Der Zugang zur therapeutischen Versorgung ist in den einzelnen Kulturen sehr unterschiedlich (Snowden & Yamada, 2005), und man muss mit bedenken, dass insbesondere bei Patienten aus eher kollektivistischen Kulturen individuelle Ziele und Interessen eher der Gemeinschaft untergeordnet werden. So ist der Wunsch nach einer Psychotherapie bereits an sich ein individualistisches Unterfangen, das nicht leicht zu formulieren ist, insbesondere wenn es sich um weibliche Patienten handelt. Erim & Senf (2003) haben beschrieben, dass türkische Patientinnen eher zu einer masochistischen Abwehr neigen und den Wunsch nach Autonomie auf den Therapeuten projizieren, weil er in ihrer Kultur als zu egoistisch, zu selbstbezogen und damit anstößig gilt. In Gruppentherapien entwickelt sich dann schnell eine Spaltung in »drinnen« und »draußen«. Unbedingt vermeiden sollte man in Therapien Argumente bezüglich der Überlegenheit der Einwanderungskultur, dies ist deutlich geworden. Hier muss man großen Respekt und große Sensibilität walten lassen. Insbesondere bei Patienten aus kollektivistischen Gesellschaften ist die Gefahr groß, dass sie die negativen Zuschreibungen, die sie von ihrer Umwelt, aber möglicherweise auch im therapeutischen Kontext erfahren haben, im Sinne einer negativen Identität ins Selbst aufnehmen.

Wir haben in diesem Kapitel viel über ethnische Diversität und ethnische Identität gehört. Es sollte natürlich nicht vergessen werden, dass Anpassungs- und Leistungsprobleme von Migranten auch mit dem gesamtgesellschaftlichen Kontext von Armut und Präkarisierung zu tun haben und kein ausschließliches Problem der Identität sind. In diesem Zusammenhang sei an das Konzept der Barrieren von Yoder (2000) erinnert, das im therapeutischen Kontext immer mit bedacht werden sollte. Solche Barrieren reflektieren die Begrenzungen, die die Identitätsentwicklung des Individuums erschweren und jenseits der persönlichen Kontrolle und Einflussnahme sind.

Für den therapeutischen Kontext mit allen Formen der unverarbeiteten Migration ist das Schema von Berry (1997) sehr hilfreich. Es ist zur Analyse des Generationskonflikts in Familien mit Migranten nützlich, wo die Kinder schon besser angepasst sind als die Eltern, bzw. um zu erklären, warum so viele Erwachsene/Eltern auf die Migration mit einer Verstärkung der Werte ihrer Herkunftskultur reagieren. Sowohl das ausschließlich Festhalten an der heimatlichen Kultur *(Separation)*, die Spaltung in der Familie im Sinne eines Generationskonflikts als auch die scheinbar problemlose Anpassung an die Aufnahmekultur *(Assimilation)* können bei Patienten zu Symptomen führen. Bei der Separation wird jede Veränderung als Verrat erlebt – und eine Therapie bringt Veränderung mit sich. Andererseits ist auch zu bedenken, dass bei der Assimilation, d. h. der scheinbar problemlosen Anpassung an die hiesige Kultur, eine Entfremdung stattfindet. Man weiß, dass assimilierte Türken in ihrem Herkunftsland als Fremde erlebt werden (»Deutschländer«), d. h. sie sind nirgendwo mehr zu Hause.

Häufig finden wir aber auch in den Praxen oder auf den therapeutischen und psychiatrischen Stationen Familien, wo sich nicht nur Eltern und Kinder, sondern zusätzlich Mutter und Vater im Akkulturationsniveau drastisch unterscheiden.

Dies kann zu enormen Identitätsprobleme führen, wie das folgende Fallbeispiel zeigt:

> Der 22-jährige Stanislas ist polnischer Herkunft und kommt mit enormen Leistungsproblemen (Schul- und Studienabbrüchen) und einer Depression in die Therapie; in seiner Identität ist er verunsichert. Er stammt aus einer Familie, die in der ersten Generation nach Deutschland gekommen ist. Der Vater war eine schillernde Persönlichkeit; er war in kriminelle Autoschiebereien verwickelt und kam dabei zu Tode, als der Patient 9 Jahre alt war. Die Mutter zeigt einen starken Aufstiegswillen, arbeitet in einem anspruchsvollen Beruf und möchte auch, dass der Patient es in Deutschland als Akademiker zu etwas bringt. Die Spaltung in die aufregende kriminelle Vaterwelt und die aufstrebende überangepasste Mutterwelt ist offenkundig, der Patient fühlt sich zwischen Assimilation (Mutter) und Separation (Vater) hin- und hergerissen und weiß nicht mehr, wer er ist und wer er in Zukunft sein möchte. Er verweigert die Leistung, richtet sich also unbewusst gegen die mütterliche Überanpassung und versucht in Tagträumen oder durch Teilhabe an kriminellen Jugendgruppen die aufregende Vaterwelt zu bewahren. Er hat Freundinnen, aber große Probleme, die sich in Erektionsschwierigkeiten und Bindungsängstlichkeit zeigen. In der Therapie wird immer wieder deutlich, dass nicht klar ist, mit wem er sich identifizieren darf, und wie schwierig es für ihn ist, einen eigenen Weg zu gehen, sich männlich zu identifizieren, ohne kriminell zu sein und zugleich die Leistung zu verweigern.

Dieser Fall zeigt die Bedeutung, die sowohl Geschlecht als auch Kultur für die Identität eines Menschen haben. Es bleibt noch zu erwähnen, dass die beschriebenen Probleme nicht nur als »Clash der Kulturen« auftreten können, sondern auch innerhalb einer Kultur, wie Semenova (2002) am Beispiel von russischen Familien über drei Generationen zeigen konnte, bei denen das Sowjetregime und die Zeit danach eine große Erschütterung für die Identität der einzelnen Familienmitglieder bedeuteten.

7. Kapitel Identität und therapeutische Beziehung

»Meine Mutter ist schlecht, Sie sind gut,
und ich will auch gut werden.«
Patientin, 26 Jahre alt

In diesem abschließenden Kapitel wollen wir uns verstärkt mit der Anwendung im therapeutischen Setting beschäftigen. Die Perspektiven sind vielschichtig und komplex. Zum einen geht es darum, wie die analytische Identität, d.h. das Selbstverständnis als Therapeut, sich über die letzten Jahrzehnte verändert hat. Was ist aus Freuds »unmöglichen Beruf« inzwischen geworden (Malcolm, 1981; Schneider, 2007)? Dass sich eine Therapieform, die aus dem 19. Jahrhundert stammt, auf Patienten aus dem 21. Jahrhundert einstellen muss, wird ganz generell beleuchtet. Die Veränderungen in der Behandlungstechnik, die sich aus dem Vorhandensein von »neuen Patienten« (Kristeva, 1994) ergeben haben, haben aber auch zu wichtigen Interventionsformen geführt, die für Patienten mit Identitätsproblemen relevant und nützlich sind. Diagnostisch kann es hilfreich sein, zwischen Identitätskonflikten, Identitätsdiffusion und Identitätskrise zu unterscheiden. Auffällige Zunahmen bei Krankheitsbildern, bei denen die Identität der Patienten besonders betroffen ist – wie Persönlichkeitsstörungen, Suizidalität, selbstverletzendes Verhalten und Störungen der Geschlechtsidentität – sind in unserer postmodernen Gesellschaft (Honneth, 2000) zu verzeichnen. Von daher gilt es zu reflektieren, wie man die Parameter der analytischen Situation an die Bedürfnisse und Erfordernisse der Patienten anpasst, den Patienten in seiner Identitätsentwicklung begleitet, zugleich aber auch sich selbst, seiner therapeutischen Identität, treu bleibt.

Wandel in der therapeutischen Identität: Vom klassischen Ansatz über das Containing zur Struktur

In den letzten Jahren hat ein starker Krankheitswandel stattgefunden, der mit Veränderungen in den ätiologischen Modellen verbunden war. Ausgangspunkt war das

Konfliktmodell von Freud, allerdings hat er nach Aufgabe der Verführungstheorie – wonach ein sexueller Missbrauch in der Kindheit traumatisch sei und eine hysterische Symptomatik bewirken könne – 1897 darauf hingewiesen, dass es die unbewussten Phantasien seien, die krank machten. Heute wissen wir, dass die Verführungstheorie, die er damals in Zusammenhang mit dem Tod seines Vaters Jakob Freud aufgegeben hat – da er sich für einen Neurotiker hielt, hätte er auch seinen Vater beschuldigen müssen –, auf einen nicht unerheblichen Teil unserer Patienten zutrifft, dass also reale Traumata vorkommen und zu massiven Schädigungen bei Patienten führen. Durch den Krankheitswandel haben sich ganz generell Veränderungen in der therapeutischen Technik ergeben. Nach wie vor gibt es aber große Unterschiede unter den Therapeuten, was die Verfolgung eines eher klassischen Ansatzes vs. einer eher zeitgemäßen Vorgehensweise angeht (Pflichthofer, 2011).

Das klassische Setting

Wenn man sich den klassischen Ansatz bis ca. 1980 und danach dann bis heute verdeutlicht, ist auffällig, dass sich das Setting und die Parameter auch innerhalb dieses Ansatzes stark verändert haben. Für Freud war der Parameter des Liegens wichtig, so dass kein Blickkontakt zwischen Patient und Therapeut möglich war und der Therapeut eine Projektionsfläche darstellen konnte. Häufiger Kontakt (mehrere Stunden pro Woche) war sehr wichtig für den offenen Zugang zu unbewussten Prozessen (Freud sprach von der schwierigeren analytischen Arbeit nach einer Pause am Sonntag, vom »Montagskrüstchen«). Für Freud waren Therapien nur bis zum Alter von 50 Jahren sinnvoll, weil danach keine Veränderungen mehr zu erwarten wären, und es sollten während der Therapie auch keine wichtigen Lebensentscheidungen getroffen werden. Der feste Rahmen mit der analytischen Grundregel, dem Arbeitsbündnis und der freischwebenden Aufmerksamkeit des Analytikers besteht aus solchen klassischen Parametern. In der analytischen Arbeit wurde dann mit Träumen, Fehlern und der freien Assoziation gearbeitet, der therapeutische Prozess durch Übertragung und Gegenübertragung und Widerstandsanalyse vorangebracht. Auch für die Interventionen, die damals v. a. Deutungen umfassten, gab es ein festes Schema, dem zu entnehmen war, *dass*, *was* und *warum* abgewehrt wird; Übertragungsdeutungen sollten nur äußerst sparsam verwendet werden. In seinem klassischen Aufsatz »Erinnern, Wiederholen und Durcharbeiten« hat Freud (1914 a) dieses Vorgehen ausführlich beschrieben und darauf hingewiesen, dass das Agieren, z. B. in Gegenübertragungen, gedeutet werden müsse.

Die im *New Yorker* veröffentlichten Karikaturen von Michael Freund (2006) über die Psychoanalyse sind noch ganz am klassischen Modell orientiert (liegend, Sitzungen viermal die Woche, über Jahre). Sein Cartoon »Sie sind seit 18 Jahren, 14 Tagen und 45 Minuten in der Therapie« erinnert an Freuds Vorstellung von der endlichen und unendlichen Analyse, wir haben aber inzwischen Veränderungen von langdauernden Therapieformen zum Kassenmodell mit streng festgelegtem Stundenumfang. Der Cartoon »Was wollen Sie sein, wenn Sie erwachsen sind, Mr. Bromley?« wiederum greift die Idee Freuds auf, dass die Neurose eine partielle Entwicklungsstörung ist und dass man in der klassischen Analyse durch das Setting eine Regression in frühere Entwicklungsphasen anstrebt, um von da aus, und durch die Bearbeitung des unbewussten Konflikts, eine Neuentwicklung zu ermöglichen.

Der klassische Ansatz findet sich bis ca. 1980, teilweise strenger, als Freud ihn je praktiziert hat. Freud ist nie so orthodox vorgegangen, wie er selbst es formuliert hat (vgl. dazu Cremerius, 1990). Wir wissen, dass er Patienten mit in die Ferien mitgenommen hat, dass Patienten regelmäßig an seinem Mittagstisch saßen, und es ist ja auch bekannt, dass er seine Tochter Anna Freud analysiert hat. Allerdings muss man sagen, dass zu dem Zeitpunkt, als all dies stattfand, die klassische Technik noch nicht verfeinert und formalisiert war wie zum Ende von Freuds Leben.

Veränderter therapeutischer Umgang mit Patienten

Ganz generell haben sich zahlreiche Veränderungen in der therapeutischen Technik ergeben. Sie wurden notwendig, weil auch die Patienten andere geworden waren. Seit den 1970er Jahren wurde regelmäßig darauf hingewiesen, dass ein Krankheitswandel stattgefunden hat, dass frühe Störungen zugenommen haben und dass wir in den letzten Jahren zunehmend mehr Patienten mit ich-strukturellen Störungen haben, bei denen Affektregulation und Symbolisierung beeinträchtigt sind. Gegenwärtig haben wir besonders viele Krankheitsbilder, bei denen die Identität der Patienten betroffen ist, denen es aufgrund spezifischer Biographien oder traumatischer Ereignisse nicht gelungen ist, kohärente Identitätsentwürfe zu entwickeln. Dieser Krankheitswandel hat auch zu theoretischen Weiterentwicklungen geführt.

Von der klassischen analytischen Theorie Freuds und der seiner unmittelbaren Schüler, bei der die Triebe im Vordergrund standen, hat es eine Weiterentwicklung durch die Objektbeziehungstheorie gegeben, wo die Zweipersonenbeziehung im Vordergrund stand. Für die Selbstpsychologie war der Aspekt der Empathie und des falschen Selbst von großer Bedeutung. Später haben interpersonale Ansätze wiederum den Beziehungsaspekt hervorgehoben, oft unter Vernachlässigung triebhafter Anteile. Die Bindungstheorie hat durch ihre Konzepte der Bindung und Mentalisierung die frühe Mutter-Kind-Beziehung in den Vordergrund gestellt. Dieser zunehmend intersubjektive Ansatz war von sehr großer Bedeutung für die sich verändernde therapeutische Identität (Minoll, 2004).

Im Zuge dieser theoretischen Neuerungen kamen andere Interventionsformen und therapeutische Herangehensweisen zum Tragen; dies wird am deutlichsten am Rückgang der Bedeutung von Deutungen. Von Johannes Cremerius konnte man noch 1982 auf einem DPV-Kongress die Bemerkung hören: »Eine Deutung muss sitzen wie ein Blattschuss«, was die stark asymmetrische Beziehung zwischen Patient und Therapeut unterstreicht. Heute wird dieser Ansatz nur noch relativ selten praktiziert, allerdings habe ich 2011 anlässlich eines Frankfurter Kongresses noch gehört, wie eine Therapeutin sagte, sie betrachte ihre Arbeit als Kunst. Heute wird die Deutung als Beziehungsarbeit verstanden. Inzwischen werden viele verschiedene Interventionsformen genutzt, von denen die Deutung am seltensten angewandt wird. Insbesondere durch die Objektbeziehungstheoretiker wurden das Spiegeln, die Konfrontation, die Klarifikation als Benennung von Realitäten und das Containen, v. a. durch die Arbeiten von Bion (1967), in den therapeutischen Alltag integriert. Man ist zu stärker unterstützenden und supportiven Techniken übergegangen und zu imaginativen Verfahren, beispielsweise bei Trauma-Patienten (vgl. Reddemann, 2001). Die strukturorientierte Therapie, wie sie etwa von Rudolf (2004) vertreten wird, weist darauf hin, dass man heutige Patienten stärker strukturieren und ihnen mehr Halt geben muss.

Wir haben heute deutliche Veränderungen, indem wir etwa kürzere Therapien haben, die zumeist im Sitzen erfolgen; nach der vor einigen Jahren durchgeführten Praxisstudie wird nur noch in 10 % der ambulanten Praxen eine Psychoanalyse im Liegen durchgeführt. In der tiefenpsychologisch fundierten Therapie steht die Arbeit am inneren Konflikt nicht mehr im Vordergrund. Heute achten wir eher auf eine Balance zwischen äußeren und inneren Faktoren, auch wenn vielfach an einem inneren Konflikt festgehalten wird (z. B. bei OPD-E oder OPD-KJ, d. h. der Operationalisierten Psychodynamischen Diagnostik für Erwachsene sowie im Kindes- und Jugendalter). Symptome werden als eine produktive Ich-Leistung angegeben, die »erhört« werden sollten und zweiseitig sind, d. h. Wunsch und Abwehr verdeutlichen. Symptome gelten heute als weniger sprechend als früher, und es gibt, wie erwähnt, mehr Strukturdefizite.

Krankheitsbilder, bei denen die Identität besonders betroffen ist

Identitätsprobleme betreffen Fragen der Kohärenz, der Kontinuität des Selbst und der sozialen Bezogenheit. Die Fallbeispiele der vorangegangenen Kapitel verdeutlichen, dass Identitätsprobleme sich unter ganz unterschiedlichen diagnostischen Kategorien »verstecken« können. Die Trennung zwischen Selbst und anderen ist in ganz vielen Fällen betroffen, ohne dass dies im »diagnostischen Etikett« deutlich wird. Wir wollen in diesem Abschnitt kurz auf einige Störungsbilder eingehen, bei denen schon im »diagnostischen Etikett« aufscheint, dass die Identität beeinträchtigt ist.

Persönlichkeitsstörungen und Identität

Insgesamt ist vielfach belegt, dass wir einen Krankheitswandel insofern haben, als die Zahl der Strukturdefizite, der Depressionen und der Persönlichkeitsstörungen zugenommen hat. Persönlichkeitsstörungen werden mit einer Prävalenz von 5,9 bis 17,9 % angegeben, wobei in den einzelnen Studien unterschiedliche Erfassungsinstrumente und auch Populationen untersucht wurden (Barnow et al., 2009). Die Zahl der Persönlichkeitsstörungen hat nicht nur insgesamt sehr zugenommen, sie sind auch häufig mit Suchterkrankungen und PTBS komorbid (Grant et al., 2008). Es gibt des Weiteren auffällige Zunahmen in den dissoziativen Identitätsstörungen (DID; vgl. Gleaves et al., 2001). Wir wollen uns hier auf Persönlichkeitsstörungen konzentrieren, die von Fonagy und Luyten (2009) durch folgende Kriterien definiert werden:

1. emotionale Dysregulation, u. a. mit selbstverletzendem Verhalten;
2. desorganisierte oder ambivalente Bindungsmuster (mit überstarker Reaktion auf andere, vigilanter Beobachtung des Gesichtsausdrucks, negativen Befürchtungen und Angst vor dem Alleinsein);
3. gestörte Identität, Patienten können sich selbst nicht als Agent wahrnehmen;
4. Mentalisierungsstörung: Externalisierung, Patienten können schlecht zwischen sich und anderen trennen, deshalb sind sie sehr verletzlich für Reaktionen anderer;
5. massive Beeinträchtigungen in der frühen Kindheit mit fehlender Spiegelung, Markierung und Affekt-Attunement durch die Mutter, so dass das Selbst und andere nicht gut getrennt werden können.

Bereits im Jahr 1996 hat Otto Kernberg darauf hingewiesen, dass für schwere Persönlichkeitsstörungen das Konfliktmodell nicht mehr angemessen ist. Persönlichkeitsstörungen treten zwar schon in der Kindheit auf, sind aber erst ab 16 Jahren sicher zu diagnostizieren (ICD-10, F60). Wir unterscheiden zwischen paranoiden Persönlichkeitsstörungen (misstrauisch, Groll, Erlebnisse werden verdreht, streitbar, ständige Selbstbezogenheit und Überheblichkeit) und schizoider Persönlichkeit (kühl, distanziert, kaum Ausdruck von Ärger, wünscht keine vertrauensvolle Beziehung, viel mit den eigenen Phantasien beschäftigt), einem impulsiven Typ (Wutausbrüche, explosiv-aggressiv, Stimmung unberechenbar) und einem histrionischen Typ (theatralisch, dramatische Selbstdarstellung, Suggestibilität, oberflächlich labile Affekte, ständige Suche nach aufregenden Aktivitäten, ständig im Mittelpunkt, unangemessen verführerisch). Die beiden letzten Kategorien sind die anankastische Persönlichkeitsstörung (Zweifel, Vorsicht, Perfektionismus, übertriebene Gewissenhaftigkeit) sowie die abhängige Persönlichkeitsstörung (Unterordnung, ständige Furcht, verlassen zu werden, kann den Alltag nicht alleine bewältigen). In der Regel fasst man die Persönlichkeitsstörungen zu drei Clustern zusammen, nämlich Cluster A (paranoid-schizoid; die Patienten werden häufig als sonderbar und exzentrisch beschrieben), Cluster B (histrionisch, narzisstisch und antisozial; die Patienten werden häufig als dramatisch, emotional oder launisch bezeichnet) und Cluster C (die Patienten werden als selbstunsichere, abhängige und zwanghafte Persönlichkeiten beschrieben, sie zeigen sich oft ängstlich und furchtsam, vgl. Herpertz et al., 2011).

Aus selbstpsychologischer Sicht wird angenommen, dass sich die Kohäsion des Selbst typischerweise durch kontinuierliche Selbst-Objekt-Erfahrungen während des Lebens entwickelt (vgl. Kap. 3). Bei traumatisierten Kindern werden Teile des Selbst abgespalten, bevor diese Kohäsion erreicht ist. Die so entstehenden Selbstanteile koexistieren, ohne in das übrige Selbst integriert zu werden, und können sich in schweren Fällen, d. h. unter der chronischen Einwirkung schwerer traumatischer Ereignisse und Erlebnisse, schließlich unabhängig bis hin zu eigenen abgespaltenen Persönlichkeitsanteilen – wie bei der dissoziativen Identitätsstörung (multiple Persönlichkeit) – entwickeln. Meist kommt es in der Folge zur Entwicklung ich-struktureller Störungen. Die Patienten haben Störungen in der Wahrnehmung ihrer inneren Befindlichkeit, in der Fähigkeit zur Affektdifferenzierung, zur Frustrationstoleranz, in der Fähigkeit, mit Affekten und Triebimpulsen angemessen umzugehen, in der realistischen Wahrnehmung des anderen in der Objektbeziehung. Die Patienten versuchen als bedrohlich und überwältigend erlebte

Reize durch selbstschädigendes Verhalten zu regulieren. In dieser Form hat Kernberg (1975, 1977) Identitätsstörungen als ein Kernphänomen der Borderline-Persönlichkeitsorganisation beschrieben.

Ermann (2004, 2011) zufolge, der sich besonders mit dem Zusammenhang von Identität und Persönlichkeitsstörungen beschäftigt hat, begleiten entwicklungsbedingte Identitätsstörungen viele der schweren Persönlichkeitsstörungen. Sie sind das Ergebnis einer Identitätsdiffusion, die bis in die Kindheit zurückreicht, so dass kein kohärentes Selbstbild und kein tragfähiges Identitätsgefühl entstehen konnten. Die Selbstwahrnehmung bleibt widersprüchlich, die Wahrnehmung anderer Menschen unscharf und oberflächlich. Meistens erlebt man sich selbst und andere als fremd, und es besteht ein Gefühl von andauernder Leere: »Bei Identitätsstörungen versagt die Organisation des psychischen Erlebens. Insbesondere widersprüchliche und gegensätzliche Wahrnehmungen über die eigene Person können nicht zu einem Gesamtbild verbunden werden. Das gilt sowohl für das Selbst im eigentlichen Sinn als auch für die nach außen gerichteten Selbstaspekte, die die Grundlage des Identitätsgefühls bilden. Sie bilden Fragmente, die von Situation zu Situation aktiviert werden und dann das Erleben überfluten. Sie stiften Chaos im Innern und Orientierungslosigkeit im Außen. Auf diese Weise wird die Identitätsstörung manifest.« (Ermann, 2011, S. 138)

Ermann schilderte den Fall eines Patienten, der trotz seiner 25 Jahre wie ein Jugendlicher wirkte.

> Der Patient war ungepflegt, machte einen verlorenen Eindruck und schaute sich um wie ein gejagtes Reh. Er arbeitete als Fotograf, war jedoch unzufrieden mit seinem Beruf und betrachtete sich als unentdeckten Künstler. Er hatte noch nie eine feste Beziehung gehabt, fühlte sich innerlich leer und litt unter massiven Entfremdungserlebnissen (»Mein Kopf ist jetzt da oben unter der Decke«).
>
> Im Alter von wenigen Monaten kam er als Kind von Spätaussiedlern mit seiner Familie nach Deutschland. In kurzer Folge starben sein Vater an Lungenkrebs und seine Großmutter, so dass er als Einzelkind mit seiner Mutter aufwuchs. Die Mutter fand sich in Deutschland nicht zurecht und sehnte sich nach den Verwandten in Kasachstan; sie sprach mit russischem Akzent. Er erinnerte sich, wie sie ihn als Kind oft auf den Knien hielt, Lieder summte und in die Ferne schaute (»Sie war mir da so nah und so fremd«). Er brachte das mit seinen eigenen Fremdheitsgefühlen in Verbindung.
>
> Der Patient war ein stilles, einsames Kind gewesen und viel mit seinen Phan-

tasien beschäftigt. Es waren zum großen Teil Tagträume von einer fremden fernen Welt, in der er erfolgreich Abenteuer bestand. Er las früh und viel. In der Pubertät fühlte er sich sexuell stark zu Jungen hingezogen, suchte aber nie ihre Nähe, sondern ging mit Mädchen höchst ambivalente platonische Freundschaften ein. Um sich lebendig zu fühlen, masturbierte er zwanghaft und exzessiv. Er wollte eigentlich das Abitur machen und Architekt werden, versagte in der Prüfung, brach die Schule ab und blieb ohne Ausbildung. Über Jobs kam er zum Fotografieren und lebte von Gelegenheitsarbeit als Fotograf ohne Ausbildung.

Der Patient wurde über lange Jahre psychotherapeutisch behandelt. Er konnte sich an den Therapeuten binden und hielt noch lange den Kontakt zu ihm. Seine Fremdheitsgefühle hatten sich verflüchtigt. Er hatte eine Kunstschule abgeschlossen und schrieb Essays und Gedichte. Zwei Beziehungen zu Frauen, die er inzwischen gehabt hatte, hatten nicht lange gehalten.

Die frühe Mutter-Kind Beziehung, insbesondere die Spiegelung durch die Mutter, wurde in Kapitel 3 als ein entscheidendes Medium zur Entstehung innerer Selbst- und Objektrepräsentanzen dargestellt. Der Umbruch in der Familie, der zweifache Verlust und die Enttäuschung sowie Heimatsehnsucht der Mutter dürften wesentlich dazu beigetragen haben, dass der Patient nicht zu einem konsistenten Identitätsgefühl gelangte. Problematisch war ferner, dass auch die weitergehende Identifizierung mit wichtigen anderen nicht möglich war, teilweise durch die Isolation, in der der Patient mit seiner Mutter lebte, teilweise auch durch die widersprüchlichen Identitätsentwürfe, die ihm seine Mutter und seine Schulkameraden vorlebten. Mit wem sollte er sich identifizieren? Er wich auf seine Phantasiewelt aus. Wir hatten aber die Familie (Kap. 4) und insbesondere Gleichaltrige und Partner (Kap. 5) als für die Identitätsentwicklung förderlich und hilfreich kennengelernt. Konsistent mit dem, was in diesem Buch bislang dargestellt wurde, war nicht nur das Selbsterleben, sondern auch das Körpererleben stark beeinträchtigt.

Identität und Suizidhandlung

Die Suizidalität ist ein Problem, das eng mit Identitätsaspekten zusammenhängt. Suizidale Gedanken sind oft mit der Schwierigkeit verbunden, sich das eigene Selbst in Vergangenheit oder Gegenwart vorzustellen und ihm eine Zukunft zuzugestehen. Lalonde (2003) hat auf die Schwierigkeit, eine solche Kontinuität für sich wahrzunehmen *(failure of continuity)*, hingewiesen und gezeigt, dass in allen Kulturen die Unfähigkeit, diese Kontinuität herzustellen, mit einem hohen Suizidrisiko assoziiert ist. Er berichtet, dass die Aborigines das höchste Suizidrisiko in Kanada haben. Ähnliche Anlässe für suizidale Gedanken oder vollzogene Suizide findet man bei den Mitgliedern vieler Kulturen, für die eine Fortsetzung ihrer bisherigen kulturellen Identität nicht möglich ist (Migranten, Indianer usw.). Auch in unserer Kultur soll der Suizid vielfach nicht eine grundsätzliche Auslöschung des Lebens bedeuten, sondern sagt, dass man *so nicht leben will.*

Während Männer deutlich häufiger Suizide vollziehen, gibt es Suizidversuche häufiger beim weiblichen Geschlecht, mit einem Trend von 3 zu 1 (Frauen im Verhältnis zu Männern). Gerisch (2003) berichtet über therapeutische Erfahrungen und wissenschaftliche Ergebnisse zur Suizidalität von Frauen, basierend auf der Arbeit im Hamburger Therapiezentrum für Suizidgefährdete (TZS). Sie geht davon aus, dass Suizidalität von Frauen häufig Ausdruck einer misslungenen Separation und Individuation im Sinne einer mangelnden Individuierung ist, eine Problematik, die Frauen im suizidalen Handeln zu bewältigen oder zu lösen versuchen; dabei wird der weibliche Körper kommunikativ und handelnd eingesetzt: »Die weibliche Sozialisationspraxis bringt das hervor, was üblicherweise als klassisch suizidale Persönlichkeit rezipiert und durch folgende Merkmale definiert wird: Geringes Selbstwertgefühl, instabiles Identitätsgefühl, Selbsthass, verunsicherte sexuelle Identität, gestörtes Körperbild, Aggressionshemmung, mangelnde soziale Kompetenz, Abhängigkeit von Anderen und Sprachlosigkeit« (Gerisch, 2003, S. 9).

Die Aufteilung ihrer Patientinnen, bei denen sie psychoanalytisch orientierte Kurztherapien durchführte, erfolgte in 2 Gruppen: in Frauen, die für den Beruf sterben, und andere, die sich aufgrund von Partnerschaftsproblemen suizidieren.

Für die erste ihrer Patientengruppen (»she died for glory«) waren folgende psychodynamischen Faktoren charakteristisch: Die Mutter wird entwertet und gehasst, der Vater idealisiert. Er verhilft zum Aufbau der Leistungsfähigkeit, kann aber nicht zur Bildung einer reiferen Weiblichkeit beitragen. Aus Angst vor Enttäuschungen und Trennungen werden keine Versuche unternommen, einen Partner zu finden, die Identitätsdefinition soll stattdessen vor allem über die Karriere erfolgen. Zur suizidalen Dekompensation kommt es beim Zusammenbruch der Leistungsfähigkeit.

> So schildert sie eine 39-jährige Abteilungsleiterin in der Werbebranche, allein lebend, keine Kinder, die in einer sehr verantwortungsvollen Berufstätigkeit bis zu 60 Stunden in der Woche arbeitet. Nach außen habe sie immer eine perfekte

Fassade aufrechterhalten können, seit geraumer Zeit fühle sie sich aber anhaltend depressiv und habe sich kürzlich nach einem Streit mit ihrer Vorgesetzten, die sie an ihre eigene Mutter erinnerte, stark suizidal gefühlt. Die Patientin berichtet ohnmächtig und wütend, dass sie in ihren kindlichen Bedürfnissen nie gezielt wahrgenommen wurde, obgleich sie durch übermäßige Anpassung und gute Leistung stets hoffte, die ersehnte Anerkennung doch noch zu bekommen. Die Patientin ist in einer Familie mit einem verführerischen Vater und einer eher depressiven Mutter aufgewachsen, die zahlreiche dramatische Suizidversuche inszenierte, bei denen die Patientin stets zur Hilfe eilen musste, und zwar jeweils dann, wenn die Mutter herausfand, dass der Vater sie mit einer anderen Frau betrogen hatte. Die Patientin erinnert sich daran, dass sie manchmal kleine Unfälle inszeniert hatte, um die Aufmerksamkeit des Vaters zu erlangen. Sexualität sei ihr wichtig, sie hatte zahlreiche sexuelle Beziehungen, häufig jedoch zu Personen, die ihr intellektuell nicht gewachsen sind. Der Beruf sei ihr immer sehr wichtig gewesen, im Leistungsbereich habe sie sich konstant stabil erlebt. In ihrer Vorgeschichte erfolgte der erste Suizidversuch mit Schlaftabletten im Alter von 18 Jahren. Der Auslöser war, dass sie es nicht schaffen konnte, sich von zu Hause zu lösen. Der zweite Suizidversuch war ebenfalls mit Schlaftabletten im Alter von 20 Jahren erfolgt, wiederum aufgrund einer misslungenen Ablösung von zu Hause.

Alle Patientinnen, die zu dieser ersten Gruppe gehören, waren beruflich sehr erfolgreich, häufig allein lebend, ohne Kinder, konzentrierten sich extrem auf ihre Arbeit. Sie führten mit einer Idealisierung des Vaters einen vergeblichen Kampf gegen die Identifizierung mit der Mutter. Sie wollten nicht so sein wie sie, konnten sie aber auch nicht aufgeben, es gab also eine misslungene Synthese von mütterlichen und väterlichen Identifizierungen. Selbstmord bedeutet hier Vernichtung des falschen Selbst und Findung des wahren Selbst im Sinne Winnicotts.

Für Gruppe 2 (»she died for love«) sind folgende psychodynamische Faktoren charakteristisch: Auffällig war ein archaische präödipale Mutter-Tochter-Beziehung, der Vater war abwesend, schwach oder brutal und übergriffig. Die Patientinnen berichteten über das basale Gefühl, nicht gewollt, geliebt oder gesehen zu werden, welches mit dem Erleben, keine Existenzberechtigung zu haben, korrespondiert. Die Frauen führten relativ häufig problematische Partnerbeziehungen, indem sie sich extrem an ihren Partner klammerten, auch wenn dieser sie schlug, trank oder sie mit anderen Frauen betrog. Unter den vorgestellten Fällen waren

Prostituierte und Mädchen, die in Heimen oder bei Pflegeeltern aufgewachsen waren. Es handelte sich oft um ausgesprochen attraktive, schöne Frauen, oft mit einfachen Berufen, oft stellungslos. Die Väter waren häufig nicht vorhanden, die Mütter lebten alleine mit den Kindern und banden ihre Töchter extrem an sich. Häufig übernahmen die Töchter die Mutterrolle bei einer physisch oder psychisch dekompensierten Mutter, die beispielsweise trank. Der Terminus *love* im Zusammenhang mit dieser Gruppe soll nicht andeuten, dass es sich um ein genital reifes Liebesbeziehungsmuster handelt, er dient vielmehr als Metapher für die fortgesetzte Suche nach Anerkennung durch die Mutter. Die unaufhörliche Suche nach Anerkennung erstreckt sich oft auf die Partner, meistens in Beziehungen, wo es zu erneuten Traumatisierungen kommt. Der Suizidversuch kann als Ausdruck des Wunsches angesehen werden, anerkannt und gesehen zu werden. Gerisch hat die Suizidalität an weiblichen Reifungskrisen (Adoleszenz, Mutterschaft etc.) festgemacht. Für die psychotherapeutische Behandlung bedeutet dies, dass im klinischen Alltag geschärfte Aufmerksamkeit für solche konfliktträchtigen Separations- und Individuationsprozesse erforderlich ist.

Identität und selbstverletzendes Verhalten

Wie in Kapitel 3 dargestellt, kommen selbstschädigende Verhaltensweisen als Ritual in vielen traditionellen Gemeinschaften vor, v. a. bei religiösen Riten und verschiedenen anderen Stammesriten, in zivilisierten Kulturen nur noch in der Form verschiedener Schönheitspraktiken. Bei Patienten, die sich selbst verletzen, ist dagegen eine deutliche Pathologie erkennbar. Resch (1998) berichtete, dass von den Jugendlichen in der Kinder- und Jugendpsychiatrie Heidelberg, zumeist junge Mädchen, 19 % selbstverletzendes Verhalten zeigten und dass bei 65 % dieser Patientinnen Missbrauch, bei 42 % körperliche Misshandlung und bei 74 % Vernachlässigung vorlag. Selbstverletzendes Verhalten kam bei Psychosen, Drogenmissbrauch, Suzidversuchen, aber auch bei schweren Persönlichkeitsstörungen vor.

Eckhardt-Henn (1998) berichtet über eine Patientengruppe (überwiegend Frauen) an der Psychosomatischen Klinik in Mainz, die sich selbst in Form von offenen Selbstschädigungen (Schnittwunden, Verbrennungen, Verätzungen, Selbstentnahme von Blut) und heimlichen Selbstschädigungen verletzten, bei denen die Krankheitssymptome vorgetäuscht oder künstlich erzeugt werden, mit dem Ziel, eine Aufnahme in Krankenhäuser und insbesondere invasive therapeutische Eingriffe zu erreichen. Bei zwischen 55 und 80 % dieser Patienten lagen schwere körperliche und sexuelle Misshandlungen vor. Etwa 90 % der Patienten beschrieben, dass sie während der Selbstverletzung keinen Schmerz empfänden und dass dieser aber unmittelbar oder kurze Zeit danach wieder auftrete, was sie ausnahmslos als Entlastung erlebten. Diese Analgesie tritt häufig in Zusammenhang mit dissoziativen Zuständen auf, meist Depersonalisationszuständen, die als beängstigend und quälend empfunden wurden. Solche Zustände von innerer Leere, Abgestorbensein, starker innerer Spannung oder starker motorischer Unruhe können durch die Selbstverletzung besser als durch Alkohol oder Psychopharmaka vorübergehend reguliert und beendet werden. Aus der Traumaforschung weiß man, dass Traumaopfer bereits auf geringe Stressoren mit extremer Unter- oder Überregung reagieren.

Aus selbstpsychologischer Sicht wird angenommen, dass diese Patienten aufgrund ihrer spezifischen Biographie – mit Traumatisierungen und Störungen der frühen Mutter-Kind-Beziehung – unfähig sind, Triebimpulse oder Affekte sicher zu integrieren. Sie versuchen dagegen, diese als bedrohlich und überwältigend erlebten Reize durch selbstschädigendes Verhalten zu regulieren. Die Selbstverletzung, die man auch als einen missglückten Selbstheilungsversuch bezeichnen kann, dient dazu, sich der Selbstkontrolle zu versichern (»Mein Körper gehört mir«), sie dient der Spannungslinderung und Affektregulierung, der Kanalisierung narzisstischer Wut, der Selbsttröstung (der Körper als Objekt; Hirsch, 1989 a), der Selbststrukturierung (»Sie bringt Ordnung in das innere Chaos«), der Selbstvergewisserung und Beendigung einer Depersonalisation (»noch am Leben zu sein«) und ist damit eine identitätsstiftende Handlung. Der Selbstverletzung liegt also ein gesamtes Motivbündel zugrunde – die »Selbstverletzung hilft dem verletzten Selbst«, wie es Resch (1998, S. 71) formuliert hat.

Patienten mit heimlicher Selbstschädigung lassen ihren Körper gewissermaßen durch die Ärzte stimulieren und ihm Schmerz zufügen, wodurch der Körper in seinen inneren und äußeren Grenzen wieder besser erfassbar wird. Gleichzeitig wird durch die Bestrafung durch einen Dritten eine Entlastung von Schuldgefühlen und bedrohlichen Triebimpulsen erreicht. Bei der aktiven Selbstschädigung – wie etwa durch eine Selbstinjektion kontaminierter Lösungen oder die Einnahme pyrogener Substanzen – wird der Körper zu Reaktionen wie Entzündungen, Fieber und Abszessbildung veranlasst. Er wird durch diese Reaktionen, die ihm gewissermaßen als Objekt übertragen werden, wieder erfahrbar, wieder in seiner Begrenztheit und Ganzheit spürbar.

> So schreibt eine Patientin, die sich immer wieder mit Kot kontaminierte Lösungen und Fremdkörpermaterial in den Oberschenkel injiziert hat, so dass sie insgesamt zwanzigmal operiert wurde und nun von einem Bein nur noch ein 15 cm langer Oberschenkelstumpf übriggeblieben war: »Ich war dann beruhigt und beobachtete voller Spannung, wie das Bein rot und dick wurde. Wenn ich es berührte, spürte ich den Schmerz. Da war was los, da war Leben, und ich fühlte mich irgendwie entspannt. Ich habe dann wirklich gedacht, dass ich ein Abszess habe, dass ich krank bin und dass ich selbst damit gar nicht zu tun habe« (Eckhardt-Henn, 1998, S. 16).

Es kommt bei solchen Patienten zu einer Art psychischen Abspaltung des Körpers oder einzelner Körperteile vom übrigen Selbst. Sowohl bei der offenen wie auch bei der heimlichen Selbstschädigung überwiegen die Frauen mit einem Anteil von rund 80 %. Die Hypothese hierzu ist die, dass – im Vergleich zu Männern bzw. Jungen – eine deutlich größere Zahl von Frauen oder Mädchen von sexuellem Missbrauch betroffen ist und dass sie möglicherweise auch andere Verarbeitungsmechanismen haben. Fast alle Patientinnen, die Eckhardt-Henn behandelt hat, litten an einer ausgeprägten Störung ihrer weiblichen Identität und ihres Körperbildes sowie des Körpererlebens. Die ersten Selbstschädigungen begannen meistens mit dem Eintritt der Pubertät, d. h. mit dem Erwachen sexueller Erregung und der Veränderung vom Mädchenkörper zum weiblichen Körper. In dieser Zeit wurden auch die schuldhaften ödipalen Konflikte aktiviert, die bei Missbrauchspatienten bzw. -patientinnen eine viel virulentere Qualität haben. Der Körper wird von diesen Patientinnen als etwas Fremdes, Angsteinflößendes erlebt, was nicht zu ihnen gehört. Es kommt zu regelrechten Hasstiraden auf den Körper und alles Weibliche daran (»Er ist ekelhaft, hässlich, schmutzig. Es macht nichts, wenn er verstümmelt wird«; S. 18).

Therapeutisch ist selbstverletzendes Verhalten als zugleich aggressiver wie fürsorglicher Akt ein Paradoxon und setzt uns Therapeuten einem Wechselbad von Gefühlen wie Unverständnis, Sorge, Entsetzen, Abscheu und ohnmächtige Wut aus. Intensive Gegenübertragungsgefühle schwanken entsprechend zwischen Hilflosigkeit, Ohnmacht, Resignation auf der einen und aktiven Impulsen – bis hin zu Verstoßungsimpulsen – auf der anderen Seite.

Der Versuch, durch die Selbstschädigung die Kontrolle über den Körper wieder zurückzugewinnen, d. h. die bedrohliche Passivität in Aktivität zu verwandeln, spielt dabei eine zentrale Rolle. Mit dem Angriff auf den Körper wird natürlich auch das Täter-Introjekt angegriffen. Für viele Patienten war Schmerz eng mit sexueller Erregung verbunden. Das wird bei selbstschädigenden Patientinnen nicht gleich deutlich. Mit der masochistischen Unterwerfung und der Selbstschädigung ist immer auch ein Allmachtsgefühl verbunden. Diese Allmachtsphantasie wird bei selbstschädigenden Patienten in der scheinbaren Gleichgültigkeit dem eigenen Körper und den eigenen Schmerzen gegenüber deutlich.

Für viele Patienten mit schweren Formen der Selbstschädigung wird die Krankheit zu einer Art »way of life«. Die Gefahr der körperlichen Zerstörung, die eines möglichen Todes, wird völlig verleugnet, ähnlich wie man es z. B. bei anorektischen Patientinnen beobachten kann. Die Patienten haben enorme Angst, ihr Symptom zu verlieren, als ob sie ein Stück ihres Selbst verlören, für das es keinen Ersatz gibt. Die verschiedenen Funktionen, die die Selbstverletzung erfüllt, fallen dann weg, wenn das Symptom wegfällt, was natürlich Angst auslöst. Für lange Zeit ist die Selbstschädigung für diese Patienten die einzige Möglichkeit, ihr psychisches Gleichgewicht einigermaßen zu erreichen oder zurückzugewinnen. Daher wird der Therapeut, der verlangt, dass die Selbstverletzung aufgegeben wird, als bedrohliches, eindringendes und kontrollierendes Objekt erlebt. Gleichzeitig ist auch die Angst groß, durch das Aufgeben der Selbstverletzung den Therapeuten zu verlieren.

Identität und Intersexualität

Der Begriff der Intersexualität – d. h. wenn bei einer Person geschlechtstypische Merkmale entweder fehlen (z. B. Fehlen der Vagina), zu stark ausgeprägt sind (z. B. Klitorishypertrophie) oder wenn bei ihr Merkmale beider Geschlechter gleichzeitig vorkommen (äußere weibliche Geschlechtsmerkmale bei männlichen Keimdrüsen) – hat in der Wissenschaft den früheren Begriff des Hermaphroditismus abgelöst. Seit 2005 wird auch der Begriff »disorder of sex development« (DSD) gebraucht (Richter-Appelt & Schweizer, 2010). Hierunter fallen bei einer insgesamt sehr geringen Prävalenz von 1,7 % eine Vielzahl von Diagnosen mit sehr unterschiedlichen Ursachen, Erscheinungsbildern und Entwicklungsverläufen. Oftmals wird das nicht eindeutige Genitale gleich nach der Geburt festgestellt, in seltenen Fällen erst im Laufe der Kindheit oder Pubertät, z. B. weil die Menstruation ausbleibt. Bis zum Ende des letzten Jahrhunderts war es gängige Praxis, Menschen mit uneindeutigem Genitalbefund möglichst frühzeitig zu operieren. In den letzten Jahren ist aber durch verstärkte Forschung deutlich geworden, dass viele Patienten die frühe Operation und Geschlechtszuweisung als etwas Fremdbestimmtes erlebt haben. Richter-Appelt & Schweizer (2010) plädieren daher für das Aufschieben von Operationen bis zu einem einwilligungsfähigen Alter. Nach der Operation sind das sexuelle Erleben und die Qualität von sexuellen Beziehungen oftmals nicht, wie erwartet, besser geworden.

Die Lebensqualität dieser Patienten ist bereits in der Kindheit sehr stark beeinträchtigt: 39 % aller Kinder mit DSD weisen Störungen im Sinne des DSM-IV auf. Bei erwachsenen Patienten wurden gehäuft selbstverletzendes Verhalten und suizidale Tendenzen gefunden, und zwar in vergleichbarem Ausmaß, wie man sie bei traumatisierten Frauen nach körperlicher oder sexueller Misshandlung gefunden hat (Schützmann et al., 2009). Die Patienten berichten häufig, dass sie niemanden hatten, mit dem sie über ihre Fragen und Unklarheiten reden konnten, erlebten ihre Eltern als wenig unterstützend und irritiert (Richter-Appelt et al., 2005, 2006) und konnten sich selten an geschlechtstypisches Spiel in der Kindheit erinnern. Aus ihren Erfahrungen in diversen Forschungsprojekten und ihrer Spezialambulanz raten Richter-Appelt und Schweizer (2010, S. 40), das Problem des nicht eindeutigen Geschlechts mit den Patienten bzw. gegebenenfalls den Eltern offen anzusprechen und es nicht als einen Defekt anzusehen, der möglichst schnell operiert werden müsse: »In der Therapie sollte es vor allem darum gehen, mit den Personen mit Intersexualität daran zu arbeiten, ihre Andersartigkeit nicht nur zu akzeptieren, sondern sogar als etwas Besonders anzusehen. In diesem Zusammenhang ist es auch wichtig, körperliche Besonderheiten zu benennen und nicht aus Angst, die Patienten weiter zu verunsichern, darüber hinwegzugehen. Patienten mit Intersexualität berichteten wiederholt, dass sie unter keinen Umständen während ihrer Kindheit jemandem erzählen sollten, dass sie körperlich anders seien.« (Ebd.)

Unter der Perspektive der Identitätsentwicklung und Stabilisierung holt der Therapeut etwas nach, was die Eltern während der Kindheit aus Angst und Irritation versäumt haben.

Diagnostische Hilfen: Differenzierung zwischen Identitätskrise, Identitätsdiffusion und Identitätskonflikt

Erst in der Adoleszenz wird die Kohärenz des Selbst über Zeiten und Situationen hinweg verstärkt erarbeitet. Ein Gefühl für die Wandelbarkeit der Identität in Abhängigkeit von Beziehungen, aber zugleich auch des Sich-treu-Bleibens tritt immer deutlicher in den Vordergrund, wie auch die Sicht anderer auf das Selbst immer stärker in die Identität aufgenommen werden kann. Gleichzeitig kommt es zu einer Überprüfung früherer Identifizierungen und einer Erweiterung der Identität durch neue Beziehungserfahrungen, was besonders in Bezug auf Partnerschaften deutlich wurde. Es wurde des Weiteren herausgearbeitet, dass eine Identitätskrise im Sinne Eriksons heute durch die Verlängerung der Adoleszenz eher im jungen Erwachsenalter stattfindet. In diesem Abschnitt von Kapitel 7 geht es um diagnostische Hilfen, die im therapeutischen Kontext von Bedeutung sind, nämlich die Differenzierung zwischen Identitätskrise, Identitätsdiffusion und Identitätskonflikt.

Differenzierung zwischen Identitätskrise und Identitätsdiffusion

Das DSM-IV schließt Identitätsstörungen als eine der Komponenten der Borderline-Persönlichkeitsstörung (BPS) ein. Wir haben in den vorangegangenen Kapiteln erfahren, dass die Identität viele Komponenten enthält – u. a. die Geschlechtsidentität, die ethnische Identität, die zeitliche Kontinuität des Selbsterlebens, die realistische Wahrnehmung des Selbst über Raum und Zeit hinweg und in unterschiedlichen sozialen Bezügen. Bei den meisten Menschen gibt es einen kontinuierlichen Prozess der Integration dieser Komponenten, bei dem trotz des Experimentierens mit verschiedenen Rollen die Kontinuität des Selbst und die Wahrnehmung von anderen über die Zeit und in verschiedenen Situationen erhalten bleiben.

Im klinischen Kontext sind eher pathologische Entwicklungen zu beobachten. Unter der Identitätsdiffusion, die bei der BPS auftreten kann, versteht man – im Gegensatz zum eben beschriebenen kontinuierlichen Integrationsprozess – ein »Fehlen eines integrierten Konzepts des Selbst und der wichtigsten Bezugspersonen; es ist sichtbar in unreflektierten, chaotischen Beschreibungen des Patienten von sich und anderen und zeigt sich in einer Unfähigkeit, diese Widersprüche zu integrieren oder überhaupt wahrzunehmen« (Clarkin et al., 2006, S. 6). Paulina Kernberg hat zwischen Identitätskrisen, die in der normalen Entwicklung von Jugendlichen auftreten können, und der Identitätsdiffusion unterschieden (Kernberg et al., 2001) und diagnostische Kriterien herausgearbeitet, auf die man im diagnostischen Interview achten soll. Ihre Definition der Identitätsdiffusion entspricht Otto Kernbergs (1977) Konzeptualisierung der Identitätsdiffusion bei Erwachsenen und enthält folgende Merkmale:

- Verlust der Fähigkeit, sich selbst zu definieren, chaotische Selbstbeschreibungen;
- Beschreibung von anderen in widersprüchlicher, rigider oder klischeehafter Form;
- fehlende Integration des Konzepts von sich und bedeutsamen anderen, instabile Selbst- und Objektrepräsentationen;
- Verlust von Perspektiven *(self across time)* und schmerzhaftes Gefühl von Inkohärenz im Hinblick auf Zeit und Situationen;
- Defizite in der Autonomieentwicklung, mangelhafte Lösung des Separations-/ Individuationskonflikts;
- Schwierigkeiten, sich für andere, für die Arbeit, für Werte zu engagieren;
- nicht integriertes Überich;
- Pseudounterwürfigkeit oder Pseudoaufsässigkeit, Überidentifikation mit Gruppen oder Rollen.

Das diagnostische psychiatrische Interview, das Elemente des strukturellen Interviews von Otto Kernberg aufnimmt, fokussiert auf die Differentialdiagnose zwischen Identitätskrise und Identitätsdiffusion und wurde in Deutschland von der Arbeitsgruppe um Susanne Schlüter-Müller und Klaus Schmeck erarbeitet (Foelsch et al., 2010).

Zunächst werden die jugendlichen Patienten aufgefordert, sich selbst zu beschreiben, damit man ein Bild von ihrer Selbstwahrnehmung bekommt. Dann sollen sie wichtige Personen, z. B. Freunde, beschreiben. Die Antworten bezüglich der Beschreibung des Selbst und der anderen werden miteinander verglichen (wie vollständig sind die Beschreibungen, wie schwer fiel es den Jugendlichen zu antworten, wie gut ist die Differenzierung zwischen Selbst und anderen gelungen). Inhaltlich wird darauf geachtet, ob Kategorien des Geschlechts, der ethnischen Identität, der sozialen Zuordnung, der Körperwahrnehmung vorkommen, ob eine zeitliche Kontinuität des Selbst (Vorstellungen über die Gegenwart, die Vergangenheit und Zukunft) vorliegen, ob positive und negative Aspekte von Selbst und anderen integriert wurden und ob ein Gewissen, d. h. ein Gefühl für richtig und falsch, vorhanden ist. Je weniger Komponenten von Identität vorhanden sind, je weniger integriert und je weniger zwischen sich und anderen differenziert wird, desto ausgeprägter ist die Identitätsdiffusion.

Foelsch und Mitarbeiter (2010) schildern das Interview mit der 16-jährigen Maria, die wegen Ladendiebstählen, Fressattacken und Selbstmedikation mit

Schlafmitteln sowie selbstverletztendem Verhalten in die Therapie kam. Im diagnostischen Interview, das der Differenzierung zwischen Identitätskrise und Identitätsdiffusion dient, war Folgendes auffällig:

Bei ihren Selbstbeschreibungen fehlte durchgängig das Wort »ich« (vgl. dazu auch die Bemerkungen zu Sofia Tolstaja in Kap. 5, S. 113). Marias Selbstbeschreibungen enthielten nur wenige Merkmale – so waren der Körper und der Bezug zu wichtigen anderen ausgelassen worden – und es erfolgte keinerlei Bezugnahme auf Vergangenheit oder Zukunft. Bei der Beschreibung einer Freundin wurde diese für die Therapeutin nicht wirklich anschaulich, die beschriebene Freundin war eher eine Kopie, dürftig dargestellt wie die Patientin in ihrer Selbstbeschreibung. Ähnlichkeiten und Unterschiede zwischen sich und anderen Freunden konnte Maria nicht formulieren, wie es ihr auch schwerfiel, negative und positive Eigenschaften von sich und den Freunden zu sehen. Im Hinblick auf romantische Beziehungen, die eigentlich in ihrem Alter häufig zu sein pflegen, hatte sie keine Vorstellungen; sie mochte Tiere mehr als Menschen.

Der Identitätskonflikt im Sinne von OPD-KJ und OPD-E

Weitere diagnostische Hilfen bieten OPD-KJ und OPD-E. Zwei Arbeitsgruppen haben in den letzten Jahren ein diagnostisches Manual für Kinder, Jugendliche und eines für Erwachsene entwickelt, das einen psychodynamischen Ansatz in der Diagnostik vertritt, dennoch auf eine gute Operationalisierbarkeit achtet. Zu den Achsen, die im Laufe des diagnostischen Prozesses eingeschätzt werden, gehört die Konfliktachse; weitere Achsen betreffen die Beziehung, die Struktur und das Krankheitserleben. Die Konfliktachse ermöglicht die Einstufung eines Identitätskonflikts, dessen Operationalisierung für Kinder und Jugendliche bzw. Erwachsene leicht unterschiedlich ausfällt.

Generell werden Konflikte im diagnostischen Erstgespräch bei erwachsenen Patienten durch ein oder mehrere Interviews und bei Kindern bzw. Jugendlichen durch die Integration von Informationen aus dem Interview mit dem Kind bzw. dem Jugendlichen, aus einer standardisierten Spielbeobachtung und dem Elterngespräch erhoben. Konflikte werden in beiden Manualen als zeitlich überdauernd, intrapsychisch, entwicklungshemmend und beziehungsbeeinträchtigend beschrieben und können durch einen aktiven oder passiven Modus bewältigt werden. Diese Konflikte können sich in verschiedenen Lebensbereichen äußern, z. B. bei der OPD-KJ in Lebensbereichen wie Familie, Freunde und Schule, wobei ein pervasives, durchgängiges Vorhandensein in allen drei Lebensbereichen auf eine besonders schwerwiegende Störung hinweist.

Unter den sieben Konfliktthemen der OPD-KJ gibt es zwei, die für unser Thema der Identität besonders relevant sind und auch leicht miteinander verwechselt werden, dennoch sehr verschieden sind, nämlich die Selbstwertkonflikte und die Identitätskonflikte (Arbeitskreis OPD-KJ, 2007). Einen *Selbstwertkonflikt* diagnostiziert man nur dann, wenn die Regulierung des Selbstwertes im Vordergrund des Lebens von Kindern und Jugendlichen steht und wenn dieser Konflikt alle anderen Konflikte überragt. Diese Einschränkung hängt damit zusammen, dass psychisch kranke Kinder und Jugendliche ohnehin in der Regel einen geringen Selbstwert haben, deswegen muss jedoch kein Selbstwertkonflikt vorliegen. Im aktiven Modus bemerken wir eine grandiose Selbstüberschätzung, im passiven Modus den Einbruch des Selbstwerts und die Befürchtung, bloßgestellt zu werden.

Der für uns in diesem Kontext relevantere Konflikt ist der *Identitätskonflikt*. Einen Identitätskonflikt kann man nur dann diagnostizieren, wenn die Identitätsfindung und -sicherung lebensbestimmend sind. Er wird nicht zu den normalen Umstrukturierungen der Identität im Jugendalter gezählt. Im aktiven Modus würde sichtbar, dass der Betreffende von verschiedenen Personen unkritisch Identitäten übernimmt, d. h. wechselnde Identifizierungen vorliegen; der Patient ändert sich wie ein Chamäleon. In der Gegenübertragung würden sich oft Sorgen und Befremden einstellen, weil man sich nicht sicher ist, auf welcher Ebene man den Patienten annehmen soll. Im passiven Modus finden wir eher eine Orientierungs- und Ratlosigkeit und in der Gegenübertragung ein Gefühl von Angestrengtsein.

Es ist wichtig zu erwähnen, dass die Ausprägung des Identitätskonflikts – wie auch der anderen Konflikte – nach den Altersstufen 1 (2–5 Jahre), 2 (6–12 Jahre) und 3 (13–18 Jahre) differenziert werden kann, was sinnvoll ist, da wir viele entwicklungsbedingte Veränderungen haben. Es wird davon ausgegangen, dass Konflikte in Altersstufe 2 sicher diagnostizierbar sind, weil jetzt die strukturellen Voraussetzungen vorliegen. Im passiven Modus, so ist dem Manual zu entnehmen, vermeiden Kinder, bei denen der Konflikt deutlich ausgeprägt ist, Kontakt zu rollensicheren und dominanten Kindern, da sonst der eigene Identitätsmangel bewusst wird. Sie wenden sich an Erwachsene mit dem Wunsch nach Bestätigung, erscheinen jedoch als unbeständig und leblos. Es fällt ihnen schwer, einen eigenen Standpunkt anzunehmen und ihre Meinung in Diskussionen zu äußern. In der Altersstufe 3, 13 Jahre und älter, ist auffällig, dass sich die Jugendlichen innerhalb der Familie zurückziehen und dass ihr Verhalten generell scheu und unsicher ist. Sie verstehen sich selber nicht und fühlen sich auch nicht verstanden. Ihre Fähigkeit zur Exploration in Beziehungssituationen ist sehr eingeschränkt, sie vermeiden Beziehungen zu Freunden und Partnern und auch sexuelle Beziehungen. Fragen zur Lebensperspektive oder Berufswahl können sie in der Regel nicht beantworten.

Im aktiven Modus sieht man in der Altersstufe 2, dass solche Kinder aktiv eine Familiengeschichte konstruieren, oft ist es eine fiktive und idealisierte Familiengeschichte. Diese Kinder können die realen Eltern abweisen und sich an einen außerfamiliären Erwachsenen binden. Gruppenzugehörigkeit wird von ihnen intensiv gesucht und gepflegt, beispielsweise Pfadfinder, Sportverein u. Ä. Dem schulischen Bereich kommt eine unangemessen stark identitätsstiftende Rolle zu, da Lernen und Leistung ihnen ein befriedigendes Selbstgefühl vermitteln. Meinungsbildende Fächer wie Religion, Geschichte, Sachkunde sind bei ihnen sehr beliebt. In der Altersstufe 3 liegt der Schwerpunkt der Störung im Familienbereich. Die Familie wird oft idealisiert dargestellt. Die Patienten zeigen ein ausgeprägtes Interesse für Biographien und Utopien, welche konkrete lebensgeschichtliche Perspektiven ersetzen. In der Beziehung zu Gleichaltrigen sind sie rastlos und ungeduldig; die Beziehungen sind dadurch motiviert, dass der Jugendliche ständig nach neuen Identifizierungen sucht. Das kann auch zu starken äußeren Veränderungen führen (Chamäleon). Sexuelle Beziehungen, auch sexuell abweichende Beziehungen, werden im Sinne der Identitätssuche eingegangen. Der Schule und der Arbeitswelt kommt eine unangemessen starke identitätsstiftende Rolle zu (»immer im Dienst«), das Engagement für Austauschprogramme (etwa Schüleraustausch) kann ebenfalls übertrieben stark sein, mit dem Versuch, sich selbst in der Fremde zu finden.

In der OPD 2 für Erwachsene (Arbeitskreis OPD, 2006) bezieht sich der 7. Konflikt auf den *Identitätskonflikt (Identitätsdissonanz).* Die Autoren beschreiben, dass eine gelungene Identitätsbildung zu Kontinuität und Kohäsion sowie zu einem Gefühl des Wohlbefindens und der Sicherheit führt. Konflikte hängen dagegen mit widersprüchlichen Selbstrepräsentanzen zusammen und gehen mit Unsicherheits- und Unlustgefühlen einher. Die hier dargestellte konflikthafte Dissonanz der Selbstbereiche muss von der Identitätsdiffusion streng abgegrenzt werde, Letztere wird als strukturelles Problem in der OPD-Achse »Struktur« erfasst und abgebildet. Häufig beziehen sich Identitätskonflikte auf Dissonanzen, die vorbewusst oder unbewusst sind, in jedem Fall handelt es sich um einen inneren Konflikt. Wichtig ist, dass sich ein Identitätskonflikt nur bilden kann, wenn hinreichend intakte Ich-

Funktionen vorliegen. Die Identitätsbildung wird als lebenslanger Prozess verstanden; auf jeder Entwicklungsstufe zeigt sich Identität in einem eigenen subjektiven Identitäts- und Kontinuitätsgefühl. Die Identitätsbildung ist immer mit der Beziehung zu unterschiedlichen Objekten verbunden. Das bedeutet auch, dass es verschiedene Identitäten gibt, die im konfliktfreien Fall als kohärent integriert werden können, wie z. B. die Identität als Vater und eine religiöse Identität.

Identitätskonflikte entstehen also durch die mangelnde Integration von Identitätsaspekten aus den Bereichen Körper, Geschlechts- und Familienidentität, ethnische, religiöse und berufliche Identität. Hinzu kommen aber auch andere Konflikte wie etwa der (bei Frauen) zwischen *»männlich« erfolgreich sein* und *weiblich bleiben* oder ein Konflikt zwischen einem sozialen Aufstieg mit der Übernahme von Identität, die im Widerstreit mit der sozialen Herkunft steht. Weitere Identitätskonflikte beziehen sich auf verschiedene Körperbildidentitäten oder die Integration eines behinderten Körpers in das Körperbild, aber auch den Zustand nach Operationen, z. B. Brustamputationen.

Im passiven Modus besteht ein Gefühl des immer wiederkehrenden Identitätsmangels (»Wer bin ich eigentlich? Wo gehöre ich hin?«). Als Bewältigungsstrategien überwiegen Bagatellisierung, Rationalisierung, bis hin zur Verleugnung von Identitätsdissonanzen, was dem einschätzenden Therapeuten im Extremfall als Gefühl eines völligen Identitätsmangels erscheint. Die Familie erscheint als farblos oder sichtlich gebrochen, so dass in Bezug auf die Herkunft kaum eine Identität aufgebaut werden kann. Es gibt keine tragenden Angebote, mit denen eine Identifizierung akzeptabel gewesen wäre. Partnerschaften mit Personen werden gemieden, die aufgrund ihrer klaren Eigenschaften dem Partner beim Aufbau der Identität Unterstützung geben können. Gerät man dennoch an einen identitätsstabilen Partner, so ordnet man sich in seiner eigenen Identität oft bedingungslos der des anderen unter. Zum Erfolg in Berufs- und Arbeitswelt fehlt die innere Konstanz und Rollensicherheit. Solche Patienten wirken manchmal in ihren professionellen Rollen unecht (»der hat sich als Arzt verkleidet«) oder unbeständig.

Im aktiven Modus zeigt sich bei diesen Menschen eine generelle Tendenz, die Unsicherheit in der eigenen Identität zu überspielen. Das kann aktiv geschehen durch die Konstruktion eines Familienromans, einer phantasierten Abstammung oder einer geliehenen Identität. Das vorherrschende Grundgefühl ist die Befürchtung und Angst, das eigene Identitätssystem könnte durch Widersprüche gefährdet werden. In der Herkunftsfamilie werden Widersprüche überspielt, Idealisierung und Fiktion sind häufig. So wird etwa der wirtschaftliche Niedergang durch eine

Verschwörungstheorie erklärt oder durch den besonderen Edelmut des Vaters (»zu gut für diese Welt«). Es werden Beziehungen zu Partnern gesucht, die – anders als beim passiven Modus – aufgrund ihrer Eigenschaften den Patienten Identität und Unterstützung geben können. Dies kann zu stabilen Lösungen führen. Die forcierte Übernahme einer neuen Familienidentität kann aber auch zu zu viel Anpassung führen (»Neureicher«). Die Arbeitswelt hat eine unangemessen starke identitätsstiftende Funktion, dadurch erscheinen Arbeits- und Leistungsverhalten unflexibel und die Arbeitswelt überwertig (»Workaholic«).

Veränderungen in der Behandlungstechnik, die für die Identitätsentwicklung und Identitätsprobleme relevant sind

Die in diesem Buch geschilderten Veränderungen in der Identitätsentwicklung und die sich daraus ergebenden Identitätsprobleme haben Konsequenzen für die Therapie, was sich vor allem daran festmachen lässt, dass sich die Bedeutung des Rahmens ändert, zudem in veränderten Gewichtungen der Interventionsformen, speziell dem Deuten, und in der großen Bedeutung von strukturgebender Interventionen. Von besonderer Bedeutung ist auch der Umgang mit Abstinenz bzw. analytischer Neutralität. Da die Identitätsentwicklung ein lebenslanger Prozess ist und wir zunehmend zu einer multikulturellen Gesellschaft geworden sind, müssen auch diese Veränderungen ihren Niederschlag in der Behandlungstechnik finden.

Der Rahmen: Nötiger denn je!

Der Therapierahmen hat stabilisierende Funktion und ist in einer Zeit, wo alles im Fluss ist, wo Lebensphasen in Bewegung geraten sind, d. h. unklare Zeitbegrenzungen haben und Generationen unklar voneinander abgetrennt sind (vgl. Kap. 2, S. 29), nötiger denn je. Im Gegensatz zu den Merkmalen von Internetbeziehungen, auf deren Gefahren – die Auflösung von Zeitgrenzen, das Nicht-warten-Können und die akzelerierte Intimität (vgl. Kap. 5, S. 129) – bereits hingewiesen wurde, stellt der Rahmen in der Therapie eine klare, teilweise auch flexible äußere Grenze dar, in der Beginn und Ende der Stunden, Dauer der Therapie, Urlaubs- und Ferienreglung, Ausfallsregelung bei nicht rechtzeitig abgesagten Stunden festgelegt werden. Auch die Rollen sind klar verteilt: So wird erwartet, dass der Patient etwas Persönliches von sich mitteilt, während der Therapeut dies in der Regel nicht tut.

Ebenso wird erwartet, dass der Patient über seine Probleme spricht, aber auch nonverbale Äußerungsformen wie Schweigen und Körpersprache, Spielen und Malen vermitteln Botschaften, die gemeinsam entschlüsselt werden können. Die klare Grenzsetzung durch den Rahmen wird von Zwiebel (2003) als Voraussetzung für die Regression angesehen. Wie Diana Pflichthofer (2011) mit Verweis auf ein Zitat von Ortega y Gasset schreibt, hat ein guter Rahmen die Tendenz, sich unsichtbar zu machen, sich nicht in den Vordergrund zu drängen und das Bild dennoch zur Geltung zu bringen.

Der psychoanalytische Rahmen ist nicht einfach etwas, was zur Verfügung steht, er muss vielmehr geschaffen und immer wieder erneuert werden. Dabei ist er kein »Gesetz« im Sinne von Trimborn (1994), das man sklavisch befolgen muss, sondern eine flexible Grenze, auf die man sich mit dem Patienten immer wieder verständigen muss. Dies ist besonders deutlich in der Jugendlichentherapie (Seiffge-Krenke, 2010b), wo Attacken auf den Rahmen sehr häufig sind und in der Form von Zuspätkommen, Ausfall von Stunden, der Nicht-Einhaltung der Ausfallregelung und in der Einladung zu Aktivitäten, die als Verletzung der therapeutischen Neutralität und Abstinenz (»Kommen Sie zu meinem Schulfest?«) gelten, vorkommen können. Man sollte sich die kommunikative Funktion der Attacken auf den Rahmen verdeutlichen: Hat der Jugendliche Strukturdefizite, narzisstische Probleme, oder handelt es sich bei seinem Verhalten nur um ein typisches Adoleszenzkolorit? Die Erwartung an eine kontinuierliche Mitarbeit von Eltern im Rahmen der Elternarbeit bei der Psychotherapie von Kindern und Jugendlichen kann enttäuscht werden – dies zeigt, dass die Attacken gegen den Rahmen auch aus der Perspektive der Eltern vorgenommen werden können. Attacken auf den Rahmen sind daher Hinweise sowohl auf die Behandlungsmotivation des Patienten als auch auf die seiner Eltern und können mit einem Austesten der Zuverlässigkeit, Grenzfestigkeit und Unzerstörbarkeit des Therapeuten in Zusammenhang gebracht werden. Sie sind schließlich Hinweise auf Widerstand und Übertragungswiderstand insbesondere bei der Behandlung von Kindern und Jugendlichen, verweisen aber durchaus auch auf die Autonomie der Patienten.

Der Rahmen ist heutzutage wichtiger denn je. Veränderungen sind möglich und wahrscheinlich, müssen aber vorher reflektiert werden. Hübner (2009) spricht von notwendigen Regelverletzungen. Dabei kann es um Veränderungen wie zusätzliche Stunden gehen, wenn es dem Patienten schlechter geht, aber auch um eine kultursensible Adaptation, weil es für Patienten aus einem anderen kulturellen Kontext ungewohnt ist, in so schneller Folge relativ intime Dinge mitzuteilen und einen exakten zeitlichen Rahmen dabei einzuhalten. Solche Veränderungen sind konstitutiv für die gegenwärtige Praxis; die Veränderungen sind gleichwohl, wie Hübner betont, vom Therapeuten zu verantworten.

Abstinenz und analytische Neutralität: Patienten wollen ein Stück Identität von uns

Die Frage des Rahmens und von Rahmenverletzungen berührt auch Fragen der Abstinenz und analytischen Neutralität. Schon früher war das Abstinenzgebot von Freud umstritten (vgl. seine Auseinandersetzung mit Ferenczi). Die Einhaltung des Abstinenzgebots wurde als eines der »Essentials« der Psychoanalyse gehandelt. Verstöße dagegen hatten, wie bei Ferenczi, den Ausschluss aus der analytischen Gemeinschaft und das Abstreiten einer analytischen Identität zur Folge. Dabei wurde häufig übersehen (vgl. Körner & Rosin, 1985), dass das Abstinenzgebot nicht nur dem Schutz des Analytikers vor der Affektintensität, den Triebbedürfnissen und Wünschen des Patienten dient, sondern auch dem Schutz des Therapeuten vor seinen eigenen Triebbedürfnissen. Etwas allgemeiner formuliert: Auch Therapeuten sollten Patienten nicht zur Stabilisierung ihres Selbst benutzen und nicht zur Befriedigung ihrer eigenen Beziehungswünsche gebrauchen (Körner, 2000). Heute geht man eher dazu über, von einer inneren Neutralität zu sprechen (Seiffge-Krenke, 2010 b), von einer Haltung, die dem Patienten genug Raum für seine Identitätsexploration gibt, wo er sein wahres Selbst entdecken kann, ohne sich zugleich zu sehr dem Therapeuten anzupassen (vgl. dazu die Ausführungen von Erdély zum enteigneten Selbst in Kap. 4).

Wir müssen uns aber auch vergegenwärtigen, dass die psychoanalytische Beziehung für einen nicht unerheblichen Teil unserer Patienten die erste stabile Beziehung ist und dass der Patient auch ein reales Objekt vorfinden muss. Nach Moser (2001) ist es sogar die reale Beziehung, die die analytische Arbeit bei Patienten mit frühen Störungen, mit Strukturdefiziten, die psychische Repräsentationen nur unzureichend ausgebildet haben, trägt und möglich macht. Dabei kann ein zu sehr als Gesetz verstandener Rahmen verhindern, dass man echtes Mitgefühl zeigt. Neutralität darf nicht als Gleichgültigkeit verstanden werden, denn gerade Patienten wollen wissen, ob sie uns wirklich berühren.

Nach Pflichthofer (2011) kommt ein erheblicher Teil der Veränderungen in Therapien dadurch zustande, dass die Patienten uns besetzen und sich (auch) uns zuliebe verändern. Wir haben an verschiedenen Stellen in diesem Buch deutlich gemacht, dass für die Identitätsentwicklung ein »Du« notwendig ist, das man sich manchmal selbst erschafft. Der therapeutische Kontext ist mit seiner Zurückhaltung, wie sie die analytische Therapie bzw. die Psychoanalyse bietet, ein ideales Medium der Identitätsexploration und Veränderung im Beziehungskontext. Wenn man Berichte über Analysen liest (z. B. *Lehrjahre auf der Couch* von Tilmann Moser oder *Blumen auf Granit* von Dörte von Drigalski), ist eindrucksvoll, wie viel Identität die Patienten von uns Therapeuten übernehmen, obgleich – oder gerade weil – wir so abstinent sind. Es kommt nicht selten vor, dass Patienten sich den gleichen Wagen, die gleichen Möbel kaufen, den gleichen Haarschnitt tragen und man erst durch eine Deutung auf den unbewussten Teil dieser Identifizierung hinweisen muss, den die Patienten so gar nicht bemerkt zu haben schienen.

> Ich hatte eine Patientin, die die Analyse mit langen Haaren und weiten Röcken begann und dann aber in äußerst kurzer Zeit in eine positive Übertragung zu mir geriet, in deren Verlauf sie sich die taillenlangen Haare abschneiden ließ, Hosen trug und dabei war, ihren Beruf der Krankenschwester durch ein Studium zu ersetzen, das meiner Ausbildung sehr nahe war. Diese rasche Annäherung an mich war irritierend und schien mir ein Stück weit darüber hinauszugehen, was als »analytische Flitterwochen« zu erwarten gewesen wäre. Die Patientin füllte die folgenden Stunden mit dramatischen Erzählungen ihrer Familiengeschichte, in der insbesondere ihre Mutter als aggressiv, als körperlich eindringend und als die Individualität der Tochter beschneidend geschildert wurde. So hatte die Patientin keine Möglichkeit, etwas Privates für sich zu behalten. Was ihr wichtig war, ihre kleinen Geheimnisse, bewahrte sie in einer Schublade auf – aber der Schlüssel schützte nur vor den Schwestern, nicht vor der Mutter. Als sie dann nach einiger Zeit nach der Stunde mein Türschild umdrehte (»Kein Eintritt«) und ich mich in ihrem langen Schal bei der Verabschiedung verhedderte, wurde mir klar, wie sehr wir miteinander verwickelt waren. Dies enthielt zwar auch Aspekte von Rivalität (»Ich habe mich im Bett der Mutter breitgemacht – das kann Konkurrenz bedeuten«), aber noch deutlicher war, wie sehr die Patientin ein Stück Identität von mir wollte, was sie selber so formulierte: »Meine Mutter ist schlecht, Sie sind gut und ich will auch gut werden!«

Helfen und analysieren, oder: Eine hinreichend gute Beelterung reicht!

Eng verbunden mit der Frage der inneren Neutralität und der realen Person des Therapeuten ist die Frage nach dem ausreichenden Maß an Unterstützung. Wir haben in Kapitel 4 erfahren, dass Separationsängste der Eltern, vor allem aber eine unangemessen lange Unterstützung während der Jugendzeit und jungen Erwachsenenzeit ihre Kinder dazu führt, dass diese die Entwicklungsaufgaben des jungen Erwachsenenalters verzögert in Angriff nehmen. Insbesondere ist die Verzögerung bei Identitätsaspekten auffällig, die sich auf Partnerschaften beziehen.

Es ist also wichtig, über das ausreichende Maß an supportiven Techniken nachzudenken. Auch wenn strukturstützende Maßnahmen bei vielen Patienten notwendig sind, etwa um dissonante Selbstaspekte zu integrieren oder eine ausreichende Selbst-Objektdifferenzierung zu erreichen, gibt es doch eine klare Grenze, die sich mit der Abwandlung des Winnicottschen Zitats von der »hinreichend guten Bemutterung« beschreiben lässt. Wie in dem in Kapitel 4 beschrieben Fall von Daniel ist manchmal mit dem Ende der Therapie aus Sicht des Therapeuten noch kein ausreichender Entwicklungsgewinn erreicht, der Patient hätte nach unserer Meinung noch eine längere Therapie nötig, um das Neugelernte zu stabilisieren. Dennoch kann es wichtig sein, loszulassen und auf die Kompetenz des Patienten zu vertrauen – eine wichtige korrigierende elterliche Erfahrung auch für Patienten.

In der Psychoanalyse wurde immer klar zwischen *analysieren* und *helfen* getrennt: »Eine Unterstützung durch den Analytiker steht nicht in Konkurrenz zu seinem Bemühen, die unbewusste innere Welt des Patienten zu verstehen. Der Patient braucht diese Unterstützung, weil sie das Fundament legt, das beide brauchen, um als Analytiker und Patient arbeiten zu können« (Hübner, 2011, S. 120).

Wenn Therapeuten Patienten unterstützen, kann diese Erfahrung für die Patienten neu und einzigartig sein und u. a. dazu führen, dass Patienten den Therapeuten zu lange und unangemessen stark idealisieren. Im therapeutischen Kontext ist also immer anzusprechen, warum man nur eine *hinreichend gute* Beelterung vornimmt. Die Idealisierung des Therapeuten durch den Patienten birgt aber noch ein anderes, gravierendes Problem für die Identitätsentwicklung der Patienten, worauf Kocourková (1997, S. 138) aufmerksam gemacht hat: »Die andauernde und intensive Idealisierung des Therapeuten, gewöhnlich Zeichen einer Abwehr von Wut und Ärger, macht es unmöglich, den Separationsprozess zu bearbeiten und damit gute und schlechte Seiten des Selbst und des Objekts zu integrieren.«

Die in den letzten Jahren angewachsene Literatur über Fehler in psychoanalytischen Behandlungen zeigt in der Tat, dass Therapeuten häufig in Bezug auf ihre Patienten das Bedürfnis haben, idealisiert zu werden. Ruff und Kollegen (2011) weisen nach, dass Therapeuten glauben, für Patienten die besseren Eltern zu sein. Dabei überidentifiziert sich der Therapeut mit der phantasierten Opferrolle des Patienten und glaubt, nur er könne ihn daraus befreien. Diese Rettungsphantasie des Therapeuten ist eine gefährliche Gegenübertragungsphantasie, die man bearbeiten sollte.

Von der »Maikäferdeutung« zum Containen und Strukturieren

Der Rückgang von Deutungen und ein veränderter Umgang mit ihnen ist ein weiteres auffälliges Merkmal, dass den Wandel im Verhalten gegenüber Patienten heute verdeutlicht. Insgesamt machen Deutungen nur noch einen Bruchteil der Äußerungen von Therapeuten aus. Connolly et al. (1999) fanden im Mittel 152 Therapeutenäußerungen in der Stunden, von denen nur 4 % als Deutungen klassifiziert werden können. Andere Studien zeigen ebenfalls, dass manche Therapeuten 6 Deutungen pro Stunde geben (Crits-Christoph et al., 1993).

Deutungen sind nicht nur seltener geworden, sie werden auch anders eingesetzt und verstanden. Heute wird die Deutung als eine Beziehungsarbeit verstanden oder, wie Jürgen Körner (1989) es formuliert hat: statt »Arbeit an der Beziehung« »Arbeit in der Beziehung«. Bereits Freud hatte zwischen Verständnis und dem Mitteilen einer Deutung unterschieden. Er hat darauf hingewiesen, dass eine Deutung den unbewussten Anteil verdeutlicht und nur bei bewusstseinsnahen Prozessen erfolgen soll. Das Verständnis unbewusster Prozesse als Teil der analytischen Arbeit hat sich erhalten, auch wenn in bestimmten Behandlungsformen, so der tiefenpsychologisch fundierten Therapie, Regression und Arbeit am unbewussten Konflikt nicht mehr im Vordergrund stehen. Für den Therapeuten bleibt das Verständnis der unbewussten Determinanten der Störung eines Patienten nach wie vor ein wichtiges Hilfsmittel, Determinanten, die sich ihm durch die Analyse der Übertragungs- und Gegenübertragungsprozesse, durch das szenische Verstehen (Laimböck, 2000) erschließen, auch wenn er es dem Patienten nicht mehr zwangsläufig mitteilt. Es konturiert dennoch den Hintergrund, vor dem der Therapeut den Patienten versteht.

Wenn Deutungen gegeben werden, werden sie als Ergebnis einer gemeinsamen Arbeit verstanden. Eine Deutung wird erst formuliert, wenn das Thema bewusstsseinsnah ist und aus der gemeinsamen Beziehungsarbeit mit den Patienten verstanden werden kann. Zu frühe und unangemessene Deutungen, in denen sich der Therapeut aufdringlich ins Spiel bringt, sind insbesondere bei narzisstischen Patienten hoch problematisch. Jürgen Körner hat den zu starken Selbstbezug von Therapeuten auf den Lindauer Psychotherapietagen 2010 kritisiert und solche Deutungen ironisch als »Maikäferdeutung« karikiert. Auch Pflichthofer (2011) hat beschrieben, wie irritiert, ja alarmiert die Patienten auf Übertragungsdeutungen reagieren, die bekanntlich Nähe induzieren.

Heute finden wir unter den therapeutischen Techniken insgesamt mehr Containen, bei dem der Therapeut die negativen Affekte des Patienten aufnimmt und metabolisiert, ähnlich wie eine Mutter dies bei kleinen Kindern macht, die noch nicht zur Verarbeitung von Affekten wie Angst, Wut oder Verzweiflung in der Lage sind. Durch die veränderte Rückgabe ist es möglich, dass diese abgespaltenen und projizierten Selbstanteile nach und nach in die Identität integriert werden und nicht weiter ein abgespaltenes »Eigenleben« führen müssen. Bei sehr schwer traumatisierten Patienten kann der Therapeut manchmal überhaupt nur die Affekte bewahren, weil eine Integration dieser zerstörerischen Gefühle und Handlungsimpulse die Kapazitäten des Patienten überfordern würde. Das ist eine für den Therapeuten sehr belastende Arbeit, die ausreichend Selbstfürsorge (Reddemann, 2001) erfordert.

Wir finden unter den heutigen Interventionsformen auch insgesamt mehr, die mit Klarifikation und Konfrontation arbeiten, d. h. häufiger eine Benennung der Realitäten. Das hängt damit zusammen, dass wir mehr am bewussten Material arbeiten, am Kontext und den realen Lebensbedingungen, weil wir mehr strukturgeschädigte Patienten haben, und damit, dass der Therapeut eher die Funktion eines Hilfs-Ich übernimmt. Die Realitäten sind heute vielfach erdrückend, wie wir in Kapitel 2 gesehen haben. Auch die im Folgenden (S. 200) beschriebene reaktive Identitätsstörung (Ermann, 2011) unterstreicht dies.

Wir haben also einen historischen Wandel von der abwartenden, passiven Haltung zu einer eher aktiven, strukturierenden Haltung des Therapeuten. Gegenwärtig wird ein eher männlich orientierter Therapieansatz diskutiert, in dem Strukturaufbau und Mentalisierung, also die kognitiven Anteile, stark betont werden, während in den letzten 30 Jahren v. a. die mütterlichen und emotionalen Anteile (Containing, Spiegeln, Halten) im Vordergrund standen. Die meisten Therapeuten verwenden gegenwärtig in Abhängigkeit von der Störung des Patienten und seinem Strukturniveau eine gemischte Technikaus Deuten, Containen und Strukturaufbau.

Lebenslange Identitätsarbeit

Den Cartoon von Michael Freund (2006): »Adoleszenz kann etwas sehr Anstrengendes sein, Mr. Alcorn«, kann man so verstehen, dass er im klassischen Sinne die Idee Freuds aufgreift, dass man in der Übertragung zu früheren Entwicklungsphasen oder Noxen zurückkehren müsse. Die korrigierende Erfahrung war Freud sehr wichtig und ist auch heute noch wesentlicher Bestandteil in Therapien. Allerdings kann man ihn auch aktuell interpretieren, indem er unsere Idee des *forever punk* aufgreift, d. h. die aufgrund der veränderten Kontextbedingungen der letzten Jahre zu beobachtende Schwierigkeit Erwachsener, sich der eigenen Altersgruppe zuzuordnen, so dass Entwicklungsaufgaben früherer Phasen zeitlich wesentlich später bearbeitet werden.

Therapien werden heute Patienten aller Altersgruppen angeboten. Ausgehend von den Arbeiten Radebolds (1997) – eines der Ersten, die therapeutisch mit älteren Menschen arbeiteten – haben sich inzwischen weitere Ansätze entwickelt, die eine lebenslange Identitätsarbeit ermöglichen. Wir haben in Kapitel 2 herausgearbeitet,

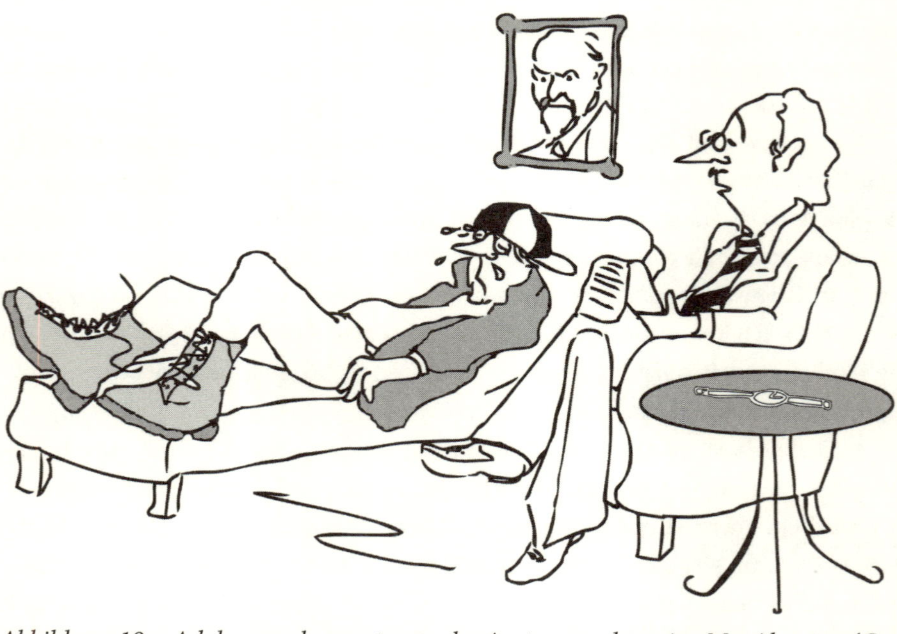

Abbildung 19: »Adoleszenz kann etwas sehr Anstrengendes sein, Mr. Alcorn.« (Gezeichnet von bergerdesign, nach einer Idee von »Auf der Couch, New Yorker Cartoons über Psychoanalyse«, Bibliophile Edition, 2006)

wie Wendepunkten in der eigenen Biographie Bedeutung für die Identitätsentwicklung zugeschrieben wurde, was auch in dem Therapiebericht von Alegiani (2009), *Die späte Suche nach Grund. Eine analytische Psychotherapie im höheren Alter*, deutlich wird. Therapien mit älteren Menschen greifen verstärkt den Schwerpunkt der Lebensrückblickperspektive (Kast, 2010) auf, der Integration von Erlebnissen, Erfahrungen und Versäumnissen in die Identität, um von daher zu einer Versöhnung des Patienten mit sich selbst zu gelangen. Diese Perspektive orientiert sich an Eriksons (1965) Stufe 8, wo im Alter von 65 und danach *Ich-Integrität vs. Verzweiflung* das Thema ist (vgl. Kap. 2, S. 24). Wenn alle vorangegangenen Entwicklungsschritte hinreichend gut bewältigt wurden, entwickelt sich ein Gefühl der Akzeptanz. Der Mensch akzeptiert sich als der, der er geworden ist, bzw. ist verzweifelt wegen verpasster Entwicklungschancen und einer nicht gelebten Identität.

Gemeinsam alt werden ist ein historisch neues Phänomen, und so haben Paartherapeuten in den letzten Jahren bemerkt, dass der Bedarf an einer Paartherapie für ältere Paare wächst. Inzwischen gibt es auch seit einiger Zeit Spezialambulanzen für ältere Paare über 60, z. B. am Institut für Psychosomatische Kooperationsforschung und Familientherapie in Heidelberg (Riehl-Emde & Cierpka, 2006). Die jeweiligen Probleme sind sicher sehr verschieden, auch wenn in allen Altersgruppen die Frage, wie viel Platz fürs Selbst noch in der Paarbeziehung ist, eine Rolle spielt, und auch die Reaktionen am Ende der Therapie sind verschieden: Junge Paare trennen sich eher, ältere gehen eher innerlich auf Distanz (Riehl-Emde, 2009a). Interessant ist, dass in Paartherapien mit älteren Paaren der Umgang mit Verletzungen zunehmend ein Thema geworden ist, bei dem ganz deutlich Identitätsaspekte berührt werden:

> Riehl-Emde (2009 b, S. 488) schildert die Paartherapie eines älteren Ehepaares, wo es um die Außenbeziehung des Mannes vor 15 Jahren ging, eine Geschichte, die seine Frau nie überwunden hatte. Er hätte die Beziehung immer bagatellisiert (so sie) – sie hätte nichts mit der Ehe zu tun, würde die Ehe nicht in Frage stellen (so er). Er hätte ihr damals gleichsam den Boden unter den Füßen weggezogen. In der nächsten Stunde erfuhr die Therapeutin, dass die Ehefrau ein gemeinsames Essen in ihrem Lieblingslokal dazu genutzt hatte, mit ihrem Mann über ihre Verletzung zu sprechen, die plötzlich wieder so lebendig war. Sie hätte dabei erstmals das Gefühl gehabt, er höre ihr richtig zu. Er sagte, er hätte zum ersten Mal verstanden, was vor 15 Jahren so schlimm für sie war, und sich erstmals für das entschuldigt, was er ihr zugemutet hatte.

Hier wird deutlich, dass der Ehemann der Meinung war, die Außenbeziehung, die sich über einen längeren Zeitraum erstreckte, sei nur für ihn, für seine Identität von Bedeutung, indem er sich etwa mit der anderen Frau auch als ein anderer fühlte. Die Ehefrau dagegen meinte, es hätte sehr wohl die Partnerziehung und die eigene Identität in Mitleidenschaft gezogen, denn sie selbst hätte seit Jahren unter einem Gefühl der Wertlosigkeit gelitten. Wir hatten in Kapitel 5 erfahren, wie sehr die eigene Identität, der eigene Selbstwert durch die Liebe des Partners erhöht wird. Wenn die Selbstwahrnehmung und das durch das Umfeld gespiegelte Selbst nicht mehr zusammenpassen, dann kippt die Balance, die das Identitätsgefühl aufrechterhält.

Beachten von Brüchen in der Identität und reaktive Identitätsstörungen

In diesem Buch wurde Identität als das Empfinden von Kohärenz und Kontinuität im Kontext der sozialen Bezogenheit beschrieben. Wenn Identität das Ergebnis sozialer Bezogenheit ist, dann ist es plausibel, dass Brüche in der Beziehung zum sozialen Umfeld Labilisierungen des Identitätserlebens bewirken. Dies kann, wie in dem vorherigen Fall beschrieben, durch ein emotionales Verlustereignis in nahen Beziehungen zustande kommen. Aber auch der Verlust der Arbeit, die, wie wir gesehen haben (vgl. besonders Kap. 2, S. 33), identitätsstiftend ist, kann zu einem Verlust des tragenden Identitätsgefühls führen. Häufig finden wir im therapeutischen Alltag Patienten, die seit ihrer Frühberentung oder Arbeitslosigkeit unter Depressionen und zahlreichen somatischen Symptomen leiden und teilweise auch suizidal sind (Garrett-Peters, 2009). Bewerbungen und Umschulungen sind ohne Erfolg geblieben, niemand wollte sie anstellen, sie können sich aber ein Leben ohne Arbeit nicht vorstellen (»Man fühlt sich wie weggeworfen«, »Ich habe keinen Boden mehr unter den Füßen. Ich habe keine Zukunft«). Der Verlust der Arbeit bringt diese Patienten in enge Abhängigkeit von ihren Partnern (»Wissen Sie, wie das ist, wenn die Frau einem morgens für die Zigaretten 2,50 Euro hinlegt?«). Ermann (2011, S. 136) hat dies – im Unterschied zu den eingangs beschriebenen entwicklungsbedingten Identitätsstörungen – als reaktive Identitätsstörungen beschrieben: »Das Gemeinsame an all diesen Situationen, so unterschiedlich und unvergleichlich sie im Einzelnen auch sein mögen, ist der Verlust der Verankerung als Person in einem dauerhaften mitmenschlichen und kulturellen Gefüge, das Halt gibt und schützt. Die Kohärenz des Identitätserlebens löst sich auf, indem das Selbst sich nun in einer Umgebung wiederfindet, die nicht mehr zu ihm passt. Damit zerbricht das Gefühl von Kontinuität als Person im Bezug zur Welt. Das Wissen um das eigene Selbst verblasst, Teilidentitäten verschwimmen und die Vorstellung vom Anderen löst sich auf. So können das Innen und das Außen nicht mehr zu einem Ganzen zusammengefügt werden. Das Integrationsvermögen versagt, das Identitätsgefühl schwindet und zurück bleibt ein entfremdetes Selbst ohne Hoffnung und Ziele«.

Zu solchen Brüchen in der Identität zählt auch die Migration. Therapeuten sind heute sehr viel sensibler dafür geworden, wie kulturelle Prozesse Patienten geprägt haben – und dafür, dass ihre kulturelle Identität sie geprägt hat –, so dass therapeutische Angebote trotz eines enormen Leidensdrucks oftmals nicht angenommen werden können. Die *Essener Leitlinien zur interkulturellen Psychotherapie* (Erim et al., 2010) helfen zu verstehen, in welche spezifischen Gegenübertragungskonstellationen wir geraten können und wie sehr Sensibilität und Responsivität vonnöten sind. Gerade die Tatsache, dass sich viele Therapeuten in der Behandlung von Patienten mit Migrationshintergrund unsicher fühlen und diese wegschicken oder weiterverweisen, nimmt ein Grundproblem vieler – beispielsweise türkischstämmiger – Patienten auf: die erfahrene Mangelversorgung und das entwertete Selbst.

Spezifische identitätsbezogene Interventionen

Während die gerade beschriebenen Veränderungen in der therapeutischen Vorgehensweise generell sinnvoll und bedenkenswert sind, wenn es um Identitätsfragen geht, können bei besonders beeinträchtigten Patienten, bei Patienten mit schwerer Strukturpathologie, mit schweren Persönlichkeitsstörungen, selbstverletzendem Verhalten und Suizidalität spezifische Interventionen notwendig sein, die im Folgenden vorgestellt werden. Sie zeichnen sich dadurch aus, dass besonders stark an den Grenzen zwischen Selbst und anderen gearbeitet wird bzw. daran, die unterschiedlichen Aspekte des Selbst in eine kohärente Identität zu integrieren.

Übertragungsfokussierte Psychotherapie (TFP) und Adolescent Identity Treatment (AIT)

Kernberg, Yeomans, Clarkin und Levy (2008) haben die Übertragungsfokussierte Psychotherapie (TFP) für Borderline-Patienten beschrieben. Bei diesem Therapieansatz geht es schwerpunktmäßig um die Integration polarer Repräsentationen von Selbst und anderen. Typische Interventionen umschließen strukturbezogene Vorgehensweisen, Klarifikation und Konfrontation und die Nutzung von Übertragungsdeutungen im Hier und Jetzt der therapeutischen Beziehung.

Da die Definition der Identitätsdiffusion bei Adoleszenten identisch ist mit Otto Kernbergs Konzeptualisierung der Identitätsdiffusion bei Erwachsenen, geht Paulina Kernberg (Kernberg et al., 2001) davon aus, das die Behandlungsmethode der Übertragungsfokussierten Psychotherapie (TFP), die zur Behandlung der Identitätsdiffusion bei Erwachsenen entwickelt wurde, prinzipiell auch bei der Behandlung von Jugendlichen mit Identitätsdiffusion eingesetzt werden kann. Es wurden allerdings einige Modifikationen vorgenommen, um der Einbettung der Jugendlichen in die familiären Strukturen und den von ihnen zu leistenden Entwicklungsaufgaben gerecht zu werden. In der Fortsetzung der Arbeiten von Paulina Kernberg wurde dann das Behandlungskonzept Adolescent Identity Treatment (AIT) entwickelt (Foelsch et al., 2008). Ziel dieses Ansatzes ist es, eine bessere Integration von Aspekten der Identität zu erreichen, die Beziehungsfähigkeit zu Eltern, Freunden und Lehrern zu verbessern, ein gutes Selbstwertgefühl zu gewinnen und besser auf den Beginn von Liebesbeziehungen vorbereitet zu sein.

Das bereits beschriebene Interview von Foelsch und Kollegen (2010) dient diagnostisch zur sicheren Einstufung der Identitätsdiffusion. Im diagnostischen Prozess werden zu Therapiebeginn aber auch noch Informationen über das Übertragungsgeschehen zwischen Eltern und Therapeut erhoben, um herauszufinden, ob das Familiensystem im Wesentlichen ein pathologisches ist oder ob der Jugendliche mit seiner Störung die Familie pathologisiert. Außerdem wird zu Beginn analysiert, wie die Machtverteilung in der Familie aussieht und welche Familienregeln bestehen. Der Behandlungsrahmen ist insofern verändert, als alle Informationen des Jugendlichen vertraulich behandelt werden, die Informationen der Eltern jedoch dem Jugendlichen mitgeteilt werden, um seine Autonomie zu stützen. Wenn der Behandlungsvertrag geschlossen wird, ist auch klar, dass der geschützte Bereich der Behandlung des Jugendlichen nur dann verlassen werden kann, wenn Gefahr für dessen Leben besteht (Suizid u. Ä.).

> In dem zuvor (S. 186) schon beschriebenen Fall von Maria wurde klar, dass eine erhebliche mütterliche Pathologie bestand, die Maria daran hinderte, sich durch eigene Phasen der Identitätsunsicherheiten und Krisen zu arbeiten. Mehrfach musste sie die betrunkene Mutter versorgen und wurde parentifi-

ziert, und die Grenzen zwischen Mutter und Tochter waren unscharf. Maria blieb nach solchem ausufernden Agieren ihrer Mutter mit einem Gefühl der Instabilität und Wut zurück und reagierte mit Fressanfällen, Selbstmedikation und Schneiden, um negative Gefühle wie Angst und Wut einzudämmen. Die Anfangsphase der Behandlung konzentrierte sich auf das »Containen« der destruktiven Verhaltensweisen, indem in Analogie zur TFP ein Vertrag zwischen Therapeut und Jugendlicher erstellt wurde, der darauf ausgerichtet war, ihr selbstverletzendes Verhalten zu begrenzen und ihre Selbstfürsorge zu verbessern. Es gab auch Konsequenzen, wenn sie diesen Vertrag nicht erfüllte. Die Funktion der Eltern – Marias Mutter und deren neuer Freund – bestand darin, diesen Plan zu unterstützen.

Die Behandlung fokussierte auf die Identitätsstörung, indem immer wieder gemeinsam betrachtet wurde, wie die Schwierigkeiten der Selbstwahrnehmung und die sich daraus entwickelnden Schwierigkeiten in Beziehungen zusammenhingen. Dies wurde sowohl in Bezug auf die Außenbeziehungen getan als auch in Bezug auf die therapeutische Beziehung, d.h. anhand der Übertragung bearbeitet. Mit der Unterstützung der Therapeutin gelang es Maria, ihre Gefühle besser zu beschreiben und zu präzisieren. Während der Behandlung konnte Maria zunehmend ihre Sorgen bezüglich ihrer Mutter, ihrer Schule und ihrer Freunde benennen, ihre widersprüchlichen Gefühle wahrnehmen und an deren Integration arbeiten. Ihre massive Symptomatik ließ nach; darauf reagierte ihre Mutter paradox mit einem zunehmend ausagierenden Verhalten, was aber dann in den begleitenden Gesprächen aufgefangen werden konnte und zu einer separaten Therapie der Mutter führte. Dieser Fall verdeutlicht nochmals die schon häufiger angesprochene Bedeutung der Grenzziehung zwischen Mutter und Tochter für eine gesunde Identitätsentwicklung.

Strukturorientierte Interventionen zur Selbstwahrnehmung und Selbst-Objektdifferenzierung

Hilfreich sind auch Interventionen, die auf Strukturverbesserungen abzielen, und zwar insbesondere solche, die die Selbstwahrnehmung, aber auch die Differenzierung zwischen Selbst und anderen verbessern. Das OPD-KJ und das OPD-E verstehen unter psychischer Struktur ein dauerhaftes ganzheitliches Gefüge psychischer Dispositionen; es repräsentiert die Interaktionserfahrungen und wird auch in der Interaktion sichtbar. Die Einschätzung des Strukturniveaus des Patienten sollte sich auf die letzten sechs Monate beziehen und enthält einen Index, der angibt, wie gut integriert der Patient in seiner Struktur ist. Die drei Dimensionen der Strukturachse erfassen bei der OPD-KJ Selbst- und Objekt-Erleben, kommunikative Fähigkeiten und Steuerung; die OPD-E weist auch noch andere Dimensionen auf, die bei der OPD-KJ nicht vorkommen, z. B.die Abwertung von Bindung. Die Dimension des Selbst- und Objekterlebens ist besonders für den therapeutischen Umgang mit Identitätsproblemen, Identitätskonflikten und Identitätsdiffusion geeignet.

OPD-KJ und OPD-E wurden entwickelt, um als Diagnostikum die Einschätzung von behandlungsrelevanten Fragen zu ermöglichen: Dabei geht es etwa um typische Konflikte des Patienten, um die Frage, ob der Patient über ein reifes oder eher ein schlecht integriertes Strukturniveau verfügt und ob relevante Behandlungsvoraussetzungen wie Krankheitseinsicht und Behandlungsmotivation gegeben sind. Aus diesen Gründen sind die Dimensionen, die etwa auf der Strukturachse eingeschätzt werden können, insbesondere die Qualität der Selbstwahrnehmung und die Selbst-Objektdifferenzierung, nicht nur von diagnostischer Bedeutung für die Frage, ob eine Behandlung indiziert ist. Aus den hier gewonnen Informationen können auch direkte Hinweise für die Behandlungsplanung und konkrete Interventionen abgeleitet werden.

Viele Hinweise dazu finden sich in der OPD-Struktur-Checkliste von Rudolf in seinem Buch *Strukturbezogene Psychotherapie* (Rudolf, 2004, S. 80). So hat Rudolf bei der Prüfung der Fähigkeit zur Selbstwahrnehmung Fragen gestellt wie: »Welches Bild haben Sie von sich?«, »Wie fühlen Sie sich in Ihrer Rolle als Mann oder Frau?«, »Welche verschiedenen Gefühle passen zu Ihnen?«, »Wie fühlen Sie sich in Ihrem Körper (wohl? realistisch?)?« Bei der Erhebung der Fähigkeit zur Objektwahrnehmung enthält diese Liste Fragen wie: »Wie erleben Sie andere Frauen oder Männer?«, »Können Sie sich in andere hineinversetzen?«, »Wie können Sie damit umgehen, dass andere andere Interessen haben?«, »Was fürchten Sie am ehesten von anderen?« Hier wird deutlich, dass diese im therapeutischen Kontext gestellten Fragen direkt auf die Vielfalt und Komplexität des Selbstbildes, der Identität abzielen und zugleich die wichtige relationale Perspektive (wie verschieden ist man von anderen, ist das innere Arbeitsmodell von anderen positiv, unterstützend?) einbinden.

In Bezug auf die Einschätzung von Orientierungslosigkeit in Identität und Beziehungen hat Rudolf (2004, S. 73) folgende Vorschläge für Fragen gemacht:

- Psychische Identität: Wer bin ich eigentlich?
- Körperliche Identität: Ist mein Körper mir fremd?
- Sexuelle Identität: Welche sexuelle Anziehung haben Männer und Frauen auf mich?
- Berufliche Identität: Was soll ich werden? Ist X das richtige?
- Soziokulturelle Identität: Wo will ich leben?
- Partnerschaftliche Identität: Wer passt zu mir?

Die diagnostisch gewonnenen Informationen können dann direkt im therapeutischen Prozess durch konkrete Arbeit an der Selbstwahrnehmung bzw. Selbst-Objektdifferenzierung umgesetzt werden. Ein Beispiel für die Arbeit an der Selbst-Objektdifferenzierung findet sich in Seiffge-Krenke und Welter (2008): Eine jugendliche Patientin kam mit erheblichem Leidensdruck wegen Mobbing zur Therapie, hatte aber selber keinen Einblick in ihr eigenes aggressives Verhalten, welches das Mobbing auslöste bzw. aufrechterhielt. Mobbing ist eine relationale Aggression, d.h. eine verbale Form von Aggression, wie Lästern oder Ausgrenzen, und ist bei Mädchen häufiger als bei Jungen. Mobbing hat zwar eine starke Schädigungswirkung, dennoch sind noch positive Funktionen zu erkennen: Der Zusammenhalt der Mädchennetzwerke wird, v.a. in der Frühadoleszenz, durch relationale Aggression gestärkt.

> Es handelt sich um die 13-jährige Julia, die massiv von ihren Mitschülern gemobbt wurde. Die Patientin wirkt sehr brav und schüchtern, die Therapeutin fühlt sich an eine englische Internatsschülerin erinnert. Julia erzählt, es würden Lügengeschichten über sie berichtet, sie würde ausgegrenzt und isoliert und wüsste nicht warum. Das Mobbing begann durch eine ehemalige Freundin. Es sei diesem Mädchen gelungen, ihr alle Freundinnen wegzunehmen und alle Jungs gegen sie aufzustacheln. Sie werde gehänselt und über sie werde getuschelt, inzwischen sei sie in der Schule in einer totalen Außenseiterposition. Sie leide sehr darunter und wisse nicht, wie sie das noch aushalten könne. Sie fühle sich ausgeliefert und hilflos und ihr sei morgens meistens schlecht, wenn sie zur Schule müsse.
>
> Julias Eltern kommen aus der gleichen Kleinstadt und kannten sich schon flüchtig, als sie ca. 16 Jahre alt waren; mit 18 (Mutter) bzw. 19 Jahren (Vater) wurden sie ein Paar. Als sie zusammenzogen, kamen sie jeweils direkt aus ihren Herkunftsfamilien, sie heirateten im Alter von 23 bzw. 24 Jahren. Die Mutter ist

ein Einzelkind und hat sich immer Geschwister gewünscht, da sie sich bis heute häufig einsam und für ihre Eltern allein verantwortlich fühlt. Sie ist sehr stark mit der Versorgung ihrer an Alzheimer erkrankten Mutter beschäftigt. Ihr Mann sei ihr einziger Partner gewesen und ihn habe sie dann geheiratet. Er selbst habe die Schule als sehr locker erlebt und sei faul gewesen. So habe er nur den Hauptschulabschluss gemacht. Seine eigene Pubertät habe er »wild gelebt« und sei viel mit seinen Kumpels rumgezogen. Er habe gesehen, wie die Jugendlichen tranken und mit Mädchen umgingen.

Die einzige Tochter kam als Wunschkind zur Welt, und obwohl sich besonders die Mutter viele Kinder wünschte, hätten sie aus finanziellen Gründen keine weiteren Kinder mehr gewollt. Die Mutter konnte nicht stillen. In den ersten zwei Jahren habe die Tochter im Bett zwischen den Eltern geschlafen, im Alter von 2–4 Jahren gelang es allmählich, Julia an das eigene Zimmer zu gewöhnen. Nach einer von den Eltern als unauffällig geschilderten frühen Entwicklung gab es dann Probleme bei der Trennung im Kindergarten. Julia habe öfter bei Kindergartenkindern übernachten wollen, musste dann aber meistens am späten Abend wieder abgeholt werden, weil sie Heimweh hatte. Eltern und Tochter unternehmen vieles gemeinsam, und die Tochter sagt, sie sei froh, wenn die Eltern mal ohne sie weggingen.

Auffällig in den Erstgesprächen ist, dass die Eltern noch heute von ihrer Tochter »ungetrennt« wirken. Sie wirken symbiotisch verschmolzen, sind in alle Belange der Tochter stark involviert. Die Eltern scheinen sehr besorgt und berichten, sie lägen nächtelang wach im Bett und unterhielten sich über die Probleme ihrer Tochter, ohne einen Ausweg zu finden.

Atmosphärisch herrschte in diesen Erstgesprächen eine diffuse Stimmung der Angst vor. Die Therapeutin hatte das Gefühl, die Welt, die diese Familie umgebe, sei gefährlich und undurchschaubar. Gleichzeitig vermittelte sich der Therapeutin jedoch der innere Leidensdruck der Patientin wenig, der Konflikt blieb in der Gegenübertragung emotional blass und flach. Eine 70-stündige tiefenpsychologisch fundierte Therapie wurde mit Julia vereinbart sowie begleitende Elterngespräche.

Die Anfangsphase der Therapie war durch eine ungeheure Materialmenge geprägt, wobei die Schilderungen immer »im Außen« blieben, d.h. Julia nannte viele bedrohliche Außenobjekte und brachte eine Menge von Jugendlichen pro Stunde zur Sprache. Julia war auf keine Einzelbeziehung fixierbar, dies wirkte lähmend auf die Therapeutin, die sich in der Gegenübertragung auf der kognitiven Ebene im Kopf unangenehm leer fühlte, während sich auf der emotionalen Ebene Ohnmacht und Ärger ausbreiteten.

In der ersten Phase der Therapie entscheidet Julia mit Zustimmung der Eltern, die Schule zu wechseln. Die von der Therapeutin gestellte Frage, ob man nicht gemeinsam den alten Schulkonflikt unter die Lupe nehmen wolle, um zu verstehen, was denn da los war, um möglicherweise in der neuen Schule einen solchen Konflikt verhindern zu können, wird lapidar mit der Bemerkung abgetan, es handle sich tatsächlich nur um das Problem mit diesem einen Mädchen, das sich unerklärlicherweise Julia als Mobbing-Opfer gewählt habe. Der Schulwechsel gelingt, gleichzeitig ist es Julia gelungen, sich in dem Jugendclub eines Nachbarortes zu etablieren; allerdings ist sie dort die einzige Realschülerin unter Hauptschülern.

In den Therapiestunden ist, wie erwähnt, von vielen Jugendlichen die Rede, deren Namen sich aufgrund der großen Zahl kaum behalten lassen. Julia schreibt auf Bitten der Therapeutin in einer Stunde alle ihre Freunde auf ein Blatt Papier. Es sind an die 45 Namen, bei denen sie kaum differenzieren kann, wie nah die Betreffenden zu ihr in einer Beziehung stehen. Wenige Wochen später tauchen weitgehend neue Namen auf. Darauf angesprochen, stellt sich heraus, dass der Freundeskreis sich tatsächlich fast gänzlich geändert hat. Julia schreibt der Therapeutin die neuen Namen auf, und es gibt wenig Übereinstimmungen mit den vorherigen Freunden. Sie scheint die Freunde komplett ausgetauscht zu haben, und dennoch stehen auf dem Blatt ebenfalls wieder sehr viele Namen. Nochmals darauf angesprochen, zeigt sich bei ihr wenig emotionale Reaktion; der Freundeswechsel wird bagatellisierend übergangen.

Ihre Freundschaften wechseln also insgesamt häufig und schnell; sie beginnen zunächst mit einer hohen Intensität (man tauscht Klamotten aus, übernachtet beieinander, schreibt sich Briefe), dann entstehen heftige Konflikte, die zu einem plötzlichen, kompromisslosen Abbruch führen. Zumeist bewegt sich Julia in einer innigen Dreierkonstellation mit zwei ihrer Freundinnen, es gibt Konflikte, worauf die Patientin abwechselnd, aber im selben Zeitraum mit jeweils einer von beiden über die andere »lästert«, was dann ans Licht kommt – und die beiden »betrogenen« Freundinnen ziehen sich zurück. Eine weitere Variante besteht darin, dass sich die Patientin in eine Liebesbeziehung einmischt. Zunächst lernt die Patientin durch ihre Freundin deren Freund kennen. Dann nimmt sie alleine mit ihm Kontakt auf, und es entsteht eine Dreiecks-Situation, in der sie dem Freund als »bessere« Freundin erscheint. Er trennt sich; die ehemalige Freundin reagiert darauf mit großer Wut und bricht die Beziehung zur Patientin ab. Dennoch reagiert die Patientin überrascht ob der Reaktionen der anderen, erlebt sich selbst als unschuldig, sie habe doch »nichts gemacht«, und kann sich die Reaktionen der anderen nicht erklären.

In dieser Phase finden auch rasche Wechsel des Freundes statt, so dass die Therapeutin häufig überrascht bemerkt, dass sie zu Beginn der Stunde dachte, Julia spräche noch von dem Jungen der letzten Woche, um im Verlaufe der Therapiestunde festzustellen, dass es sich um einen anderen handelt. Die Jungs, mit denen sie zusammen ist, lassen sich in ihrer spezifischen Individualität für die Therapeutin nicht erkennen, geschweige denn, dass sich für sie eine Nähe zwischen der Patientin und ihrem jeweiligen Freund spüren ließe. Die Therapeutin spricht dies immer wieder an, wie auch die verwirrende Vielfalt von blass bleibenden Freundinnen Thema ist. Zugleich arbeitet sie mit der Patientin daran, Empathie für die Perspektive der betrogenen anderen zu entwickeln, was der Patientin aufgrund ihrer Selbstfokussierung sehr schwerfällt. Immer wieder ist es nötig, durch Klarifikation und Konfrontation zu verdeutlichen, wie beziehungsschädigend die Patientin vorgeht und wie wenig sie diesen verleugneten Selbstanteil wahrnehmen kann.

In der Mitte der Therapie gelang es schließlich, etwas kohärenter an weniger Beziehungen zu arbeiten und ihre Beteiligung an den Aggressionen zu verdeutlichen, d. h. ihr Eindringen in enge Freundschaftsnetzwerke, das Abspenstigmachen von romantischen Partnern ihrer besten Freundinnen. Im Verlaufe dieser Phase werden die diffusen Beziehungen und ihre Beteiligung am Entstehen und Zerbrechen von Beziehungen immer wieder durchgearbeitet. Die von der Patientin erzählten Geschichten haben etwas Ermüdendes, nicht nur durch die Austauschbarkeit der Objekte, sondern auch durch die Qualität, wie Beziehungskonflikte erzählt werden. Die Therapeutin kann ihr spiegeln, dass sie von diesen Ereignissen selbst aus einer Beobachterperspektive als quasi völlig Unbeteiligte spricht und dass die Erzählungen bei ihr wenig emotionale Resonanz spüren lassen. Die Patientin beginnt zu verstehen, dass es Aspekte ihrer Identität gibt, die nicht gut entwickelt sind und das Selbst in Beziehungen betreffen.

Julias Aussehen und ihr Auftreten verändern sich. Das früher brav wirkende Mädchen mit einem eher konservativen Kleidungsstil beginnt sich zu schminken, kleidet sich modern, lässt sich rote Strähnchen in ihr schwarzes Haar machen und wird in ihrem gesamten Erscheinungsbild zu einer attraktiven

Jugendlichen. Diese Veränderung nimmt in den begleitenden Elterngesprächen einen großen Raum ein und lässt die Eltern regelrecht panisch reagieren. Besonders der Vater wirft seiner Tochter vor, sie kleide sich »wie eine Nutte«.

In den begleitenden Elterngesprächen werden Horrorszenarien entworfen, wie die Tochter und die ganze Familie enden werden. Begleitet sind die Schilderungen der Eltern von einer Atmosphäre diffuser und intensiver Angst. Immer wieder bedarf es in diesen Gesprächen der Einführung des Realitätsprinzips und der Realitätsüberprüfung hinsichtlich der Katastrophenphantasien der Eltern. Die Tochter scheint das Eheleben selbst bis ins Bett der Eltern zu dominieren. Die Mutter nimmt offen sowie heimlich an den Beziehungen und der Sexualität der Tochter, allerdings mit Sorge und Entsetzen, teil. Die Tochter scheint einerseits von diesem Verhalten der Mutter genervt und gleichzeitig scheint sie sich darüber zu amüsieren. Versuche, die sich andeutende sexuelle Problematik der Eltern zu thematisieren, die durch die erwachende Sexualität der Tochter verstärkt wurde, scheitern.

Im letzten Drittel der Behandlung wird zunehmend Julias Beteiligung am Zustandekommen der vielfältigen aggressiven Auseinandersetzungen, auch mit den Eltern, thematisiert und durchgearbeitet. In der letzten Phase der Therapie hat Julia einen Freund, mit dem ihr dann auch eine längere Beziehung gelingt. In ihre turbulenten Beziehungen zu gleichaltrigen Mädchen ist eine gewisse Ruhe eingekehrt. Am Ende der Behandlung hat sie eine zunehmende Distanz zu anderen gefunden und Fortschritte in der Selbst-Objektdifferenzierung gemacht, das Gestalten und ein kohärentes Durchhalten in wenigen Beziehungen waren möglich, allerdings in einer Sonderrolle (sie als Realschülerin in einer Freizeitgruppe von Hauptschülern).

Die Patientin erlebt sich am Ende der 70 Behandlungsstunden als selbstbewusster und sagt, sie bekäme auch problematische Situationen, wie z. B. die Konflikte mit Freunden und Freundinnen, selbst gut bewältigt. In ihrem Leben habe sie sich mit ihren Freunden im Jugendclub einen konstanten Freundeskreis aufgebaut, sie habe nun seit knapp vier Monaten den gleichen Freund, der ihr wichtig sei, und in der Schule bekäme sie zunehmend freundschaftliche Kontakte zu einzelnen Mitschülern und einigen Mitschülerinnen. Sie habe das, was sie erreichen wolle, in der Therapie für sich erreicht.

Bei diesem Behandlungsverlauf, so wurde deutlich, hatte der Strukturaufbau im Hinblick auf das Selbst und andere einen großen Stellenwert. Die Patientin verfügte nicht über ein stabiles, kohärentes Selbst, und insbesondere ihre aggressiven Selbstanteile konnten nicht wahrgenommen werden, sondern wurden nach außen projiziert und als bedrohliche Verfolger erlebt. Beide Eltern wiesen ähnliche Muster der angstneurotischen Verarbeitung auf, d. h. der Verleugnung und Projektion von aggressiven Selbstanteilen, und verarbeiteten viel durch den Mechanismus der projektiven Identifizierung, indem sie beängstigende Selbstanteile in anderen deponierten. Julia war in der symbiotischen Beziehung zu beiden Eltern gefangen, nutzte ihre Vorrangstellung und Macht jedoch auch aus. Das Ungetrenntsein zwischen Selbst und Objekt, das Julia und ihre Eltern charakterisierte, war auch in der Beziehung beider Eltern auffällig. Die beginnende körperliche Reife führte zu Individuierungstendenzen bei Julia, die jedoch bei beiden Eltern auf große Angst stießen. Obgleich die Thematik ödipal anmutete, blieben die konflikthaften Beziehungen letztendlich dyadisch und waren von einer echten Triangulierung weit entfernt. Therapeutisch war eine sehr lange Arbeit an der Selbstwahrnehmung und der Selbst-Objektdifferenzierung notwendig.

Nochmals: Die Veränderung der therapeutischen Identität im »unmöglichen Beruf«

Ausgehend von Freuds Diktum hat es immer wieder Veröffentlichungen über Psychoanalytiker und ihren »unmöglichen Beruf« gegeben (z. B. Malcolm, 1981; Schneider, 2007; Staehle, 2011). Auch die psychoanalytische Identität ist schon immer Gegenstand von Diskussionen gewesen, was teilweise mit der Geschichte der Psychoanalyse und ihrer starken Anfeindung von außen, teilweise aber mit den Abgrenzungen innerhalb der psychoanalytischen Bewegung zu tun hat. Die Entwicklung der professionellen Identität erfolgt über einen langen Zeitraum, von frühen Identifizierungen und Rollenvorbildern über die langjährige therapeutische Ausbildung bis zur Zugehörigkeit zu einer bestimmten Schule oder Richtung. Wir haben gesehen, dass auch der Krankheitswandel zu einem Wandel der therapeutischen Identität führte; insgesamt ist die Beziehung zwischen Therapeut und Patient gleichrangiger geworden. Das große Interesse an der Veranstaltung »Wie ich Therapie mache« in Lindau 2010 zeigt, dass die Teilnehmer auch ein Stück therapeutische Identität haben wollen.

Geschichte und gegenwärtiges Selbstverständnis

Seit Freuds Zeiten ist die Identität des Psychoanalytikers Gegenstand von Debatten gewesen, wenn die Psychoanalyse – durch gesellschaftliche Kritik – von außen bedroht wurde und wenn sie von innen bedroht wurde, etwa durch Spaltungsprozesse und die Trennung von ursprünglich engen Kollegen wie Ferenczi und Jung. In einer Panel-Diskussion auf der Jahrestagung der Deutschen Psychoanalytischen Gesellschaft (DPG) im Mai 2008 in München diskutierten die Vorsitzenden der Psychoanalytischen Gesellschaft die Veränderungen des Konzepts und der Inhalte einer psychoanalytischen Identität im Vergleich zwischen früher und heute (Eizirik et al., 2008).

Ausgangspunkt war die Tatsache, dass die Ausbreitung der Psychoanalyse in die Länder Asiens, die zunehmende Migration von Menschen aus anderen Kulturen, die kulturellen und sozioökonomischen Rahmenbedingungen die psychoanalytische Tätigkeit stark verändert haben. So stellte sich die Frage, ob das Konzept einer psychoanalytischen Identität als Orientierungspunkt für den professionellen Wandel hilfreich ist, welche Inhalte es enthält, welche es enthalten sollte und wie diese vermittelt werden können. Angesichts der Veränderungen der Profession wird es immer schwieriger, eine psychoanalytische Identität aufrechtzuerhalten; dabei geht es v. a. um die Handlungsidentität des Analytikers und das Verständnis für klinische Phänomene. Beides muss nach außen geschützt und nach innen durch vielfältige Identifikations- und Austauschprozesse gepflegt und weiterentwickelt werden.

Gerhard Schneider wies in diesem Panel auf die Veränderung der psychoanalytischen Identität hin. Im Jahr 1910 erfolgte die Gründung der Internationalen Psychoanalytischen Vereinigung (IPV), nachdem sich 1908 die Berliner Analytiker zu einer Ortsgruppe zusammengeschlossen hatten. Nach dem Ausschluss der jüdischen Mitglieder und der Auflösung des Instituts durch die Nationalsozialisten brauchte es in den nächsten Jahrzehnten eine lange Zeit für die partielle Erholung vom Verlust der jüdischen und deutschen Analytiker. Aufgrund des großen Einflusses von Alexander Mitscherlich und Horst Eberhard Richter wuchs dann der kulturelle Einfluss der Analyse und kulminierte in den 1970er Jahren auch in der Ausbreitung in viele andere Fächer (Psychosomatik, Psychoonkologie, Medizinische Psychologie etc.). Im Jahr 1967 wurde dann die analytische Psychotherapie zur Kassenleistung. Das führte zu einem Boom in der Ausbildung, bis es nach dem Psychotherapeutengesetz 1999 zu einem massiven Einbruch kam. Die gesellschaftliche Anerkennung der Psychoanalyse ist nach einem Einbruch in den 1980er und 1990er Jahren inzwischen – aufgrund der Neurowissenschaften mit ihren Belegen für eine Reihe von psychoanalytischen Grundannahmen zur Traumatisierung – wieder größer geworden. Es gibt aber nach wie vor basale Diskrepanzen zwischen unserer heutigen Lebenswelt und dem analytischen Grundverständnis:

1. Die Beschleunigung aller Lebensaspekte ist charakteristisch für die Moderne und hat zugenommen. Das steht im Widerspruch zu unseren psychoanalytischen Vorstellungen, d. h. der Annahme, dass eine lange Zeit der Therapie notwendig ist.
2. Unterschiede in der Effizienz. Wir wissen, dass eine gute therapeutische Entwicklung in der Analyse nicht forciert werden und auch nur begrenzt effizient gesteuert werden kann.
3. In Kontrast zur ökonomischen Rationalität gibt es in der Psychoanalyse eine deutliche Skepsis, was z. B. Menschen an Flexibilisierung zugemutet und was von ihnen erwartet werden kann.
4. Auch das ökonomisch geprägte Denken zeigt, dass die Analyse wieder einmal obsolet und unzeitgemäß ist.

Andererseits gibt es zahlreiche positive Aspekte, die zu bedenken sind; dazu gehören:

1. dass die Psychoanalyse Sinn und Ordnung in das Selbst bringen und damit positive Aspekte der Identität entwickeln kann;
2. sie kann helfen, abgewehrte Aspekte einzuschließen und damit ins Ich zu integrieren;
3. sie kann Struktur geben. Der »anything goes«-Weg ist für Analytiker nicht denkbar. Stattdessen sind klare Rahmenbedingungen und Strukturierungen Voraussetzung für analytisches Arbeiten. Andererseits braucht man aber auch keine Psychoanalyse, die auf »Versteinerung« basiert (auf unreflektierten Selbsterhaltungstendenzen).

Franz Wellendorf gab auf diesem Panel zu bedenken, dass es heute schwieriger ist, relative Anonymität gegenüber Patienten zu bewahren, wenn diese alle möglichen Informationen über ihre Analytiker im Internet über Google abrufen können. Aufgrund der Antrags- und Genehmigungspflicht und der Finanzierung psychoanalytischer Psychotherapien durch die Krankenkassen wird der äußere und innere Druck zunehmen, sich nicht an psychoanalytische Vorgaben zu halten, ohne dass man es selbst merkt.

Für die Entwicklung einer psychoanalytischen Identität ist von großer Bedeutung, dass die Psychoanalyse als eine charismatische Bewegung begann; noch heute gibt es in vielen Publikationen Bezüge zu den charismatischen frühen Gründern und theoretischen Köpfen der Psychoanalyse, allen voran Freud: »Die psychoanalytische Identität steht vor der Schwierigkeit, sich mit Freuds charismatischer Figur als Ideal zu identifizieren, was Jones in der Formulierung zusammenfasste, Freud sei der Darwin der Seele« (Friedrich, 1993, S. 245).

Auch die Theorie der Psychoanalyse ist keine klare Quelle der Identität, denn wir haben viele verschiedene theoretische Ansätze, und wie schon zu Beginn des Kapitels erörtert, hat sich die Sicht auf Störungen und deren Ursachen sehr verändert, wie auch in der Konsequenz die Behandlungstechnik: »Wir sehen deutlich, dass die Theorie der Psychoanalyse selbst eine Quelle von Unsicherheit darstellt, was die Entwicklung einer analytischen Identität angeht. Problematisch sind klare Kriterien, anhand deren man Hypothesen testen kann. Diese Schwierigkeit, herauszufinden, ob ein psychoanalytische Konzept richtig oder falsch ist, erschwert die klinische Arbeit enorm« (Friedrich, 1993, S. 250).

Die Psychoanalyse wurde aber nicht nur als Theorie angegriffen, sondern auch als Methode, wobei für Freud Forschen und Heilen zusammengehören. Heute wird dies deutlich getrennt und macht sich an einer immer stärkeren empirischen Überprüfung der analytischen Arbeit – auf der Grundlage des Psychotherapeutengesetzes – fest. Für viele Analytiker gehört wissenschaftliche Forschung, wie sie heute verstanden wird, nicht zu ihrer Identität; ihre Identität fokussiert auf die Krankenbehandlung.

Der »unmögliche Beruf«

Der Beruf des Psychoanalytikers kann nur auf der Ebene von Objektbeziehungen gesehen und definiert werden, und entsprechend hat der analytisch arbeitende Therapeut auf verschiedenen Ebenen die Möglichkeit, seine therapeutische Identität zu validieren: in der Lehranalyse, in der Supervision, mit seinen Patienten, mit seiner spezifischen analytischen Ausrichtung oder in der Standesorganisation, der er angehört. Die Entwicklung der professionellen Identität erfolgt über einen langen Zeitraum. Kocourková (1997) zitiert Kollegen, die berichten, sie hätten

10 Jahre Berufserfahrung benötigt, bis sie sich wohl, zufrieden und in ihrer therapeutischen Identität stabil gefühlt hätten.

Dass Identität aus sozialen Beziehungen entsteht und nur in einem Wechselspiel von »Dazugehören« und »Sich-Abgrenzen« entwickelt werden kann, gilt natürlich auch für die therapeutische Identität. Ermann (2011, S. 136) hat sich ausführlich mit der Thematik befasst und schreibt: »Ich kann als Psychotherapeut eine positive Identität erleben, wenn ich die Erwartungen, die an Psychotherapeuten gestellt werden, mit meinem Bild von mir als Person in Übereinstimmung bringen kann. Ich muss also zum Beispiel das Gefühl haben, es passt zu mir, als Psychotherapeut mehr zuzuhören, als von mir selbst zu erzählen, meine Gefühlsreaktionen in Behandlungen zu hinterfragen und meine sinnlichen Bedürfnisse im Privaten zu befriedigen und nicht mit meinen Patienten. Mein Selbst muss sich also mit den Erwartungen identifizieren können, die gemeinhin an Angehörige dieses Berufes gestellt werden. Hingegen werde ich unglücklich in diesem Beruf werden, wenn die darin enthaltenen Erwartungen, z. B. die Begrenzung meiner Handlungsaktivität, meinem Aktivitätsbedürfnis zuwiderlaufen, weil ich mich als einen expressiven Menschen erlebe. Ich werde dann keine positive psychotherapeutische Identität erlangen, fühle mich in der Rolle unglücklich und finde mich in mir nicht zurecht, wenn ich sie einnehme.«

Die Motive für den Beruf des Psychoanalytikers sind verschiedentlich untersucht worden. Insbesondere wenn man die Ausbildungs- und Berufserfahrung älterer Psychoanalytiker untersucht, wie es Barthel, Ullrich, Thomä und Schwarz (2009) getan haben, fällt auf, dass die Wahl des Analytikerberufs früher sehr stark mit Identitätsfragen verbunden war. Die Autoren schrieben verschiedene psychoanalytische Fachgesellschaften wie Deutsche Gesellschaft für Psychoanalyse, Psychotherapie, Psychosomatik und Tiefenpsychologie (DGPT), Deutsche Psychoanalytische Gesellschaft (DPG) und Deutsche Psychoanalytische Vereinigung (DPV) an, um Therapeuten zu kontaktieren, die vor 1937 geboren wurden, und konnten insgesamt 352 Personen für ihren Befragung gewinnen. Erstaunlich ist, dass 69 % der durchschnittlich 67 Jahre alten Befragten immer noch berufstätig waren, und zwar in eigener Praxis (45 %) und als Lehr- und Kontrollanalytiker (22 %). Als herausragender Grund für die Berufswahl und die spätere Berufspraxis wurden idealistische Motive, d. h. Interesse an der Psychoanalyse und die Identifizierung mit psychoanalytischen Konzepten, genannt; diese waren die bei weitem wichtigsten Motive und lagen weit vor gutem Einkommen, sicherem Arbeitsplatz oder beruflichem Ansehen und der Vereinbarkeit von Beruf und Familie. Dies unterstreicht, dass die Psychoanalyse ein besonderer Beruf ist, bei dem wie bei kaum einem anderen professionelle und persönliche Aspekte ineinandergreifen. Ein tiefes Interesse am Erkennen des eigenen Selbst und der Beziehung zu anderen ist ein wesentliches Motiv, um den Beruf des Psychoanalytikers zu ergreifen, und die Konzepte der Psychoanalyse werden stark idealisiert. Auch heute noch zeigt ein Forschungsgutachten (vgl. Strauß et al., 2009), dass bei Teilnehmern an der psychoanalytischen Ausbildung die Überzeugung wichtig, das Interesse groß ist und die Selbsterfahrung als ein wichtiger Teil der Ausbildung angesehen wird.

Ausbildung und analytische Identität

Ein entscheidender Faktor bei der Entwicklung der analytischen Identität ist die Lehranalyse oder Ausbildungsanalyse (Friedrich, 1993). Hier werden wesentliche Identifizierungen mit dem Beruf des Analytikers vorgenommen. In der Lehranalyse werden aber auch Probleme bearbeitet, die einer therapeutischen Identität zuwiderlaufen. So müssen beispielsweise narzisstische Probleme behandelt werden. Da ein narzisstischer Analytiker für seinen Patienten perfekt sein will und Idealisierungen bereitwillig annimmt, ist er für die Arbeit mit Patienten nicht geeignet. Kocourková (1997, S. 138) schreibt dazu: »The candidate then shows an obvious defensive effort to keep all the good inside of the analysis and to push all the bad out of it, and the split of ego and object remains.«

Ein ähnliches Problem kann auch in Supervisionen auftreten. Die Supervision ist der Teil der analytischen Ausbildung, in der der Kandidat stark hinsichtlich seiner professionellen Identität geformt wird. Der Supervisor sollte in einer neutralen Position bleiben und nicht als allwissend dastehen – das führt zu narzisstischen Wunden beim Kandidaten, besonders wenn er dafür anfällig ist.

Es wird oftmals Kritik am psychoanalytischen Ausbildungssystem geübt, das zur Errichtung eines starken Über-Ichs und einer Schwächung der Ich-Funktionen führe und das durch die vorherrschenden Ausbildungsprozeduren überangepasste, wenig kreative Kandidaten selektioniere. Pflichthofer (2011) kritisiert, dass die psychoanalytische Ausbildung auch heute noch eine »ideale Praxis« lehre und dass die meisten Kollegen über das, was sie wirklich tun, nicht redeten, auch aus Sorge, es könnte mit dem Attribut »unanalytisch« belegt werden. Bereits während ihrer Ausbildung teilte sie mit vielen Kandidaten die Angst, die Fallvorstellungen könnten als »unanalytisch« kritisiert werden – das Ausschlusskriterium schlechthin.

Wie Nagell, Steinmetzer, Fissaber und Handrich (2009) in ihrem Aufsatz »Das Beziehungserleben, Beziehungserfahrungen der Supervision und der Einfluss auf die psychoanalytische Identitätsfindung der Ausbildungskandidaten« zu bedenken geben, muss, worüber nicht gesprochen werden kann, in der Übertragung wiederholt werden. Das zeigt sich beispielsweise daran, dass in den Lehranalysen der älteren Analytiker (vgl. Barthel et al., 2009) Krieg, Nationalsozialismus und Judenvernichtung bzw. die Haltung zum Judentum vollständig ausgeblendet wurden.

Bei Ausbildungkandidaten fällt oftmals das besonders starke Klammern an bestimmte Theorien auf, vielleicht weil »die richtige Theorie« Identität und authentisches Arbeiten signalisiert – die »richtige Theorie« zu finden ist allerdings angesichts der Theorienvielfalt gar nicht so einfach. Auch in der supervisorischen Situation können sich Machtverhältnisse entwickeln (Nagell et al., 2009), und es ist die Frage, wie diese die selbständige Erarbeitung einer therapeutischen Identität der Ausbildungskandidaten beeinträchtigen. Man kann in Ausbildungsinstituten immer wieder beobachten, dass es theoretische Schulen gibt, die eine bestimmte Vorgehensweise propagieren, und dass sich Ausbildungskandidaten damit stark identifizieren; nicht selten gibt es auch mehrere Schulen an einem Institut. Insbesondere wegen der Theorienvielfalt und weil bestimmte Therapeuten besonders gut mit bestimmten Patienten umgehen können, wird empfohlen, dass Ausbildungsteilnehmer zu verschiedenen Supervisoren gehen. Diese Exploration kann den Blick für die verschiedenen Möglichkeiten weiten, auch im Hinblick auf eine gute Passung zwischen der Störung und Struktur des Patienten und den eigenen Möglichkeiten und Präferenzen.

Die Aufnahme in die analytische Fachgesellschaft ist ein weiterer Schritt zur analytischen Identität. Wie geht die Gesellschaft mit kreativen und selbständigen jungen Therapeuten um? Können diese sich mit den Zielen ihrer Gesellschaft identifizieren, ist noch »Platz fürs Selbst« oder gibt es viel Rivalität? Man ist in den letzten Jahren verstärkt auf diese Fragen aufmerksam geworden. Organisationen, die dadurch gekennzeichnet sind, dass eine Spaltung vorgenommen wird in Personen, die die »Idealform der Psychoanalyse« vertreten, und in andere, die für inkompetent und unanalytisch gehalten werden, tun der Kreativität der analytischen Bewegung nicht gut. Spaltungen haben aber, wie wir gesehen haben, eine lange Tradition in der Psychoanalyse. Man definiert sich durch das, was man ist, und das, was man nicht ist.

Störungsspezifität und ein hinreichendes Maß an Exploration in die Breite

In diesem Buch ist deutlich geworden, dass veränderte Lebenswelten zu einer Vielzahl von Identitätsproblemen geführt haben und dass die Wahrnehmung des Selbst, das Zusammenfügen von nichtkohärenten Identitätsfragmenten und eine lebenslange Identitätsarbeit vonnöten sind. Diese Probleme verstecken sich hinter sehr verschiedenen Symptomen. In den letzten zwei Jahrzehnten wird eine störungsspezifische Vorgehensweise diskutiert; dieser Trend hat aktuell sehr zugenommen. Natürlich ist es richtig, dass allgemeine Aussagen über die Wirkung einer Psychotherapie zu kurz greifen und dass manche Störungsbilder überhaupt nur durch störungsspezifische Ansätze behandelbar sind. Inzwischen liegen für immer mehr Störungsgruppen manualisierte, wirksamkeitsüberprüfte Ansätze vor. Allerdings haben wir eine zunehmende Zahl von Identitätsproblemen bei sehr verschiedenen Krankheitsbildern, und Komorbidität, ein Phänomen, das früher nur für jugendliche Patienten galt, hat sich inzwischen auf das Erwachsenenalter ausgedehnt. Für diese Gruppe von Krankheitsbildern scheidet ein störungspezifischer Ansatz aus. Caspar (2011) gibt in seiner Kritik störungsspezifischer Ansätze auch zu bedenken, dass Studientherapeuten in ihrer Ausbildung nicht sehr viele verschiedenen Ansätze auf hohem Niveau erlernen können, und er geht von 1 bis 2 unterschiedlichen therapeutischen Richtungen aus. Exploration ist also gut und richtig, aber eine zu starke Exploration in die Breite kann die therapeutische Identität der Ausbildungsteilnehmer beschädigen.

Die Arbeitsanforderungen an Analytiker sind vielfältiger geworden, auch das Spektrum der Patienten, die in analytische Behandlung kommen, hat sich wesentlich erweitert. Psychoanalytiker sind – genau wie ihre Patienten – eine sehr heterogene Gruppe von Individuen mit ihrer je ganz eigenen Biographie, Ausbildung und Motivation. Exploration ist auch für schon lange Berufstätige sinnvoll, sie hat aber auch, gerade wenn es um Exploration in die Breite geht, ihre klaren gesundheitsgefährdenden Grenzen (vgl. Kap. 2, S. 28). Stabilität, Kontinuität und Kohärenz sind die entscheidenden identitätstiftenden Merkmale auch für Therapeuten, und unsere Patienten brauchen Therapeuten mit solchen Merkmalen heute mehr denn je.

Abbildungsnachweis

Kommunes Kunstsamlinger, Oslo, Norway / © DACS / Bridgeman Berlin / VG Bild-Kunst, Bonn: Wanderer in der Nacht: Selbstportrait von Edvard Munch (1863–1944): Abb. 7a, S. 71

Nasjonalgalleriet, Oslo, Norway / Index / The Bridgeman Art Library / VG Bild-Kunst, Bonn: Pubertät, 1894 (Öl auf Leinwand) von Edvard Munch (1863–1944): Abb. 5, S. 52

© The Munch Museum / The Munch Ellingsen Group / VG Bild-Kunst, Bonn 2012: Abb. 6a/6b, S. 70, Abb. 7b, S. 71

© Smithsonian Institution / Corbis: Eleven A. M. von Edward Hopper: Abb. 13, S. 123.

© Pepa Hristova / Ostkreuz: Abb. 16, S. 142

Literatur

Abelin, E. (1971). *The role of the father in the separation-individuation process.* In: J. B. McDevitt & C. F. Settlage (Hrsg.), *Separation – individuation.* New York: International University Press, S. 128 – 148.

Adams, G. & Dzokoto, V. A. (2003). Self and identity in African studies. *Self and Identity,* 2, 345 – 359.

Adelman, M. & Ruggi, L. (2008). The beautiful and the object: Gender, identity and constructions of the body in contemporary Brazilian culture. *Current Sociology,* 56, 555 – 586.

Akande, A. (2009). Comparing social behavior across culture and nations: The »what« and »why« questions. *Social Indicators Research,* 92, 591 – 608.

Albani, C., Kühnast, B., Pokorny, D., Glaser, G. & Kächele, H. (2001). Beziehungsmuster in Träumen und Geschichten über Beziehungen in einem psychoanalytischen Prozess. *Forum der Psychoanalyse,* 17, 287 – 296.

Albaret, C. (1974). *Monsieur Proust.* München: Kindler.

Albee, E. (1963). *Wer hat Angst vor Virginia Wolf.* Frankfurt am Main, Hamburg: Fischer.

Alegiani, R. (2009). *Die späte Suche nach Grund. Eine analytische Psychotherapie im höheren Alter.* Göttingen: Vandenhoeck & Ruprecht.

Almendinger, J. & Nikolai, R. (2006). Bildung und Herkunft. Soziale Milieus. *Aus Politik und Zeitgeschichte (APuZ),* 44, 32 – 38.

Arbeitskreis OPD (Hrsg.) (2006). *Operationalisierte Psychodynamische Diagnostik OPD 2. Das Manual für Diagnostik und Therapieplanung.* Bern: Huber.

Arbeitskreis OPD-KJ (Hrsg.) (2007). *Operationalisierte Psychodynamische Diagnostik im Kindes- und Jugendalter. Grundlagen und Manual* . Bern: Huber.

Arnett, J. J. (2004). *Emerging adulthood: The winding road from the late teens through the twenties.* Oxford: Oxford University Press.

Arnett, J. J. (2006). The psychology of emerging adulthood: What is known, and what remains to be known? In: J. J. Arnett & J. L. Tanner (Hrsg.). *Emerging adults in America: Coming of age in the 21st century.* Washington, DC: American Psychological Association, S. 303 – 330.

Aydt, H. & Corsaro, W. A. (2003). Differences in children's construction of gender across culture. *American Behavioral Scientist,* 46, 1306 – 1325.

Bachmann, H. I. (2009). *Malen als Lebensspur.* Stuttgart: Klett-Cotta.

Bachmann, I. (1971). *Malina. Roman.* Frankfurt am Main: Suhrkamp.

Bailey, J. M., Bechtold, K. T. & Berenbaum, S. A. (2002). Who are tomboys and why should we study them? *Archives of Sexual Behavior,* 31, 333 – 341.

Bakermans-Kranenburg, M. J. & van IJzendoorn, M. H. (2009). The first 10 000 Adult Attachment Interviews: Distributions of adult attachment representations in clinical and non-clinical groups. *Attachment & Human Development,* 11, 223 – 263.

Baltes, P. B. (1999). Alter und Altern als unvollendete Architektur der Humanontogenese. *Zeitschrift für Gerontologie und Geriatrie, 32*,. 433–448.

Barber, B. K. (2002). *Intrusive parenting. How psychological control affects children and adolescents.* Washington, DC: American Psychological Association.

Barber, B. K., Stolz, H. E., Olsen, J. A. & Maugham, S. L. (2005). *Parental support, psychological control, and behavioral control: Assessing relevance across time, method, and culture.* (Monographs of the Society for Research in Child Development, 70/4). Boston, Mass.: Blackwell.

Barnow, S., Stopsack, M., Ulrich, I., Falz, S., Dudeck, M., Spitzer, C., Grabe, H.-J. & Freyberger, H. J. (2009). Prävalenz und Familiarität von Persönlichkeitsstörungen in Deutschland: Ergebnisse der Greifswalder Familienstudie. *Psychotherapie und Psychologische Medizin, 60*, 334–341.

Barthel, Y., Ullrich, P., Thomä, H. & Schwarz, R. (2009). Ausbildungs- und Berufserfahrung älterer Psychoanalytiker. *Forum Psychoanalyse, 25*, 185–198.

Ben Jelloun, T. (1989). *Sohn ihres Vaters.* (rororo) Reinbek b. Hamburg: Rowohlt.

Benson, R. M. (1980). Narcissistic guardians: Developmental aspects of transitional objects, imaginary companions, and career fantasies. *Adolescent Psychiatry, 8*, 253–264.

Bernfeld, S. (1923). Über eine typische Form der männlichen Pubertät. *Imago, 9*, 169–188.

Berry, J. W. (1997). Immigration, acculturation and adaptation. *Applied Psychology: An International Review, 46*, 5–68.

Beyers, W. & Seiffge-Krenke, I. (2010). Does identity precede intimacy? Testing Erikson's theory on romantic development in emerging adults of the 21st century. *Journal of Adolescent Research, 25*, 387–415.

Binswanger, L. (2007). *Aby Warburg. Die unendliche Heilung.* Zürich, Berlin: diaphanes.

Bion, W. R. (1962). Learning from experience. London: Heinemann. (Deutsch [1990]: *Lernen durch Erfahrung.* Frankfurt am Main: Suhrkamp.)

Bion, W. R. (1967/1993). *Second thoughts: Selected papers on psychoanalysis.* London: Karnac Maresfield Library.

bkj [Bundesverband der Kinder- und Jugendlichenpsychotherapeutinnen und Kinder- und Jugendlichenpsychotherapeuten] (2002). *Viele Seelen wohnen doch in meiner Brust. Identitätsarbeit in der Psychotherapie mit Jugendlichen.* Münster: Verlag für Psychotherapie.

Blos, P. (1954). Prolonged adolescence. *American Journal of Orthopsychiatry, 24*, 733–742.

Blos, P. (1967). The second individuation process of adolescence. *Psychoanalytic Study of the Child, 23*, 245–263.

Blos, P. (1973/2001). *Adoleszenz. Eine psychoanalytische Interpretation.* Stuttgart: Klett-Cotta.

Boeger, A., Seiffge-Krenke, I. & Schmidt, C. (1995). »Ein Körper für zwei«: Chronisch kranke Jugendliche und ihre Mütter. *Forum Psychoanalyse, 11*, 150–159.

Bohleber, W. (1987). Verlängerte Adoleszenz. Identitätsbildung und Identitätsstörung im jungen Erwachsenenalter. *Jahrbuch der Psychoanalyse, 21*, 58–84.

Bohleber, W. (1992). Identität und Selbst. Bedeutung der neueren Entwicklungsforschung für die psychoanalytische Theorie des Selbst. *Psyche, 46*, 336–365.

Boos-Nünning, U. & Karakasoglu, Y. (2002). *Partizipation und Chancengleichheit von zugewanderten Kindern und Jugendlichen in der Jugendhilfe. Migrantenkinder in der Jugendhilfe.* (Autorenband 6 der SPI-Schriftenreihe) München: Eigenverlag.

Bowlby, J. (1980). *Attachment and loss.* Bd. 3: *Loss: Sadness and depression.* New York: Basic Books. (Deutsch [1983]: *Verlust.* Frankfurt am Main: Fischer.)

Brecht, B. (2004). *Geschichten vom Herrn Keuner.* Frankfurt am Main: Suhrkamp.

Brown, B.B. (1999). »You're going out with who?«: Peer group influences on adolescent romantic relationships. In: W. Furman, B.B. Brown & C. Feiring (Hrsg.), *The development of romantic relationships in adolescence.* New York: Cambridge University Press, S. 235 – 265.

Buber, M. (1979). *Ich und Du.* [Erstaufl. 1923] Heidelberg: Verlag Lambert Schneider.

Budde, J. & Faulstich-Wieland (2005). Jungen zwischen Männlichkeit und Schule. In: V. King & K. Flaake (2005), *Männliche Adoleszenz.* Frankfurt am Main: Campus, S. 37 – 56.

Bundesamt für Migration und Flüchtlinge (Hrsg.) (2005). *Ausländerzahlen.* Bonn: Druckhaus Brümmer (Broschüre erhältlich unter: info@bamf.de, oder Download im Netz unter: www.bamf.de; Stand: 31. 12. 2005).

Caspar, F. (2011). Hat sich der störungsspezifische Ansatz in der Psychotherapie »zu Tode gesiegt«? (Editorial) *Psychotherapie und Psychologische Medizin,* 61, 199.

Cermak, I. (2006). *Ich klage nicht. Begegnungen mit der Krankheit in Selbstzeugnissen schöpferischer Menschen.* Diogenes-Verlag.

Chisholm, L. & Hurrelmann, K. (1995). Adolescence in modern Europe. Pluralized transition patterns and their implications for personal and social risks. *Journal of Adolescence,* 18, 129 – 158.

Clarkin, J. F., Yeomans, F. E. & Kernberg, O. F. (2006). *Psychotherapy of borderline personality: Focusing on object relations.* Washington, DC: American Psychiatric Publishing.

Clement, U. (2004). *Systemische Sexualtherapie.* Stuttgart: Klett-Cotta.

Condrau, G. & Schipperges, H. (1993). *Unsere Haut. Spiegel der Seele, Verbindung zur Welt.* Zürich: Kreuz.

Connell, R. W. (1999/2000). Der *gemachte Mann: Konstruktion und Krise von Männlichkeiten.* Opladen: Leske + Budrich.

Connolly, M., Crits-Christoph, P., Shapell, S., Barber, J., Luborsky, L. & Shaffer, C. (1999). Relation of transference interpretations to outcome in the early session of brief supportive expressive psychotherapy. *Psychotherapy Research,* 9, 485 – 495.

Conzen, P. (2010). Erik H. Erikson: Der Pionier der psychoanalytischen Identitätstheorie. *Forum Psychoanalyse,* 26, 389 – 411.

Cook, J. L. & Jones, R. M. (2002). Congruency of identity style in married couples. *Journal of Family Issues,* 23, 912 – 926.

Côté, J. E. & Schwartz, S. J. (2002). Comparing psychological and sociological approaches to identity: Identity status, identity capital, and the individualization process. *Journal of Adolescence,* 25, 571 – 586.

Cramer, P. (2000). Development of identity: Gender makes a difference. *Journal of Research in Personality,* 34, 42 – 72.

Crea, T. M. & Barth, R. P. (2009). Patterns and predictors of adoption openness and contact: 14 years postadoption. *Family Relations,* 58, 607 – 620.

Cremerius, J. (1990). Freud bei der Arbeit über die Schulter geschaut. Seine Technik im Spiegel von Schülern und Patienten. In: J. Cremerius (Hrsg.), *Vom Handwerk des Psychoanalytikers: Das Werkzeug der psychoanalytischen Technik.* Stuttgart: Fromann-Holzboog, S. 326 – 363.

Crits-Christoph, P., Barber, J. & Kurcias, J. S. (1993). The accuracy of therapists' interpretations and the development of the therapeutic alliance. *Psychotherapy Research,* 3, 25 – 35.

Damon, W. & Hart, C. (1988). *Self-understanding in childhood and adolescence.* New York: Cambridge University Press.

Davis, K. (2010). Coming of age online: The developmental underpinnings of girls' blogs. *Journal of Adolescent Research,* 25, 145 – 171.

Davis, J. R. (2006). Growing up punk. Negotiating aging identity in a local music scene. *Symbolic Interaction,* 29, 63 – 69.

de Angelis, A. (2010). Ursachen für Scheidung/Trennung. In: H. Werneck & S. Werneck-Rohrer (Hrsg.), *Psychologie der Scheidung und Trennung.* Wien: Facultas Universitätsverlag, S. 45 – 56.

de Bono, E. (1980). *Kinderlogik löst Probleme.* Bern & München: Scherz.

Decety, J. & Meyer, M. (2008). From emotion resonance to empathic understanding: A social developmental neuroscience account. *Development and Psychopathology,* 20, 1053 – 1080.

Demir, M. (2008). Sweetheart, you really make me happy: Romantic relationship quality and personality as predictors of happiness among emerging adults. *Journal of Happiness Studies,* 9, 257 – 277.

DeWall, C. N., Buffardi, L. E., Bonser, I. & Campbell, W. K. (2011). Narcissism and implicit attention seeking: Evidence from linguistic analyses of social networking and online presentation. *Personality and Individual Differences,* 51, 57 – 62.

Dill, H., Höfer, R. & Keupp, R. (1999). *Jugendgesundheit zwischen den Kulturen – eine Befragung an Münchner Berufsschulen.* München: Institut für Praxisforschung und Projektberatung (IPP).

Dolto, F. (1973). *Der Fall Dominique.* Frankfurt am Main: Suhrkamp.

Drigalski, D. v. (2003). *Blumen auf Granit. Eine Irr- und Lehrfahrt durch die deutsche Psychoanalyse.* Aktualisierte Neuaufl. Berlin: Lehmann Antipsychiatrieverlag.

du Bois, R. (2002): Was Therapeuten von jugendlichen Patienten lernen können. In: bkj (Hrsg), *Viele Seelen wohnen doch in meiner Brust.* Münster: Verlag für Psychotherapie, S. 25 – 42.

Dumas, T. M., Lawford, H. W., Tieu, T. & Pratt, M. W. (2009). Positive parenting in adolescence and its relation to low point narration and identity status in emerging adulthood: A longitudinal analysis. *Developmental Psychology,* 45, 1531 – 1544.

Eckhardt-Henn, A. (1998). Psychoanalytische Aspekte der Autodestruktion. In: J. Wiesse & P. Joraschky (Hrsg.), *Psychoanalyse und Körper.* Göttingen: Vandenhoeck & Ruprecht, S. 9 – 27.

Eickhoff, F. W. (2011). Primäre Identifizierung: Plädoyer für ein umstrittenes Konzept. *Psyche*, 65, 63 – 83

Eizirik, C. C., Schneider, W. & Wellendorf, F. (2008). Psychoanalytische Identität früher und heute. *Forum Psychoanalyse*, 24, 289 – 298.

Elias, N. (1976). *Über den Prozess der Zivilisation*. Frankfurt am Main: Suhrkamp.

Elkind, D. (1967). Egocentrism in adolescence. *Child Development*, 38, 1025 – 1034.

Endepohls, M. (1995). *Lebensphasen im Wandel. Alltagspsychologische Definitionen des Jugend- und Erwachsenenalters*. Bonn: Holos-Verlag.

Erdély, Z. E. (1989). *Wie sag ich's meiner Mutter. Das enteignete Selbst*. Frankfurt am Main: Fischer.

Erdheim, M. (1982). *Die gesellschaftliche Produktion von Unbewusstheit*. Frankfurt am Main: Suhrkamp.

Erikson, E. H. (1959). *Identity and the life cycle*. New York: W. W. Norton. (Deutsch [1971]: *Identität und Lebenszyklus*. Frankfurt am Main: Suhrkamp.)

Erikson, E. H. (1964). *Insight and responsibility*. New York: W. W. Norton. (Deutsch [1992]: *Einsicht und Verantwortung. Die Rolle des Ethischen in der Psychoanalyse*. Frankfurt am Main: Fischer Taschenbuch Verlag.)

Erikson, E. H. (1965). *Kindheit und Gesellschaft*. Stuttgart: Klett.

Erikson, E. H. (1968). *Identity, youth and crisis*. New York: W. W. Norton. (Deutsch [2003]. *Jugend und Krise. Die Psychodynamik im sozialen Wandel*. Stuttgart: Klett-Cotta.)

Erikson, E. H. (1982). *The life cycle completed*. New York: W. W. Norton. (Deutsch [1995]: *Der vollständige Lebenszyklus*. Frankfurt am Main: Suhrkamp.)

Erikson, E. H. (1983). Der Lebenszyklus und die neue Identität der Menschheit. Erik H. Erikson im Gespräch. *Psychologie Heute*, 12, 28 – 41.

Erim, Y. (2001). Muttersprachliche Gruppentherapie mit türkeistämmigen Migrantinnen. *Gruppenpsychotherapie und Gruppendynamik*, 37, 158 – 176.

Erim, Y. & Senf, W. (2003). Psychotherapie mit Migranten. Interkulturelle Aspekte der Psychotherapie. *Psychotherapeut*, 47, 336 – 346.

Erim, Y., Toker, M., Aygün, S., Özdemir, Z., Renz, M. & Gün A. K. (2010). Essener Leitlinien zur interkulturellen Psychotherapie: Interkulturalität in psychotherapeutischer Praxis, Aus- und Fortbildung, Forschung und in der Öffnung von Institutionen. *Psychotherapie im Dialog*, 11, 299 – 305.

Ermann, M. (2004). Identity in change. *International Forum of Psychoanalysis*, 13, 209 – 210.

Ermann, M. (2011). Identität, Identitätsdiffusion, Identitätsstörung. *Psychotherapeut*, 56, 135 – 141.

Farver, J. A. M., Narang, S. K. & Bhadha, B. R. (2002). East meets west: Ethnic identity, acculturation, and conflict in Asian Indian Families. *Journal of Family Psychology*, 16 , 338 – 350.

Fend, H. (1988). *Sozialgeschichte des Aufwachsens*. Frankfurt am Main: Suhrkamp.

Foelsch, P. A., Odom, A. & Kernberg, O. F. (2008). Treatment of adolescents with identity diffussion: A modification of transference focused psychotherapy. *Santé mentale au Québec*, 33, 37 – 60.

Foelsch, P. A., Odom, A., Arena, H., Krischer, M., K., Schmeck, K. & Schlüter-Müller, S.

(2010). Differenzierung zwischen Identitätskrise und Identitätsdiffusion und ihre Bedeutung für die Behandlung. *Praxis der Kinderpsychologie und Kinderpsychiatrie,* 59, 418–434.

Fonagy, P. & Luyten, P. (2009). A developmental, mentalization-based approach to the understanding and treatment of borderline personality disorder. *Development and Psychopathology,* 21, 1355–1381.

Fooken, I. & Lind, I. (1997). *Scheidung nach langjähriger Ehe im mittleren und höheren Erwachsenenalter.* (Schriftenreihe des Bundesministerium für Familie, Senioren, Frauen und Jugend, Bd. 113) Stuttgart: Kohlhammer.

Fraiberg, S., Adelson, E. & Shapiro, V. (1975). Ghosts in the nursery: A psychoanalytic approach to the problems of impaired infant-mother relationships. *Journal of the American Academy of Psychiatry,* 14, 387–421.

Franieck, L. & Günter, M. (2010). *On latency: Individual development, narcissistic impulse reminiscence and cultural ideal.* London: Karnac Books.

French, S. E., Seidman, E., Allen, L. & Aber, J. L. (2006). The development of ethnic identity during adolescence. *Developmental Psychology,* 42, 1–10.

Freud, S. (1895). Studien über Hysterie: Zur Psychotherapie der Hysterie, *GW I,* Frankfurt am Main: Fischer, S. 252–312.

Freud, S. (1905/2000). Drei Abhandlungen zur Sexualtheorie. *GW V,* Frankfurt am Main: Fischer, S. 30–45.

Freud, S. (1907). Zur sexuellen Aufklärung der Kinder (Offener Brief an Dr. M. Fürst). *GW VII,* Frankfurt am Main: Fischer, S. 19–27.

Freud, S. (1909/2000). Der Familienroman der Neurotiker. *GW VII,* Frankfurt am Main: Fischer, S. 227–231.

Freud, S. (1910). Eine Kindheitserinnerung des Leonardo da Vinci. GW VIII, Frankfurt am Main: Fischer, S. 127–211.

Freud, S. (1914a/2000). Erinnern, Wiederholen und Durcharbeiten. *GW X,* Frankfurt am Main: Fischer, S. 126–136.

Freud, S. (1914b/2000). Zur Psychologie des Gymnasiasten. *GW X,* Frankfurt am Main: Fischer, S. 204–207.

Freud, S. (1923/2000). Das Ich und das Es. *GW XIII,* Frankfurt am Main: Fischer, S. 237–289.

Freud, S. (1968). *Brautbriefe. Briefe an Martha Bernays aus den Jahren 1882–1886.* Hrsg und mit einem Vorwort von Ernst L. Freud. Frankfurt a. M.: Fischer.

Freund, M. (2006). *Auf der Couch. The New Yorker Cartoons über Psychoanalyse.* Wien: Bibliophile Edition.

Friedrich, H. (1993). Contemporary psychoanalytical identity and its roots in the history of science. *International Forum of Psychoanalysis,* 2, 242–252.

Fromm, E. (1956). *Die Kunst des Liebens.* Berlin: Ullstein.

Fryberg, S. A. & Markus, H. R. (2003). On being American Indian: Current and possible selves. *Self and Identity,* 2, 325–344.

Gaines, L. M., Duvall, J., Webster, J. M. & Smith, R. H. (2005). Feeling good after praise for a successful performance: The importance of social comparison information. *Self and Identity,* 4, 373–389.

Galin, A. & Avraham, S. (2009). A cross-cultural perspective on aggressiveness in the workplace: A comparison between Jews and Arabs in Israel. *Cross-Cultural Research,* 43, 30 – 45.

Garrett-Peters, R. (2009). »If I don't have to work anymore, who am I?«: Job loss and collaborative self-concept repair. *Journal of Contemporary Ethnography,* 38, 547 – 583.

Gaunt, R. (2008). Maternal gatekeeping: Antecedents and consequences. *Journal of Family Issues,* 29, 373 – 395.

Gavranidou, M. & Abdallah-Steinkopff, B. (2007). Brauchen Migrantinnen und Migranten eine andere Psychotherapie? *Psychotherapeutenjournal,* 6, 353 – 361.

Gerisch, B. (2003). *Die suizidale Frau. Psychoanalytische Hypothesen zur Genese.* Göttingen: Vandenhoeck & Ruprecht.

Giarrusso, R., Stallings, M. & Bengtson, V. L. (1995). The »intergenerational stake« hypothesis revisited: Parent-child differences in perceptions of relationships 20 years later. In: V. L. Bengtson, K. W. Schaie & L. M. Burton (Hrsg.), *Adult intergenerational relations: Effects of societal change.* New York: Springer, S. 227 – 263.

Giddens, A. (1993). *Wandel der Intimität.* Frankfurt am Main: Fischer.

Gidion, H. (2005). *Bin ich das? Oder das? Literarische Gestaltungen der Identitätsproblematik.* Göttingen: Vandenhoeck & Ruprecht.

Gilligan, C. (1982). *In a different voice.* Cambridge, Mass.: Harvard University Press.

Gilligan, C. (1996). The centrality of relationship in human development: A puzzle, some evidence and a theory. In: G. G. Noam & K. W. Fischer (Hrsg.), *Development and vulnerability in close relationships.* Mahwah, NJ: Lawrence Erlbaum, S. 237 – 261.

Gleaves, D. H., May, M. C. & Cardena, E. (2001). An examination of the diagnostic validity of dissociative identity disorder. *Clinical Psychological Review,* 21, 577 – 608.

Glier, B. & Erim, Y. (2003). Schmerz bei Migranten aus der Türkei. In: H.-D. Basler, C. Franz, B. Kröner-Herwig & H.-P. Rehfisch (Hrsg.), *Psychologische Schmerztherapie.* Heidelberg: Springer, S. 227 – 240.

Goldenberg, J. L. & Shackelford, T. I. (2005). Is it me or is it mine? Body-self integration as a function of self-esteem, body-esteem, and mortality salience. *Self and Identity,* 4, 227 – 241.

Grant, B. F., Chou, S. P., Goldstein, R. B., Huang, B., Stinson, F. S., Saha, T. S., Smith, S. M., Dawson, D. A., Pulay, A. J., Pickering, R. P. & Ruan, W. J. (2008). Prevalence, correlates, disability and comorbidity of DSM-IV borderline personality disorder: Results from the wave 2 National Epidemiologic Survey on alcohol and related conditions. *Journal of Clinical Psychiatry,* 69, 533 – 545.

Gray, M. R. & Steinberg, L. (1999). Adolescent romance and the parent-child relationship: A contextual perspective. In: W. Furman, B. B. Brown & C. Feiring (Hrsg.), *The development of romantic relationships in adolescence.* Cambridge: Cambridge University Press, S. 291 – 329.Gross, E. F. (2004). Adolescent internet use: What we expect, what teens report. *Journal of Applied Developmental Psychology,* 25, 633 – 649.

Grubrich-Simitis, I. & Hirschmüller, A. (Hrsg.) (2011). *Sigmund Freud, Martha Bernays: Sei mein, wie ich mir's denke. Die Brautbriefe.* Frankfurt am Main: Fischer.

Gruen, A. (2009). *Der Verrat am Selbst.* München: dtv.

Günter, M. (2008). Entwertung, Gruppenidentität und Idealisierung des Agressors bei gewalttätigen Jugendlichen in Ost und West. *Kinderanalyse,* 16, 158 – 170.

Habermas, T. & Bluck, S. (2000). Getting a life: The emergence of the life story in adolescence. *Psychological Bulletin,* 126, 248 – 269.

Haid, M. L. & Seiffge-Krenke, I. (2012, im Druck). Elternbeziehungen und Identitätsentwicklung: Was verursacht Stress bei immigrierten und deutschen Jugendlichen und wie gehen beide Gruppen damit um? *Zeitschrift für Soziologie der Erziehung und Sozialisation.*

Hall, J. M. (2008). Tomboys: Meanings, marginalization, and misunderstandings. *Issues in Mental Health Nursing,* 29, 555 – 565.

Hammack, P. L., Thompson, E. M. & Pilecki, A. (2009). Configurations of identity among sexual minority youth: Context, desire, and narrative. *Journal of Youth and Adolescence,* 38, 867 – 883.

Harter, S. (2006). The self. In: N. Eisenberg, W. Damon & R. M. Lerner (Hrsg.), *Handbook of child psychology,* Bd. 3: *Social, emotional, and personality development.* New York: Wiley, S. 505 – 570.

Haugaard, J. J. & Hazan, C. (2003). Adoption as a natural experiment. *Development and Psychopathology,* 15, 909 – 926.

Havighurst, R. J. (1953). *Developmental task and education.* New York: McKay.

Hermann, A. D., Lucas, G. M. & Friedrich, J. (2008). Individual differences in perceived esteem across cultures. *Self and Identity,* 7, 151 – 167.

Herpertz, S. C., Habermeyer, V. & Bronisch, T. (2011). Persönlichkeitsstörungen. In: H.-J. Möller, G. Laux & H.-P. Kapfhammer (Hrsg.), *Psychiatrie, Psychosomatik, Psychotherapie.* 4. Aufl. Bd. 2: *Spezielle Psychiatrie.* Berlin u. a.: Springer, S. 989 – 1060.

Hirsch, M. (Hrsg.) (1989a). *Der eigene Körper als Objekt. Zur Psychodynamik selbstdestruktiven Körperagierens.* Berlin u. a.: Springer.

Hirsch, M. (1989b). Die Unfähigkeit, gemeinsam zu frühstücken. Über eine Beziehungsstörung an der Grenze zur sexuellen Perversion. *Forum Psychoanalyse,* 5, 52 – 60.

Hirsch, M. (1999). Psychodynamik und Identitätsschicksal des Ersatzkindes. In: H. Sohni (Hrsg.), *Geschwisterlichkeit. Horizontale Beziehungen in Psychotherapie und Gesellschaft.* Göttingen: Vandenhoeck & Ruprecht, S. 82 – 99.

Hirsch, M. (2002). Wie der Körper spricht – Zur Kommunikationsfunktion des Körpers in der analytischen Psychotherapie. In: Ders. (Hrsg.), *Der eigene Körper als Symbol? Der Körper in der Psychoanalyse von heute.* Gießen: Psychosozial-Verlag, S. 237 – 265.

Hollingsworth, S. (Hrsg.) (1997). *International action research: A casebook for educational reform.* London: Falmer Press.

Honneth, A. (2000). Objektbeziehungstheorie und postmoderne Identität. Über das vermeintliche Veralten der Psychoanalyse. *Psyche,* 54, 1087 – 1109.

Hopkin, D. M. (2003). Love riddles, couple formation, and local identity in Eastern France. *Journal of Family History,* 28, 339 – 363.

Hornsey, M. J. & Jetten, J. (2005). Loyalty without conformity: Tailoring self-perception as a means of balancing belonging and differentiation. *Self and Identity,* 4, 91 – 95.

Hotchner, A. E. (1990). *Hemingway und seine Welt.* München: Heyne.

Huang, Y.-R. (2006). Identity and intimacy crises and their relationship to internet dependence among college students. *CyberPsychology & Behavior*, 9, 571 - 576.

Hübner, W. (2009). Notwendige Regelverletzungen. Der Analytiker als Vermittler zwischen der Welt der inneren und der Welt der äußeren Objekte. *Psyche*, 63, 22 - 49.

Hübner, W. (2011). Psychoanalytische Geschenke und Anderes. Wie aktiv dürfen wir sein? In: P. Diederichs, J. Frömmer & F. Wellendorf (Hrsg.), *Äußere und innere Realität*. Stuttgart: Klett-Cotta, S. 109 - 125.

Huddleston, J. & Ge, X. (2003). Boys at puberty: Psychosocial implications. In: C. Hayward (Hrsg.), *Gender differences at puberty*. Cambridge: Cambridge University Press, S. 113 - 134.

Hüther, G. (2005). *Die Macht der inneren Bilder*. Göttingen: Vandenhoeck & Ruprecht.

James, W. (1890). *The principles of psychology*. 2 Bde. New York: Henry Holt and Company.

Jamis, R. (2006). *Frida Kahlo*. München: Goldmann.

Jaspers, K. (1973). *Philosophie II. Existenzerhellung*. Berlin u. a.: Springer.

Johnson, H. D., Brady, E., McNair, R., Congdon, D., Niznik, J. & Anderson, S. (2007). Identity as a moderator of gender differences in the emotional closeness of emerging adults' same- and cross-sex friendships. *Adolescence*, 42, 1 - 23.

Johnson, J. T. (2009). The once and future self: Beliefs about temporal change in goal importance and goal achievement. *Self and Identity*, 8, 94 - 112.

Kan, C., Karasawa, M. & Kitayama, S. (2009). Minimalist in style: Self, identity and well-being in Japan. *Self and Identity*, 8, 300 - 317.

Kanten, A. B. & Teigen K. H. (2008). Better than average and better with time. Relative evaluations of self and others in the past, present, and future. *European Journal of Social Psychology*, 38 (2), 343 - 353.

Kashima, Y., Kashima, E., Farsides, T., Kim, U., Strack, F., Werth, L. & Yuki, M. (2004). Culture and context-sensitive self: The amount and meaning of context-sensitivity of phenomenal self differ across cultures. *Self and Identity*, 3, 125 - 141.

Kast, V. (2010). *Was wirklich zählt, ist das gelebte Leben. Die Kraft des Lebensrückblicks*. Freiburg: Kreuz-Verlag.

Kegan, R. (1986). *Die Entwicklungsstufen des Selbst*. München: Kindt Verlag.

Kernberg, O. F. (1975). *Borderline-Störungen und pathologischer Narzissmus*. Frankfurt am Main: Suhrkamp.

Kernberg, O. F. (1977). The structural diagnosis of borderline personality organization. In: M. P. Hartocollis (Hrsg.), *Borderline personality disorders: The concept, the syndrome, the patient*. New York: I. U. P., S. 87 - 121.

Kernberg, O. F., Yeomans, F. E., Clarkin, J. F. & Levy, K. N. (2008). Transference focused psychotherapy: Overview and update. *International Journal of Psychoanalysis*, 89, 601 - 620.

Kernberg, P. F., Weiner, A. S. & Bardenstein, K. K. (2001). *Persönlichkeitsstörungen bei Kindern und Jugendlichen*. Stuttgart: Klett-Cotta.

Kerpelman, J. L., Pittman, J. F. & Adler-Baeder, F. (2008). Identity as a moderator of intervention related change: Identity style and adolescents' response to relationship education. *Identity*, 8, 151 - 171.

Kieselbach, T. (2007). *Arbeitslosigkeit, soziale Exklusion und Gesundheit: Zur Notwendigkeit eines sozialen Geleitschutzes in beruflichen Transitionen.* Bundesweiter Kongress Armut und Gesundheit, Dokumentation 12, Berlin.

Kins, E., Soenens, B. & Beyers, W. (2011). »Why do they have to grow up so fast?« Parental separation anxiety and emerging adults' pathology of separation-individuation. *Journal of Clinical Psychology,* 67, 647 – 664.

Koch, E., Hartkamp, N., Siefen, R. G. & Schouler-Ocak, M. (2009). Patienten mit Migrationshintergrund in stationärpsychiatrischen Einrichtungen. *Nervenarzt,* 79, 328 – 329.

Kocourková, J. (1997). The identity of the psychoanalyst. *International Forum of Psychoanalysis,* 6, 137 – 140.

Kohl, W. (2011). *Leben oder gelebt werden.* München: Integral-Verlag.

Kolip, P. (2008). Geschlechtergerechte Gesundheitsförderung und Prävention. *Bundesgesundheitsblatt, Gesundheitsforschung und Gesundheitsschutz 2008,* 51, 28 – 35.

Koller, V. (2008). »Not just a colour«: Pink as a gender and sexuality marker in visual communication. *Visual Communication,* 7, 395 – 423.

Körner, J. (1989). Arbeit an der Übertragung? Arbeit in der Übertragung! *Forum der Psychoanalyse,* 5, 209 – 223.

Körner, J. (2000). Abstinenz. In: W. Mertens & B. Waldvogel (Hrsg.), *Handbuch psychoanalytischer Grundbegriffe.* Stuttgart: Kohlhammer, S. 1 – 5.

Körner, J. & Rosin, U. (1985). Das Problem der Abstinenz in der Psychoanalyse. *Forum Psychoanalyse,* 55, 97 – 136.

Korobov, N. & Thorne, A. (2006). Intimacy and distancing: Young men's conversations about romantic relationships. *Journal of Adolescent Research,* 21, 28 – 55.

Kristeva, L. (1994). *Die neuen Leiden der Seele.* Hamburg: Junius.

Kroeber, T. (1989). *Ishi in two worlds.* Berkeley: University of California Press.

Kroger, J., Martinussen, M. & Marcia, J. E. (2010). Identity status change during adolescence and young adulthood: A meta-analysis. *Journal of Adolescence,* 33, 683 – 698.

Krüll, M. (1979). *Freud und sein Vater.* München: C. H. Beck.

Krüll, M. (1991). *Im Netz des Zauberers. Eine Geschichte der Familie Mann.* Zürich: Arche.

Kuvalanka, K. A. & Goldberg, A. E. (2009). »Second generation« voices: Queer youth with lesbian/bisexual mothers. *Journal of Youth and Adolescence,* 38, 904 – 919.

Laimböck, A. (2000). *Das psychoanalytische Erstgespräch.* Tübingen: edition discord.

Lalonde, C. E. (2003). Counting the costs of failures of personal and cultural continuity. *Human Development,* 46, 137 – 144.

Laufer, M. & Laufer, E. (1989). *Adoleszenz und Entwicklungskrise.* Stuttgart: Klett-Cotta.

Lehr, U. & Thomae, H. (Hrsg.) (1987). *Formen seelischen Alterns: Ergebnisse der Bonner Gerontologischen Längsschnittstudie (BOLSA).* Stuttgart: Enke.

Lewis, M. (1997). Wie ein Baby sich selbst erkennt. *Psychologie heute,* 9, 48 – 52.

Levy, K. N., Clarkin, J. F., Yeomans, F. E., Scott, L. N., Wasserman, R. H. & Kernberg, O. F. (2006). The mechanisms of change in the treatment of borderline personality disorder with transference focused psychotherapy. *Journal of Clinical Psychology,* 62, 481 – 501.

Luborsky, L. (1990). A guide to the CCRT method. In: L. Luborsky & P. Crits-Christoph (Hrsg.), *Understanding transference: The CCRT method.* New York: Basic Books, S. 15 – 36.

Luyckx, K., Soenens, B., Vansteenkiste, M., Goossens, L. & Berzonsky, M. D. (2007). Parental psychological control and dimensions of identity formation in emerging adulthood. *Journal of Family Psychology,* 21, 546 – 550.

Luyckx, K., Schwartz, S. J., Goossens, L., Soenens, B. & Beyers, W. (2008). Developmental typologies of identity, formation, and adjustment in female emerging adults: A latent class growth analysis approach. *Journal of Research on Adolescence,* 18, 595 – 619.

Luyckx, K., Vansteenkiste, M., Goossens, L. & Duriez, B. (2009). Basic need satisfaction and identity formation: Bridging self-determination theory and process-oriented identity research. *Journal of Counseling Psychology,* 56, 276 – 288.

Luyckx, K., Schwartz, S. J., Goossens, L., Beyers, W. & Missotten, L. (2011). Processes of personal identity formation and evaluation. In: S. J. Schwartz, K. Luyckx & V. L. Vignoles (Hrsg.), *Handbook of identity theory and research.* New York: Springer, S. 77 – 98.

Mahler, M. S., Pine, F. & Bergmann, A. (1975). *Die psychische Geburt des Menschen. Symbiose und Individuation.* Frankfurt am Main: Fischer.

Malcolm, J. (1981). *Psychoanalysis: The impossible profession.* New York: A. Knopf.

Mann, K. (1974). *Der Wendepunkt. Ein Lebensbericht.* Berlin u. a.: Aufbau-Verlag.

Mannoni, M. (1972). *Das zurückgebliebene Kind und seine Mutter.* Freiburg: Walther-Verlag.

Marcia, J. E. (1966). Development and validation of ego identity status. *Journal of Personality and Social Psychology,* 3, 551 – 558.

Marcia, J. E., Waterman, A. S., Matteson, D. R., Archer, S. L. & Orlofsky, J. L. (Hrsg.) (1993). *Ego identity: A handbook for psychosocial research.* New York: Springer.

Martin, C. L. (2000). Cognitive theories of gender development. In: T. Eckes & H. M. Trautner (Hrsg.), *The developmental social psychology of gender.* Mahwah, NJ: London, S. 91 – 122.

Mary, M. (2008). Lebt die Liebe, die ihr habt: Wie Beziehungen halten. (rororo) Reinbek b. Hamburg: Rowohlt.

McAdams, D. P. (1990). Unity and purpose in human life: The emergence of identity as a life story. In: A. I. Rabin, R. A. Zucker, R. A. Emmons & S. Franks (Hrsg.), *Studying persons and lives.* New York: Springer, S. 148 – 200.

McAdams, D. P. & de St. Aubin, E. (1992). A theory of generativity and its assessment through self-report, behavioral acts, and narrative themes in autobiography. *Journal of Personality and Social Psychology,* 62, 1003 – 1015.

McLean, K. C. (2005). Late adolescent identity development: Narrative meaning making and memory telling. *Developmental Psychology,* 41, 683 – 691.

McLean, K. C. & Breen, A. V. (2009). Processes and content of narrative identity development in adolescence: Gender and well-being. *Developmental Psychology,* 3, 702 – 710.

McNamara Barry, C., Madsen, S. D., Nelson, L. J., Carroll, J. S. & Badger, S. (2009). Friendship and romantic relationship qualities in emerging adulthood: Differential associations with identity development and achieved adulthood criteria. *Journal of Adult Development,* 16, 209 – 222.

Mead, G.H. (1934). *Mind, self, and society: From the standpoint of a social behaviorist.* Chicago: University of Chicago Press.

Meissner, W.W. (2009). The genesis of the self: III. The progression from rapprochement to adolescence. *Psychoanalytic Review,* 96, 261 – 295.

Mesch, G. & Talmud, I. (2006). The quality of online and offline relationships: The role of multiplexity and duration of social relationships. *The Information Society,* 22, 137 – 148.

Meyer, J. (1990). Guess who's coming to dinner this time? A study of gay intimate relationships and the support for those relationships. *Marriage & Family Review,* 14, 59 – 82.

Michels, K. (2007). *Aby Warburg im Bannkreis der Ideen.* München: C. H. Beck.

Minoll, M. (2004). Identity and relational psychoanalysis. *International Forum of Psychoanalysis,* 13, 237 – 245.

Miramontez, D.R., Benet-Martinez, V. & Nguyen, A.-M.D. (2008). Bicultural identity and self/group personality perceptions. *Self and Identity,* 7, 430 – 445.

Mitchell, A.E., Castellani, A.M., Herrington, R.L., Joseph, J.I., Doss, B.D. & Snyder, D.K. (2008). Predictors of intimacy in couples' discussions of relationship injuries: An observational study. *Journal of Family Psychology,* 22, 21 – 29.

Montgomery, M.J. (2005). Psychosocial intimacy and identity: From early adolescence to emerging adulthood. *Journal of Adolescent Research,* 20, S. 346 – 374.

Moon, D. (2008). Culture and the sociology of sexuality: It's only natural? *The Annals of the American Academy of Political and Social Science,* 619, S. 183 – 205.

Moser, T. (1976). *Lehrjahre auf der Couch. Bruchstücke meiner Psychoanalyse.* Frankfurt am Main: Suhrkamp.

Moser, U. (2001). »What is a bongaloo, daddy?« Übertragung, Gegenübertragung, therapeutische Situation. Allgemein und am Beispiel »früher Störungen«. *Psyche,* 55, 97 – 136.

Mossakowski, K.N. (2007). Are immigrants healthier? The case of depression among Filipino Americans. *Social Psychology Quarterly,* 70, 290 – 304.

Muise, A., Christofides, E. & Desmaris, S. (2009). More information than you ever wanted: Does facebook bring out the green-eyed monster of jealousy? *CyberPsychology & Behavior,* 12, 441 – 444.

Müller, S. (2008). Body Integrity Identity Disorder (BIID) – Lassen sich Amputationen gesunder Gliedmaßen ethisch rechtfertigen? *Ethik Medizin,* 20, 287 – 299.

Mullis, R.L., Brailsford, J.C. & Mullis, A.K. (2003). Relations between identity formation and family characteristics among young adults. *Journal of Family Issues,* 24, 966 – 980.

Musil, R. (1957). *Der Mann ohne Eigenschaften.* Reinbek b. Hamburg: Rowohlt.

Nagell, W., Steinmetzer, L., Fissaber, U. & Handrich, N. (2009). Das Beziehungserleben, Beziehungserfahrungen der Supervision und der Einfluss auf die psychoanalytische Identitätsfindung der Ausbildungskandidaten. *Forum Psychoanalyse,* 25, 53 – 65.

Nieder, T. & Seiffge-Krenke, I. (2001). Coping with stress in different phases of romantic development. *Journal of Adolescence,* 24, 297 – 311.

Nummer, G. (2007). Trotzdem Erwachsen werden: Individuation und Identitätsentwicklung bei jungen Erwachsenen mit Typ-1-Diabetes. (Studien zur Familienforschung, Bd. 20) Hamburg: Dr. Kovač.

Olivier, C. (1989). *Jokastes Kinder. Die Psyche der Frau im Schatten der Mutter*. München dtv.

O'Mahony, S., Nawroz, I. M., & Ferguson, A. (1990). Coelic disease and collagenous colitis. *Prostgraduate Medical Journal*, 66, 238 – 241.

Orbach, I. (1990). *Kinder, die nicht leben wollen*. Göttingen: Vandenhoeck & Ruprecht.

Orlofsky, J. L. (1993). Intimacy status: Theory and research. In: J. E. Marcia, A. S. Waterman, D. R. Matteson, S. L. Archer & J. L. Orlofsky (Hrsg.), *Ego identity. A handbook for psychosocial research*. New York: Springer, S. 111 – 133.

Orlofsky, J. L. & Roades, L. A. (1993). Appendix D: Intimacy Status Interview and rating scales (1988 Version). In: J. E. Marcia, A. S. Waterman, D. R. Matteson, S. L. Archer & J. L. Orlofsky (Hrsg.), *Ego identity. A handbook for psychosocial research*. New York: Springer, S. 334 – 346.

Ortheil, H.-J. (2011). *Die Erfindung des Lebens*. München: Luchterhand.

Oswald, H. (2009). *Kinderfreundschaften: Geschlechtshomogene Peerbeziehungen und Interaktionen über die Geschlechtergrenze hinweg*. Weinheim/München: Juventa-Verlag.

Oyserman, D., Bybe, D. & Terry, K. (2003). Gendered racial identity and involvement with school. *Self and Identity*, 2, 307 – 324.

Papastefanou, C. & Buhl, H. M. (2002). Familien mit Kindern im frühen Erwachsenenalter. In: M. Hofer, E. Wild & P. Noack (Hrsg.), *Lehrbuch Familienbeziehungen. Eltern und Kinder in der Entwicklung*. Göttingen: Hogrefe, 271 – 289.

Papastefanou, C., Deutsch, A. & Schmid, A. (2004). Typische Krisen des frühen Erwachsenenalters: vom Mythos der »quarterlife crisis«. Vortrag, gehalten auf dem 44. Kongress der Deutschen Gesellschaft für Psychologie, 26. – 30. September, Göttingen.

Paar, G. (2002). Selbstverletzung als Selbsterhaltung. In: M. Hirsch (Hrsg.), *Der eigene Körper als Symbol? Der Körper in der Psychoanalyse von heute*. Gießen: Psychosozial-Verlag, S. 53 – 72.

Pauen, S. (2008). Wie werden Kinder selbst-bewusst? In: A. Newen & K. Vogeley (Hrsg.), *Selbst und Gehirn. Menschliches Selbstbewusstsein und seine neurobiologischen Grundlagen*. Paderborn: Mentis Verlag, S. 291 – 312.

Payne, S. (2001). »Smoke like a man, die like a man«?: A review of the relationship between gender, sex and lung cancer. *Social Science & Medicine*, 53, 1067 – 1080.

Persike, M. & Seiffge-Krenke, I. (2012, im Druck). Competence in coping with stress in adolescents from three regions around the globe. *Journal of Youth and Adolescence*.

Pettman, D. (2009). Love in the time of tamagotchi. *Theory, Culture & Society*, 26, 189 – 208.

Pflichthofer, D. (2011). Der Rahmen: Zwischen Gesetz und Freiheit. *Psyche*, 65, 30 – 62.

Pflug, J. (2009). Folk theories of happiness: A cross-cultural comparison of conceptions of happiness in Germany and South Africa. *Social Indices Research*, 92, 551 – 563.

Precht, R. D. (2009). *Liebe: Ein unordentliches Gefühl*. München: Goldmann Verlag.

Prekop, I. (2006). *Der kleine Tyrann*. München: Goldmann.

Prewitt-Freilino, J. L. & Bosson, J. K. (2008). Defending the self against identity misclassification. *Self and Identity*, 7, 168 – 183.

Price, R., Choi, J. N. & Vinokur, A. D. (2002). Links in the chain of adversity following job loss: How financial strain and loss of personal control lead to depression, impaired functioning, and poor health. *Journal of Occupational Health Psychology*, 7, 302 – 312.

Quintana, S. M. & Segura-Herrera, T. A. (2003). Developmental transformations of self and identity in the context of oppression. *Self and Identity*, 2, 269 – 285.

Radebold, H. (Hrsg.) (1997). *Altern und Psychoanalyse*. Göttingen: Vandenhoeck & Ruprecht.

Radebold, H. (2000). *Abwesende Väter*. Göttingen: Vandenhoeck & Ruprecht.

Rajiva, M. (2006). Brown girls, white worlds: Adolescence and the making of racialized selves. *The Canadian Review of Sociology and Anthropology*, 43, 165 – 183.

Rattner, J. (1995). *Klassiker der Psychoanalyse*. Mannheim: Beltz/PVU.

Reddemann, L. (2001). *Imagination als heilsame Kraft*. Stuttgart: Pfeiffer bei Klett-Cotta.

Rehbein, F., Kleimann, M., & Mößle, T. (2009). *Computerspielabhängigkeit im Kindes- und Jugendalter: Empirische Befunde zu Ursachen, Diagnostik und Komorbiditäten unter besonderer Berücksichtigung spielimmanenter Abhängigkeitsmerkmale*. (Forschungsbericht, Nr. 108) Hannover: Kriminologisches Forschungsinstitut Niedersachsen e. V.

Reiche, R. (1997). *Geschlechterspannung*. Frankfurt am Main: Fischer.

Reinders, H. & Mangold, T. (2005). Die Qualität intra- und interethnischer Freundschaften bei Mädchen und Jungen deutscher, türkischer und italienischer Herkunft. *Zeitschrift für Entwicklungspsychologie und Pädagogische Psychologie*, 37, 144 – 155.

Resch, F. (1998). Hilft Selbstverletzung dem verletzten Selbst? *Analytische Kinder- und Jugendlichenpsychotherapie*, 29, 71 – 85.

Richter, H.-E. (1963). *Eltern, Kinder, Neurose*. Reinbek b. Hamburg: Rowohlt.

Richter, H.-E. (1979). *Der Gotteskomplex*. Reinbek b. Hamburg: Rowohlt.

Richter-Appelt, H. & Schweizer, K. (2010). Intersexualität oder Störung der Geschlechtsentwicklung: Behandlung von Personen mit nichteindeutigem körperlichem Geschlecht. *Psychotherapeut*, 55, 36 – 42.

Richter-Appelt, H., Discher, C. & Gedrose, B. (2005). Gender identity and recalled gender related childhood play-behaviour in adult individuals with different forms of intersexuality. *Anthropologischer Anzeiger*, 63, 241 – 256.

Richter-Appelt, H., Brinkmann, L. & Schützmann, K. (2006). Elterliche Bindung in der Kindheit und psychische Symptombelastung in einer Stichprobe von Erwachsenen mit Intersexualität. *Psychotherapie, Psychosomatik & Medizinische Psychologie*, 56, 325 – 335.

Ridgeway, C. L. (2009). Framed before we know it: How gender shapes social relations. *Gender & Society*, 23, 145 – 160.

Riehl-Emde, A. (2009 a). Paartherapie für ältere Paare: Wenn alte Liebe doch mal rostet … *Korrespondenz Themenheft »Lebensberatung im Alter«*, 24, 5 – 11.

Riehl-Emde, A. (2009 b). Wenn Erinnerungen die Paarbeziehung belasten. Umgang mit unverarbeiteten Ereignissen aus paartherapeutischer Sicht. *Psychotherapeut*, 54, 486 – 490.

Riehl-Emde, A. & Cierpka, M. (2006). Spezialambulanz für ältere Paare am Institut für Psychosomatische Kooperationsforschung und Familientherapie. *Psychotherapie im Alter*, 12, 99 – 106.

Rieger, S. (2007). *Einheitliche Authentifizierung in heterogenen IT-Strukturen für ein sicheres e-Science Umfeld* (Dissertation). Göttingen: Cuvillier Verlag.

Roebers, C. M. (1997). *Migrantenkinder im vereinigten Deutschland: Eine Längsschnittstudie zu differentiellen Effekten von Persönlichkeitsmerkmalen auf den Akkulturationsprozeß von Schülern.* Münster: Waxmann.

Rose, H. A., Rodgers, K. B. & Small, S. A. (2006). Sexual identity confusion and problem behaviors in adolescents: A risk and resilience approach. *Marriage & Family Review,* 40, 131 – 150.

Ross, M. & Wilson, A. E. (2003). Autobiographical memory and conceptions of self: Getting better all the time. *Current Directions in Psychological Science,* 12, 66 – 69.

Ross, T., Malanin, A. & Pfäfflin, F. (2004). Stressbelastung, Persönlichkeitsstörungen und Migration. *Verhaltenstherapie und Verhaltensmedizin,* 25, 345 – 363.

Rowley, S. J., Chavous, T. M. & Cooke, D. Y. (2003). A person-centered approach to African-American gender differences in racial ideology. *Self and Identity,* 2, 287 – 306.

Rudolf, G. (2004). *Strukturbezogene Psychotherapie. Leitfaden zur psychodynamischen Therapie struktureller Störungen.* Stuttgart, New York: Schattauer.

Ruff, W., von Ekesparre, D., Grabenstädt, Y. Kaiser-Livne, L., Lengel, W. & Nagell, W. (2011). Behandlungs- und Kunstfehler in der Psychoanalyse. *Forum Psychoanalyse,* 27, 43 – 60.

Russell, S. T., Clarke, T. J. & Clary, J. (2009). Are teens »post-gay«? Contemporary adolescents' sexual identity labels. *Journal of Youth and Adolescence,* 38, 884 – 890.

Santrock, J. W. (2007). *Adolescence.* Boston. McGraw-Hill.

Sartre, J.-P. (1982). *Die Wörter.* (rororo) Reinbek b. Hamburg: Rowohlt (französische Originalausgabe 1964).

Schacht, L. (2001). *Baustelle des Selbst. Psychisches Wachstum und Kreativität in der analytischen Kinderpsychotherapie.* Stuttgart: Klett-Cotta.

Schilder, P. (1935). *The image and appearance of the human body. Studies in the constructive energies of the psyche.* London: Kegan Paul.

Schmitt, E. E. (2003). *Oskar und die Dame in Rosa.* Zürich: Amman.

Schnack, D. & Neutzling, R. (2002). *Kleine Helden in Not. Jungen auf der Suche nach Männlichkeit.* (rororo) Reinbek b. Hamburg: Rowohlt.

Schnarch, D. (2006). *Die Psychologie sexueller Leidenschaft.* Stuttgart: Klett-Cotta.

Schneede, U. M. (1988). *Edvard Munch. Die frühen Meisterwerke.* München: Schirmer.

Schneider, G.(2007). Ein unmöglicher Beruf (Freud) – das aporektische Prinzip in der Reflexion der psychoanalytischen Behandlungstechnik, *Psyche,* 61, 657 – 685.

Schoppe-Sullivan, S. J., Brown, G. L., Cannon, E. A., Mangelsdorf, S. C. & Sokolowski, M. S. (2008). Maternal gatekeeping, coparenting quality, and fathering behavior in families with infants. *Journal of family psychology,* 22, 389 – 398.

Schroedter, J. H. (2006). Binationale Ehen in Deutschland. *Statistisches Bundesamt: Wirtschaft und Statistik,* 4, 419 – 431.

Schützmann, K., Brinkmann, L., Schacht, M. & Richter-Appelt, H. (2009). Psychological distress, self-harming behavior, and suicidal tendencies in adults with disorders of sex development. *Archives of Sexual Behavior,* 38, 16 – 33.

Seginer, R. & Noyman, M. S. (2005). Future orientation, identity and intimacy: Their relations in emerging adulthood. *European Journal of Developmental Psychology,* 2, 17 – 37.

Seiffge-Krenke, I. (2000). Ein sehr spezieller Freund: Der imaginäre Gefährte. *Praxis Kinderpsychologie und Kinderpsychiatrie,* 49, 689 – 702.

Seiffge-Krenke, I. (2001a). »Liebe Kitty, du hast mich gefragt …«: Phantasiegefährten und reale Freundschaftsbeziehungen im Jugendalter. *Praxis der Kinderpsychologie und Kinderpsychiatrie,* 1, 1 – 15.

Seiffge-Krenke, I. (2001b). Neuere Ergebnisse der Vaterforschung: Sind Väter notwendig, überflüssig oder sogar schädlich für die Entwicklung ihrer Kinder? *Psychotherapeut,* 46, 391 – 397.

Seiffge-Krenke, I. (2002). Emotionale Kompetenz im Jugendalter: Ressourcen und Gefährdungen. In: M. v. Salisch (Hrsg.), *Emotionale Kompetenz entwickeln. Grundlagen in Kindheit und Jugend.* Stuttgart: Kohlhammer, S. 51 – 72.

Seiffge-Krenke, I. (2003). Testing theories of romantic development from adolescence to young adulthood: Evidence of a developmental sequence. *International Journal of Behavioral Development,* 27, 519 – 531.

Seiffge-Krenke, I. (2006 a). *Nach PISA. Stress in der Schule und mit den Eltern. Bewältigungskompetenz deutscher Jugendlicher im internationalen Vergleich.* Göttingen: Vandenhoeck & Ruprecht.

Seiffge-Krenke, I. (2006 b). Leaving home or still in the nest? Parent-child relationships and psychological health as predictors of different leaving home patterns. *Developmental Psychology,* 42, 864 – 876.

Seiffge-Krenke, I. (2007). Wie steht es um die Bewältigungsfertigkeiten von Jugendlichen mit Migrationshintergrund? Ein internationaler Vergleich. In: A. Braun, H. Geiger, F. Hamburger & Cornelia Schweppe (Hrsg.), *Migration zwischen sozialem Konflikt und Ressource – Internationale Perspektiven und das Fallbeispiel China.* Bonn: Köllen Druck + Verlag, S. 69 – 82.

Seiffge-Krenke, I. (2009). Veränderungen in der Vaterschaft. In: O. Kapella, C. Rille-Pfeiffer, M. Rupp & N. F. Schneider (Hrsg.), *Die Vielfalt der Familie.* Tagungsband zum 3. Europäischen Fachkongress Familienforschung. Opladen & Farmington Hills, MI: Verlag Barbara Budrich, S. 203 – 219.

Seiffge-Krenke, I. (2010 a). Predicting the timing of leaving home and related developmental tasks: Parents' and children's perspectives. *Journal of Social and Personal Relationships,* 27, 495 – 518.

Seiffge-Krenke, I. (2010 b). *Psychotherapie und Entwicklungspsychologie: Beziehungen, Herausforderungen, Ressourcen, Risiken.* Berlin: Springer.

Seiffge-Krenke, I. (2010 c). *Psychoanalytische und tiefenpsychologisch fundierte Therapie mit Jugendlichen.* Stuttgart: Klett-Cotta.

Seiffge-Krenke, I. (2010 d). Familie – nein danke?! Entwicklungspsychologische Betrachtungen zu einer »aussterbenden Spezies«. *Psychoanalytische Familientherapie,* 11, 53 – 76.

Seiffge-Krenke, I. (2012). Mehr Liebe und weniger Gewalt? Veränderungen von Vaterschaft und ihre Konsequenzen für die Kindesentwicklung und die therapeutische Arbeit. *Psychotherapeut,* 2, 13 – 26.

Seiffge-Krenke, I. & Gelhaar, T. (2006). Entwicklungsregulation im jungen Erwachsenen-

alter: Zwischen Partnerschaft, Berufseinstieg und der Gründung eines eigenen Haushalts. *Zeitschrift für Entwicklungspsychologie und Pädagogische Psychologie,* 38, 18–31.
Seiffge-Krenke, I. & Gelhaar, T. (2008). Does successful attainment of developmental tasks lead to happiness and success in later developmental tasks? A test of Havighurst's (1948) theses. *Journal of Adolescence,* 31, 33–52.
Seiffge-Krenke, I. & Schneider, N. (Hrsg.) (2012). *Familie – nein danke?! Entwicklungspsychologische und familiensoziologische Befunde zu einem neuen Familienbild.* Göttingen: Vandenhoeck & Ruprecht.
Seiffge-Krenke, I. & Seiffge, J. M. (2005). »Boys play sport …?« Die Bedeutung von Freundschaftsbeziehungen für männliche Jugendliche. In: V. King & K. Flaake (Hrsg.), *Männliche Adoleszenz.* Frankfurt am Main, New York: Campus Verlag, S. 267–285.
Seiffge-Krenke, I. & Welter, N. (2008). Mobbing, Bullying und andere Aggressionen unter Schülern als Quelle von Schulstress. *Praxis der Kinderpsychologie und Kinderpsychiatrie,* 57, 60–74.
Seiffge-Krenke, I., Shulman, S. & Klessinger, N. (2001). Adolescent precursors of romantic relationships in young adulthood. *Journal of Social and Personal Relationships,* 18, 327–346.
Selekman, J. (2007). Homosexuality in children and/or their parents. *Pediatric Nursing,* 33, 453–457.
Semenova, V. V. (2002). Two cultural worlds in one family: The historical context in Russian society. *History of the Family,* 7, 259–280.
Sheldon, K. M. & Kasser, T. (2001). Getting older, getting better? Personal strivings and psychological maturity across the life span. *Developmental Psychology,* 37, 491–501.
Shell-Studie (Hrsg.) (2006). *Jugend 2006.* Bonn: Bundeszentrale für politische Bildung.
Sidor, A., Knebel, A. & Seiffge-Krenke, I. (2006). Ich-Entwicklung und frühere Partnerschaftserfahrungen als Determinanten des Intimitätsstatus. *Zeitschrift für Soziologie der Erziehung und Sozialisation,* 26, 295–310.
Siegenthaler, A. L. & Bigner, J. J. (2000). The value of children to lesbian and non-lesbian mothers. *Journal of Homosexuality,* 39, 73–91.
Singer, J. A. & Blagow, P. S. (2004). Self-defining memories, narrative identity, and psychotherapy: A conceptual model, empirical investigation, and case report. In: L. E. Angus & L. McLeod (2004), *The handbook of narrative and psychotherapy.* London: Sage, S. 229–245.
Skaletz, C. & Seiffge-Krenke, I. (2010). Models of developmental regulation in emerging adulthood and links to symptomatology. *New Directions for Child and Adolescent Development,* 130, S. 71–82.
Snowden, L. R. & Yamada, A.-M. (2005). Cultural differences in access to care. *Annual Review of Clinical Psychology,* 1, 143–166.
Sprecher, S. (2009). Relationship initiation and formation on the internet. *Marriage & Family Review,* 45, 761–782.
Staehle, A. (2011). Vierstündigkeit zwischen Idealisierung und realistischer Einschätzung. *DPV-Informationen,* 51, 35–42.
Steinbach, A. (2008). Intergenerational solidarity and ambivalence: Types of relationships in German families. *Journal of Comparative Family Studies,* 39, 115–127.

Stephan, G. (2005). Vom Schiffbruch eines kleinen Bootes zur vollen Fahrt eines Luxusliners. Fallvignette der psychoanalytischen Behandlung eines Grundschulkindes. Praxis der Kinderpsychologie und Kinderpsychiatrie, 54, 59 – 69.

Stern, S. R. (2004). Expressions of identity online: Prominent features and gender differences in adolescents' world wide web home pages. *Journal of Broadcasting & Electronic Media,* 48, 218 – 243.

Stirn, A. (2002). Körpermagie, Körpernarzissmus und der Wunsch, Zeichen zu setzen: Eine Psychologie von Tattoo und Piercing. In: M. Hirsch (Hrsg.), *Der eigene Körper als Symbol? Der Körper in der Psychoanalyse von heute.* Gießen: Psychosozial-Verlag, S. 223 – 237.

Strauß, B., Barnow, S., Brähler, E., Fegert, J., Fliegel, S., Freyberger, H. J., Golbeck, L., Leuzinger-Bohleber, M. & Willutzki, U. (2009). *Forschungsgutachten zur Ausbildung von psychologischen PsychotherapeutInnen und Kinder- und JugendlichenpsychotherapeutInnen.* Im Auftrag des Bundesministeriums für Gesundheit. Berlin: Bundesministerium für Gesundheit.

Strohmeyer, A. (2000). *Klaus und Erika Mann.* Berlin: Rowohlt.

Sullivan, M. P. & Venter, A. (2005). The hero within: Inclusion of heroes into the self. *Self and Identity,* 4, 101 – 111.

Taylor, M. (1999). *Imaginary companions and the children who create them.* New York: Oxford University Press.

Tieu, T. T., Dumas, T. M. & Pratt, M. W. (2007). *Do you know what I mean? Identity status in adolescence and life story coherence in emerging adulthood.* Poster, vorgestellt bei der 3. Conference on Emerging Adulthood, Tucson/Arizona.

Tolstaja, S. A. (1982). *Tagebücher 1862/1897.* Königstein/Ts.: Athenäum.

Toth, K. & Kemmelmeier, M. (2009). Divorce attitudes around the world: Distinguishing the impact of culture on evaluations and attitude structure. *Cross-Cultural Research,* 43, 280 – 297.

Trimborn, W. (1994). Analytiker und Rahmen als Garanten des therapeutischen Prozesses. *Psychotherapeut,* 39, 94 – 103.

Tseliou, E. & Eisler, I. (2007). »You« and »I«, »us« and »them«: A systematic-discursive approach to the study of ethnic stereotypes in the context of British-Greek heterosexual couple relationships. *Family Process,* 46, 515 – 522.

van Tilburg, M. (2009). Tracing sexual identities in »old age«: Gender and seniority in advice literature of the early-modern and modern periods. *Journal of Family History,* 34, 369 – 386.

Visher, E. B. & Visher, J. S. (1988). *Old loyalities, new ties. Therapeutic strategies with stepfamilies.* New York: Brunner Mazel.

von Irmer, J. & Seiffge-Krenke, I. (2008). Der Einfluss des Familienklimas und der Bindungsrepräsentation auf den Auszug aus dem Elternhaus. *Zeitschrift für Entwicklungspsychologie und Pädagogische Psychologie,* 40, 69 – 78.

von Klitzing, K., Simoni, H. & Bürgin, D. (1999). Child development and early triadic relationships. *International Journal of Psychoanalysis,* 80, 71 – 89.

Wander, M. (1994). *Leben wär' eine prima Alternative.* München: dtv.

Waterman, A. S. (1999). Identity, the identity statuses, and identity status development: A contemporary statement. *Developmental Review,* 19, 591 - 621.

Welter, N. (2008). Die Lust an der Selbstbehauptung - Eine Jugendlichenpsychotherapie im Scheidungskonflikt. Vortrag auf der Jahrestagung für Individualpsychologie zum Thema »Macht - Lust«, Berlin, 16.–19. Oktober 2008.

Wiehe, K. (2006). Zwischen Schicksalsschlag und Lebensaufgabe: Subjektive Krankheitstheorien als Risiko- und Schutzfaktoren der Bewältigung chronischer Krankheiten im Kindesalter. *Praxis der Kinderpsychologie und Kinderpsychiatrie,* 53, 3 - 22.

Wiesse, J. & Joraschky, P. (1998). *Psychoanalyse und Körper.* Göttingen: Vandenhoeck & Ruprecht.

Wilde, O. (1895). *An ideal husband.* (Deutsch [2000]: *Ein idealer Gatte.* Frankfurt am Main: Fischer.)

Winnicott, D. W. (1971). *Playing and reality.* London: Tavistock. (Deutsch [2010]: *Vom Spiel zur Kreativität.* Stuttgart: Klett-Cotta.)

Winnicott, D. W. (2002). *Reifungsprozesse und fördernde Umwelt.* Gießen: Psychosozial-Verlag.

Wohmann, G. (1978). *Ausflug mit der Mutter.* Darmstadt: Luchterhand.

Worbs, S. (2003). The second generation in Germany: Between school and labour market. In: M. Crul & H. Vermeulen (Hrsg.), *The future of the second generation. The integration of migrant youth in six European countries.* (Special Issue of the International Migration Review) New York: Center for Migration Studies, S. 1011 - 1038.

Yip, T., Gee., G. C. & Takeuchi, D. T. (2008). Racial discrimination and psychological distress: The impact of ethnic identity and age among immigrant and United States-born Asian adults. *Developmental Psychology,* 44, 787 - 800.

Yoder, A. E. (2000). Barriers to ego identity status formation: A contextual qualification of Marcia's identity status paradigm. *Journal of Adolescence,* 23, 95 - 106.

Zimmer-Gembeck, M. J. & Petherick, J. (2006). Intimacy dating goals and relationship satisfaction during adolescence and emerging adulthood: Identity formation, age and sex as moderators. *International Journal of Behavioral Development,* 30, 167 - 177.

Zucker, K. J. (2004). Gender identity development and issues. *Child and Adolescent Psychiatric Clinics of North America,* 13, 551 - 568.

Zucker, K. J. (2005). Gender identity disorder in children and adolescents. *Annual Review of Clinical Psychology,* 1, 467 - 492.

Zwiebel, R. (2003). Psychische Grenzen und die innere Arbeitsweise des Analytikers. *Psyche,* 57, 1131 - 1157.

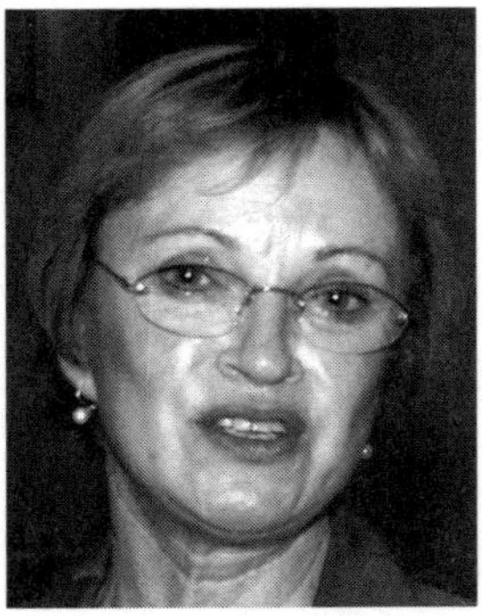

Inge Seiffge-Krenke, Dr. phil., ist Professorin für Entwicklungspsychologie und Gesundheitspsychologie an der Universität Mainz mit Schwerpunkt Beziehungsforschung. Sie ist Psychoanalytikerin und in der Lehre und Supervision von Kinder- und Jugendlichentherapeuten sowie Erwachsenentherapeuten tätig.